# 온라인 혈액투석여과

## Online Hemodiafiltration

대한혈액투석여과연구회, 대한전해질학회

메 디 안 북

# 온라인 혈액투석여과

## Online Hemodiafiltration

인 쇄 : 2016년 7월 10일
발 행 : 2016년 7월 20일

저 자 : 대한혈액투석여과연구회, 대한전해질학회

발행인 : 김 용 덕

발행처 : 메디안북

편 집 : 최 수 정

등 록 : 제 25100 - 2010 - 51호

주 소 : 서울시 마포구 마포대로 63-8, 1549호(도화동 삼창프라자빌딩)

전 화 : 02 - 732 - 4981

팩 스 : 02 - 711 - 4981

홈페이지 : www.mcbooks.co.kr

ISBN : 978-89-93340-56-3 93510

정 가 : 33,000원

# 집필진

대표저자 하성규, 박성배

| | | |
|---|---|---|
| 저자 | 강선우 | 인제대학교 의과대학, 부산백병원 |
| | 권순길 | 충북대학교 의과대학, 충북대학교병원 |
| | 김남호 | 전남대학교 의과대학, 전남대학교병원 |
| | 김문재 | 인하대학교 의과대학, 인하대학교병원 |
| | 김양욱 | 인제대학교 의과대학, 해운대백병원 |
| | 김준철 | CHA 의과대학교, 구미차병원 |
| | 김창성 | 전남대학교 의과대학, 전남대학교병원 |
| | 김현철 | 계명대학교 의과대학 신장내과 명예교수 |
| | 나기량 | 충남대학교 의과대학, 충남대학교병원 |
| | 류동렬 | 이화여자대학교 의과대학, 이대목동병원 |
| | 박성배 | 계명대학교 의과대학, 동산의료원 |
| | 박정환 | 건국대학교 의학전문대학원, 건국대학교병원 |
| | 박형천 | 연세대학교 의과대학, 강남세브란스병원 |
| | 신석균 | 국민건강보험공단 일산병원 |
| | 양동호 | CHA 의과대학교, 분당차병원 |
| | 유태현 | 연세대학교 의과대학, 세브란스병원 |
| | 이상호 | 경희대학교 의과대학, 강동경희대학교병원 |
| | 이승우 | 인하대학교 의과대학, 인하대학교병원 |
| | 이용규 | 국민건강보험공단 일산병원 |
| | 이창화 | 한양대학교 의과대학, 한양대학교병원 |
| | 이호영 | 연세대학교 의과대학 신장내과 명예교수 |
| | 장재원 | 울산대학교 의과대학, 아산병원 |
| | 조영일 | 건국대학교 의학전문대학원, 건국대학교병원 |
| | 진규복 | 계명대학교 의과대학, 동산의료원 |
| | 진동찬 | 가톨릭대학교 의과대학, 수원 성빈센트병원 |
| | 하성규 | 연세대학교 의과대학, 강남세브란스병원 |
| | 한상웅 | 한양대학교 의과대학, 한양대학교구리병원 |
| | 한승엽 | 계명대학교 의과대학, 동산의료원 |
| | 황은아 | 계명대학교 의과대학, 동산의료원 |

(가나다 순)

# 교과서를 준비하면서

우리나라는 아직 혈액투석여과 치료가 보험제도권에 편입되지 않아 이 치료를 시행하기에 좋은 의료환경은 아닙니다. 그럼에도 불구하고 적지 않는 기간 동안 아직 환자들에 최선의 투석치료를 제공하기 위해 혈액투석여과 치료를 시행해 오신 여러 선생님들의 열정에 존경을 표합니다.

이런 노력들이 부디 혈액투석 환자들의 장기 합병증을 감소시키고 삶의 질을 향상시킴으로써, 환자들의 삶에 고통의 무게가 덜어질 수 있기를 소망합니다. 그런 소망으로 이 교과서를 만들었습니다. 여러가지로 부족하지만 선생님들이 일선에서 혈액투석여과치료를 시행하시는데 작은 도움이라도 되기를 바랍니다.

황무지와 같은 세월을 앞서 헤쳐나가신 선배 선생님들의 노고에 존경을 드리고, 또한 어려운 여건에도 용맹하게 전진하는 후배 선생님들께 감사를 드립니다 이 교과서가 나오기까지 지원과 격려를 아끼지 않고 보내주신 대한혈액투석여과연구회 초대회장이신 이호영 교수님, 2대 회장 김현철 교수님, 3대 회장 하성규 교수님, 그리고 전임 4대 회장이신 박성배 교수님께 감사를 드립니다. 또한, 어려운 여건 속에서도 원고를 집필해 주신 모든 교수님께도 깊은 감사를 드립니다.

감사합니다.

2016년 7월

대한혈액투석여과연구회 회장 **신 석 균**, 총무 **조 영 일**

# 머리말

혈액 투석이 임상에서 말기신부전증의 치료 방법으로 자리 매김한지도 70 여년이 흘렀으며, 최근에 와서 유럽 및 일본을 중심으로 대류에 의한 요독소 제거가 확산에 의한 요독소 제거에 주로 의존하였던 기존의 혈액 투석 치료 방법을 서서히 대체해가고 있는 경향을 보이고 있습니다. 확산에 의존한 기존의 혈액 투석 치료법은 많은 기술적인 발전에 힘입어 말기신부전 환자의 신대체 요법으로 자리를 잡았지만 여전히 높은 유병율 및 사망률로 인하여 좀 더 예후를 좋게 할 수 있는 치료법에 대한 연구 들이 전 세계적으로 시행되어 왔으며, 온라인 혈액투석여과 치료는 확산과 함께 대류에 의한 요독소 제거가 뛰어난 간헐적인 체외 혈액 정화법으로 자연스러운 진화를 하고 있고 유럽 및 일본에서 장기적인 신대체 요법으로 자리 잡아 가고 있습니다. 1980년대 초에 미국에서 시행된 국가협동투석연구(National Cooperative Dialysis Study)는 투석량에 대한 첫 무작위 제어 임상연구로 주 3회 투석에서 주로 확산에 의해 제거되는 요소제거율이 일정량 이상 유지되어야 투석 환자의합병증을 줄이고 생존율을 높이는 중요한 요인임을 보고하였습니다. 이후에 미국의 모든 혈액 투석실에서는 적정 투석량을 유지하는 노력이 광범위하게 시행되었으며 요소로 대표되는 소분자 물질의 제거율을 높이는 것과 중분자 물질의 제거를 효율적으로 해 주는 고유량 투석막 사용이 환자의 유병율 및 사망률을 좋게 할 수 있는지에 대한 연구가 계획되었고, 두번째 대규모 무작위 제어 임상연구인 HEMO 연구에서 소분자 물질의 제거율을 높이는 것이 환자의 예후를 개선하는데 통계적으로 차이를 보이지는 않았으나 중분자 물질 제거율이 높은 고유량 투석막을 사용한 환자 군 (3.7년 이상 투석을 시행한 환자들)에서 생존율 이득이 있는 것으로 나타났습니다. 최근 유럽 국가들을 중심으로 시행된 MPO 연구(Membrane Permeability Outcome Study)에서도 고유량 투석막을  고위험 환자들을 대상으로 사용하면 생존율 이득이 있는 것으로 보고된 바 있어 혈액투석 환자의 장기 생존율은 소분자 물질을 더 제거하는것 뿐 아니라 장기적으로 문제를 유발하는 중분자 물질의 제거율도 높혀주어야 사망률을 개선할 수 있다는 암시를 주었습니다. 혈액투석여과 치료는 확산에 의해서 요독물질을 제거하는 동시에 대류에 의한 요독성 물질의 제거를 같이 시행하는 신대체 요법으로 중분자 물질의 제거 효율이 혈액투석에 비해 훨씬 좋은 치료 방법으로 발전하여 왔습니다. 신대체 요법의 궁극적인 치료 목표는 정상 신장이 수행하는 다양한 기능을 대체하는 것인데 말기 신부전 환자의 신대체 요법으로 광범위하게 사용되고 있는 혈액 투석은 확산에 의한 소분자 물질 제거에 기초하여 신부전에 대한 장기 유지 치료 방법으로 정상 신장이 수행하는 다양한 기능을 대체하기에는 제한점이 많은 것으로 알려져 있습니다. 최근 유럽 및 일본에서 장기 유지 신대체 요법으로 자리 잡고 있는 온라인 혈액투석여과 치료법은 대류 작용에 의한 중분자 물질의 제거 효율이 높은 생체적합성 고유량 투석막의 개발과 다량의 깨끗한 대체 용액을 온라인으로 생산하여 사용 할 수 있는 기술의 개발로 임상에서 쉽게 사용이 가능하게 되었습니다. 온라인 혈액투석여과 치료법은 기존의 고식적인 혈액투석에 비해 중간 크기 이상의 노폐물의 제거율을 증가시킴으로써 정상 신장에 보다 가까운 상태를 환자에게 제공할 수 있다고 알려져 있고, 각종 합병증 발생율을 낮추고 투석 환자에게 더 높은 삶의 질을 제공할 수 있다는 많은 보고들이 있습니다. 많은 연구에서 투석 환자들이 노폐물 축적에 의해서 나타났던 증상들–관절통, 소양증, 빈혈, 식욕부진 등이 개선되었고, 특히 투석 중 혈압이 떨어졌던 환자들에서도 혈역학적으로 심혈관계에 안정된 상태를 제공해 준다는 연구가 있으며, 전형적인 4시간 투석시간 동안 15–20리터의 대류 교환이 일어나서 저분자 물질의 제거에는 거의 영향을 미치지 않고 중분자 물질을 제거를 할 수 있어 확산에 의한 투석으로는 제거되지 않는 중분자 물질인 $\beta_2$–microglobulin의 제거 효율이 현저하게 개선되어 투석 관련 아밀로이드증의 개선에 좋은 효과를 보이고 있고, 최근에 시행된 전향적 무작위 제어 임상연구의 결과를 보면 고용적 대류 치료군에서 유병율 및 사망률의 개선이 보고 된 바 있습니다. 이러한 혈액투석여과 치료의 장점이 점차 밝혀짐에 따라 이 치료를 받는 환자들이 늘어나고 있으며 혈액투석여과에 대한 관심이 커지고 있는 시점에서 대한 혈액투석여과 연구회와 대한 전해질 학회는 실무에 종사하는 의료진에게 실질적인 도움을 주고자 본 책자를 발간하게 되었으며, 이 책의 발간에 많은 선생님들이 흔쾌히 원고를 써주시고 도움을 주셨습니다. 아무쪼록 이 책의 발간으로 온라인 혈액투석여과를 시행하고 있는  의료진 여러분들에게 실질적인 도움이 되었으면 하는 바램입니다.

2016년 7월 5일

대한 전해질 학회 회장
연세의대 강남세브란스병원 신장내과 교수 **하 성 규**

# 발간사

온라인 혈액투석여과법은 혈액투석 치료법 발달에서 중요한 기술개발에 해당한다. 이 방법은 매 치료시 마다 증가된 확산성질이 병합된 고유량 투석막을 사용하여 6–30리터를 대류적 제거를 한다. 온라인 혈액투석여과법은 초순수수와 대체액의 온라인 여과를 필요로 한다. 약 반세기 전인 1967년, Lee W. Henderson 등이 새로이 개발한 Amicon Diaflo 투석막으로 시행한 생체외 평가에서 여과와 대체액에 의한 새로운 혈액정화법의 근거를 마련하고 이를 '투석여과(diafiltration)'로 정의하였다. 새로운 용어인 '혈액투석여과(hemodiafiltration)'는 1978년 H. Leber 등에 의해서 처음으로 사용되었다. 2004년 B. Canaud 등이 투석액으로 부터 여러 여과 단계를 거쳐서 신선한 초순수 투석액 만들 수 있는 새로운 기술을 개발하여 '온라인 혈액투석여과법'으로 불렀다. 이 치료법은 성공적으로 유럽과 아시아 지역에 소개되어 투석 환자들에게 일상적으로 처방하게 되었고, 국내에서는 투석치료 환자의 약 15%에서 혈액투석여과법을 시행하고 있습니다.

2008년 2월 14일 이호영 교수님을 초대회장으로 모시고 대한혈액투석여과 연구회가 설립된 후 짧은 기간 동안이지만 혈액투석여과법에 관련된 연구와 학술 활동을 해 왔습니다. 그동안 대한혈액투석여과 연구회에서는 공동연구 프로젝트 중에서 혈액투석여과법에 대한 표준적인 교과서 발간을 계획하고 기획하였습니다. 온라인 혈액투석여과법을 주제로 하였으며 역사적인 기록을 포함하여 혈액투석여과의 다른 형태의 점진적인 발전이 투석막, 기계 및 투석액 분야의 기술적인 발달에 의해서 가능하게 한 여러 논문들을 포함하여 기술하였습니다. 특별한 부분에서는 온라인 혈액투석여과법의 다른 기법들을 분석하여 기술하였으며, 또한 온라인 혈액투석여과법의 임상적인 효과에 관련하여 기술 하였습니다.

이 "온라인 혈액투석여과법" 책이 발간되기 까지 정성과 수고를 다해 주신 집필자 여러분께 감사와 경의를 표하며, 발행을 위해 많은 후원을 해주신 대한전해질학회 하성규  회장님과 완성될 때까지 수고를 아끼지 않으신 조영일 교수님 및 간행위원들에게 감사를 드립니다.

2016년 7월 5일

계명대학교 의과대학 신장내과 교수 **박 성 배**

# 추천사

그 동안 오랫동안 우리나라에서 HDF가 진행되어 왔지만 늦게나마 이제 HDF 교과서가 HDF학회 주관으로 발간하게 된 것을 진심으로 축하합니다.

돌이켜 보면 1960년대 후반 본인이 내과 전공의로 수련을 받던 우리나라 투석 초창기 시절, 지금은 박물관에나 전시되어 있을 구형 Tranvenol투석기로 일일이 투석액을 수작업으로 조성해 가면서 투석 준비를 해야 했고, 엄청난 부피의 coil type dialyser로 혈액투석을 시행하면서 여러 가지 안정장치가 부실해서 투석하는 동안 잠시도 한 눈을 팔지 못하고 투석기 옆에 붙어서 감시해야 했던 일, 투석이 끝나면 투석기의 드럼통에 직접 들어가서 비누로 세척해야 했던 그 시절이 주마등 같이 새롭게 느껴지는데, 지금은 세계에서 가장 좋고 여러 가지 안정장치가 완벽하게 갖추어진 투석기로 안전하고 효율적인 혈액투석을 하고 있는 현재 우리나라 여건과 비교하면 참으로 격세지감을 느끼게 되고 감회가 새롭게 됩니다.

이와 같이 지난 반세기 동안 우리나라 혈액투석 치료 여건은 참으로 많은 발전을 해 왔다고 생각됩니다. 그러나 지금도 여러 가지 투석 합병증으로 시달리고 지친 환자들을 보면 우리는 이와 같은 현실에 만족해서는 안 되고 보다 더 적극적인 연구와 노력을 통해서 투석환자의 삶의 질을 개선시키고 생존율을 향상시키기 위한 노력을 지속해야 할 것으로 생각합니다.

특히 과거에 비해서 환자들의 평균수명이 현저히 늘어나고 당뇨병 환자 수도 기하급수적으로 증가하고 있는 현실에서 심각한 합병증을 많이 가지고 있는 환자들이 많이 있는 현 상황에서 이와 같은 합병증을 예방하고 이미 발생된 합병증을 효과적으로 개선시킬 수 있을 것인가 하는 문제는 우리 모두 지혜를 모아 일관된 치료방침을 정립해야 하는 것이 대단히 중요하리라고 봅니다.

그런 의미에서 이번 HDF 학회에서 그동안 우리나라 HDF 치료현황을 중심으로 HDF치료의 핵심을 잘 정리해서 교과서로 발간하게 된 것은 대단히 뜻깊은 일이고 앞으로도 계속 수정 보완을 해서 일반 투석분야에 종사하고 있는 회원 여러분에게 유용한 치료지침서로 활용될수 있게 되기를 기대합니다.

우리나라에서도 일반적인 혈액투석 치료로는 기하급수적으로 늘어나고 있는 투석 합병증의 예방과 치료에 한계가 있음을 실감하게 되었고 한차원 높은 치료 효과를 위해서 HDF의 필요성이 부각되면서 2008년도에 우리나라에서는 처음으로 HDF 연구회가 창립되어 초대 회장으로 본인이 취임하게 되었습니다. 이 과정에서 2007년 Hiroshima ISPD Meeting 등 수 차례의 해외 학회 Meeting을 통해서 일본 HDF 투석학회 임원진들과 한일간 HDF 투석학회간의 정기적인 학술교류를 정례화할 것을 결정하였고, 이어서 계명대 김현철교수가 2대, 연세대 하성규교수가 3대, 계명대 박성배교수가 4대 HDF 학회장으로 이어지면서 연 2회씩 일본 HDF학회와 공동으로 심포지움을 교대로 개최하면서 양국간 HDF 연구 결과를 공유하고 발전시키는 계기가 되었으며 현재까지 이와 같은 공동연구가 이어지면서 우리나라 HDF 발전에 많은 기여를 하게 되었습니다.

앞으로도 계속해서 이와 같은 학회 활동 및 연구를 통해서 보다 더 발전된 투석 효과를 기대할 수 있는 성과를 거두기를 기대하며 이번 HDF 교과서 발간을 위해서 노력해 주신 대한 HDF 학회 임원진 여러분에게 깊은 사의를 표합니다.

2016년 7월

연세대학교 의과대학 신장내과 명예교수 **이 호 영**

# 차례

# 1

# 혈액투석여과 치료의 역사와 발전

1-1

# 역사와 발전

계명대학교 의과대학 신장내과 명예교수 **김현철**

## 역사

확산(diffusion)에 의해 용질의 이동이 일어나는 혈액투석 치료에 비해 대류(convection)에 의해 용질의 이동이 일어나는 경우 확산에 의한 경우 보다 분자량이 큰 물질의 제거가 보다 효과적이라는 사실이 알려지게 되었다. 1967년 Lee Henderson[1)]에 의해 "diafiltration"(투석여과)란 용어가 처음으로 사용되었다. Henderson은 생리적 전해질 용액을 먼저 환자의 혈액내로 주입한 후 여과막을 통해 한외여과 시킴으로써 용질과 과다한 수분을 대류로 제거하는 방법을 임상적으로 최초로 시행하였다. 신장이 없는 환자에서 1.45 $m^2$의 코일 투석막으로 6시간의 혈액투석치료 대신에 표면적 1.6 $m^2$의 섬유관 막을 사용하여 6시간의 혈액투석여과 치료를 하여 각종 용질의 제거율을 비교하였던바 요산, 인산, inulin과 같은 분자량이 큰 용질의 제거율이 혈액투석여과 치료에서 유의하게 증가함을 확인 할 수 있었다. 이와 같은 용질의 제거율은 종래의 혈액투석 치료와는 달리 정상 신장의 용질 제거 패턴과 매우 유사하며 새로운 혈액정화요법(blood purification)이 될 것으로 예측했다. 6년 후인 1973년 Burton은 확산보다는 대부분 대류에 의해 용질의 이동이 일어나는 치료에 대해 혈액여과(hemofiltration)란 용어를 처음으로 사용하였다. 당시 여건상 오늘날 혈액여과 치료의 주종을 이루는 후-희석(post-dilution)법이 아닌 전-희석법(pre-dilution)을 사용하여 결과에 다소 차이가 있으나 혈액 정화요법으로서의 관심은 이미 지속적으로 일어나고 있었다. 1973년 독일에서 Leber에 의해 "hemodiafiltration"(혈액투석여과)란 새로운 용어가 처음으로 사용되었다. 이 방법은 다양한 요독물질의 제거를 위해 확산과 대류에 의한 용질의 제거를 혼합한 방법으로 이후 임상적으로 많은 발전을 거듭하게 되었다.

그 후 혈액투석 치료에 비해 혈액여과(hemofiltration) 치료는 첫째, 치료 중 심혈관의 안정성이 뛰어나고, 둘째, 고위험 환자에서 생존율을 높이며, 셋째, $\beta_2$-microglobulin($\beta_2$-M)의 제거율이 우수함이 알려지게 되었다. 그러나 혈액여과(hemofiltraion)치료는 혈류, 헤마토크릿, 여과막 성능, 사용되는 완충액, 치료비 등에 있어 많은 제한점이 있었다. 그러나 무엇보다도 중요한 것은 혈액투석여과법(hemodiafiltration, HDF)에 의해 분자량이 큰 물질을 효과적으로 제거하기 위해 다량의 한외여과량을 필요로 한다. 다량의 한외여과량을 얻기 위해서는 혈류량의 증가와 함께 다량의 보충액이 필요하다. 실제로 한번 치료에 50-70리터의 보충액이 필요한데 기존의 상용화 된 병이나 백으로 된 보충액을 사용할 경우 여기에 드는 비용만 하더라도 많은 경비가 들게 되는 문제점이 있다.

### 혈액투석여과(Hemodiafiltration, HDF)

주로 대류에 의해 용질의 제거가 일어나는 혈액여과 치료는 분자량이 큰 중분자 물질의 제거에는 통상적인 혈액투석보다 우수하나 분자량이 적은 요소나 크레아나티닌과 같은 작은 용질의 제거율은 혈액투석보다 열등한 문제점을 안고 있다. 이런 문제를 극복하기 위해 혈액여과 치료에 투석액을 여과막으로 통과시키면 확산에 의한 저분자 물질의 제거율도 함께 증가시킬 수 있게 되었다. 그러나 이 경우에도 분자량이 큰 물질의 제거를 위해서는 병이나 백으로 충전된 상품화 된 보충액(교환액)이 대량 필요한 문제는 남아 있게 되었다.

## 온라인 시스템(On-Line System)

혈액여과의 장점은 살리면서 저분자 물질의 제거율이 낮은 문제점을 해결하기 위해 종래의 보충액을 동맥라인 전에 주입하는 전-희석법 대신에 동맥라인 후반에 주입하는 후-희석법으로 전환함으로써 저분자 물질의 제거율을 증가시킴과 동시에 주입하는 보충액 양도 줄일 수가 있게 되었다.

혈액여과 발전의 초기에 한번 치료에 40-70리터의 보충액이 필요한데 이처럼 많은 보충액이 환자의 체내에 주입될 경우 조금이라도 오염된 물이 들어갈 위험성에 대한 많은 염려와 우려가 제기되었다. 이 문제를 해결하기 위해 Henderson은[2)] Amicon XP 50 polysulphone 섬유관 막을 통과시켜 발열물질이 없는 살균된 물을 얻을 수 있음을 보고하면서 상품화 된 주입액 보다 2.8배 싸게 만들 수 있다고 보고 한 바 있다. 그러나 보다 획기적인 자료는 Caunaud 등[3)]이 1990년 겜브로 회사의 GHS-10 혈액여과 기계를 사용하여 2명의 환자에서 6개월간 240회의 치료로 7,900리터의 주입액을 사용했으나 치료 중 발열반응은 한 예도 발생하지 않았다는 보고였다. 이어 2년간 총 2,159회의 온라인 HDF 치료 중 발열반응은 총 6회 있었으나 이들 대부분이 혈관접근을 위해 장기 유치한 카테타의 감염에 의한 것이었다고 했다. 그리고 총 1,960회의 여과막 배양에서 2.4%에서 균 배양이 되었으나 이 가운데 55%는 균 집락수가

1−10개 미만의 매우 경미한 것이었으며 생리식염수 주입을 요하는 정도의 증상성 저혈압은 1% 미만이었다고 보고했다. 따라서 이 방법이 값싼 주입액을 거의 무제한으로 공급할 수 있는 매우 안정한 치료법임을 증명하였다.

온라인 시스템의 기본 개념은 혈액투석 시 사용되고 있는 정수 처리된 투석액을 바로 세균학적으로 초정제하여 대량생산하여 온라인으로 환자의 혈액내로 주입하는 것이다. 특히 환자의 혈액내로 주입하는 주입액의 경우 안전성에 대한 추가적 장치가 필요하다는 점이다. 이런 목적을 달성하기 위해서는 여러 단계의 여과/흡착 과정과 주입액의 효과적인 소독이 필요하다. 첫 번째 상업화된 HDF기계는 1989년 독일 베를린에서 사용된 GHS−10 모델이었으며[4], 이어 하노버, 몽페리에, 파르마, 피사 등에서 두 번째 버전인 MPS−10 기계가 사용되었다. 그 후 스웨덴 겜브로 사의 ULTRA AK100 시스템이 등장하면서 이 치료의 장 · 단기 안정성이 확보되면서 전 세계적으로 확산되어 사용되기 시작하였다.

그림 1은 겜브로사의 ULTRA AK100 시스템을 도형화 것으로 투석기 내로 들어오는 물은 역삼투 과정을 거쳐 정수된 물이 들어오게 된다. 이 물을 여과막으로 보내기 전에 2개의 polyamide 막(U7000)을 통과시켜 여과함으로써 소위 냉 소독(cold sterilization)하여 환자의 혈액내로 주입할 수 있는 세균학적으로 초정제된 물을 얻게 된다. 여기에다 추가로 환자에 혈액내로 주입 직전 작은 polyamide 초여과막(U2000)을 통과시켜 안정성을 강화했다. 이 U2000 초여과막은 매 치료 시 마다 교체하며, 2개의 U7000 여과막은 1개월 마다 교체함으로써 수질의 안정성을 확보하고 있다. 또한 종래의 혈액투석 시 사용되어 온 중탄산염 투석 농축액은 세균의 좋은 배지가 되므로 파우더로 된 중탄산염(Bi−Cart)을 사용하여 세균의 침입과 오염을 방지하였다. 국내 최초의 온라인

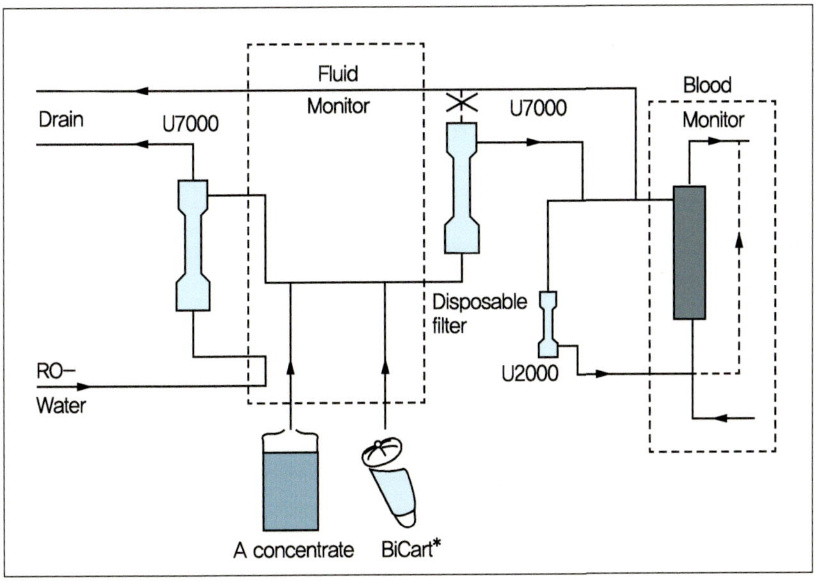


**그림 1** Flow diagram of the Gambro AK100 ULTRA system for preparation of substilution fluid online. RO–Reverseosmosis.

HDF치료는 1997년 가을 대한 신장 학회 석상에서 발표된 계명의대 김현철 교수의 임상보고가 처음이다. 9명의 안정된 투석환자를 대상으로 스웨덴 겜브로사의 AK100 ULTRA 투석기를 사용한 후–희석법으로 온라인 HDF 치료를 시행하여 혈액투석치료에 비해 온라인 HDF에서 $\beta_2$–M과 같은 분자량이 큰 요독 물질의 제거가 우수함을 보고하였다[5]. 온라인 시스템이 개발되면서 보충액을 값싸게 무제한으로 그리고 안전하게 공급할 수 있는 온라인 혈액투석여과(On–line HDF)이 임상에서 널리 확산되어 시행되기 시작했다.

## 혈액투석여과 치료의 발전

1967년 Henderson이 한외여과와 수액을 보충하는 새로운 방법을 "diafiltration"으로 명명한 바 있다. 수년 후 1973년 독일에서 Leber에 의해 "hemodiafiltration"(혈액투석여과)란 새로운 용어가 처음으로 사용되었다. 이 방법은 다양한 요독물질의 제거를 위해 확산과 대류에 의한 용질의 제거를 혼합한 방법으로 이후 임상적으로 많은 발전을 거듭하게 되었다.

### 기술적 발전

종래의 혈액투석 시 상용 되어온 Cuprophan막은 직경이 10–20 μm로 용질의 확산에는 좋으나 다량의 물이 통과하는 데는 부적합하다. 반면에 합성막은 직경이 75–100 μm로 수분의 투과성이 좋아 대류에는 적합하나 막이 두꺼워 확산에는 부적합하였다. 이러한 문제는 polyetherlsulfone, polyamide, polymethylmethacrylate, polyacryonitrile와 같은 새로운 합성 중합체의 개발로 확산과 대류에 의한 다양한 용질의 적절한 제거로 이 문제가 해결되게 되었다.

### 혈액투석여과 치료 기술의 진화(그림 2)

HDF는 혈액투석과 혈액여과의 결합된 치료로서 저분자 및 고분자 요독 물질을 동시에 제거하는 치료로 대류에 의한 요질의 제거율은 분자량이 클수록 더욱 효과적이다.

● **고전적 HDF**

후 희석법으로 한번 치료 시 평균 9리터의 상품화 된 백에 들어있는 용액을 주입한다. 일명 오프라인(off–line) 치료라 할 수 있는 것으로 혈류는 분당 300 ml이상을 요구한다. 한외여과를 조절하는 시스템과 주입액 백의 무게를

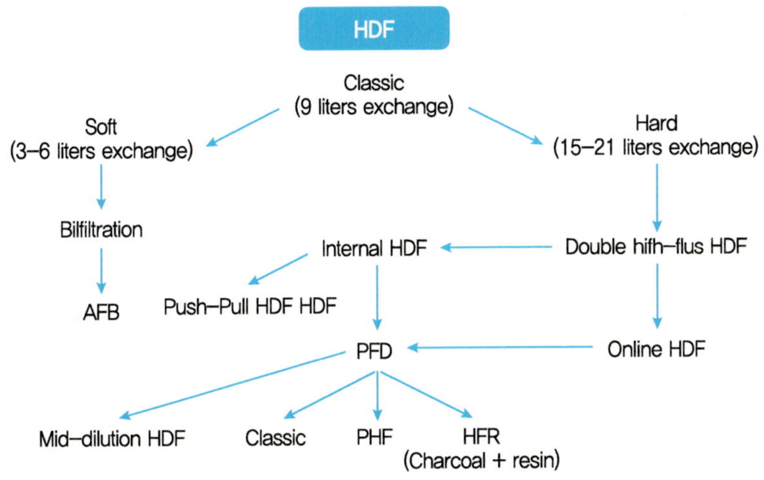


**그림 2** HDF evolution tree: the evolution of HDF from the original technique to the different modifications. AFB–Acetate–free biofiltration; PFD=paired filtration dialysis; PHF=paired HDF.

지속적으로 측정하는 스케일에 의해 조절되는 주입액 펌프가 별도로 있어야 한다. 이 방법은 온라인 시스템이 도입되기 전 수년간 주된 치료로 사용되어 왔다. 1회 치료 시 주입 액을 3–6리터 이하로 적게 사용하는 경우를 soft HDF라 부르며, 여기에는 무초산 생 여과(acetate–free biofiltration, AFB)가 여기에 해당된다. 주입액을 1회 치료 시 15리터 이상 사용하는 경우는 hard HDF로 부르기도 한다[6].

- **무초산 생여과**(acetate - free biofiltration, AFB).

HDF의 특별한 형태로 초산이 투석액 또는 주입액을 통해서 인체에 전혀 들어가지 않게 하는 것으로 대류에 의한 용질제거를 3리터 정도만 하고 있다. 이 치료는 초산이 환자의 몸에 일체 들어가지 않아 혈역동 상태가 불안정한 환자에서 널리 확산되어 사용되고 있다.

● 고용량 HDF(High-Volume HDF).

1회 치료 시 교환액이 15리터 이상 사용하는 것으로 분자량 큰 물질의 제거에 효과적이다. 다장기 부전증과 같은 중독한 경우의 치료로 사용되고 있다.

● 내부 - 여과 HDF(Internal - Filtration HDF)

투석막 내로 혈류가 흘러 들어가면 섬유관의 길이에 따라 압력 차이가 남을 이용한 치료이다. 즉 혈액이 흘러 들어가는 동맥 측에는 양압이 생겨 한외여과가 일어나나 정맥 측에서는 음압이 생겨 역 여과(backfiltration)이 일어난다. 효과를 증강시키기 위해 섬유관의 길이를 길게 하거나 섬유관의 내경을 작게 만들기도 한다. 그리고 섬유의 중간 부에 임의로 협착을 만들거나 투석액 부위의 흐름을 방해하여 내부의 여과율이 40−50 ml/min되도록 조작하기도 한다[7].

● Paired Filtration Dialysis(PFD)

이탈리아에서 처음 시작된 것으로[8] 2개의 필터를 나란히 붙여 첫 필터에서는 대류에 의해 수분과 용질을 제거하고, 두 번째 혈액투석막에서는 확산에 의해 용질을 제거하는 방법이다. 보충액은 두 개의 필터 사이에 주입한다. 이 치료의 의미는 대류와 확산을 별도로 일어나게 하면서 두 방법이 상호작용하지 않으면서 역 여과를 줄이기 위함이다. 최근 이 치료 개념이 확대되어 HFR(HDF with Online Regeneration of Ultrafiltrate)[9]이 생겨나게 되었다. 즉 일단 한외여과된 용액을 resin−charcoal으로 흡착시켜 정화시켜 이것을 보충액으로 사용하는 방법이다.

● 중간 - 희석법 HDF(Mid - Dilution HDF)

두 개의 필터를 하나로 합쳐 만든 특수 제작된 필터를 사용한 치료로 주입액을 첫 번째 필터와 두 번째 필터 사이에 주입하는 방법이다[10]. 이렇게 함으로써 첫 번째 구획에 들어간 혈류는 한외여과를 일으킨 후 정맥 주입구 대신에 주입액을 위한 방으로 들어가 한외여과로 이미 농축된 혈액을 원래대로 희석하여 두 번째 구획으로 역방향으로 들어가게 한다. 이 시스템에서 투석액은 50%는 혈액의 역방향으로 50%는 순 방향으로 흐르게 된다. 이 방법은 종래의 후희석법에 의한 HDF에 비해 저분자 물질의 제거율은 같거나 적으나 중분자 이상의 $\beta_2$-microglobulin, Cystatin C. RbP(Retinol binding Protein)의 제거율은 월등히 높은 것으로 알려져 있다.

- Push - Pull HDF

이 방법은 일본의 Shinzato 등[11)]이 개발한 방법으로 여과와 역 여과가 교대로 일어나게 하는 방법이다. 필터 전 펌프를 회전시켜(필터 후 펌프는 정지됨) 한외여과가 일어나게 한 후 필터 후 펌프를 회전시켜(필터 전 펌프는 중단) 역 여과를 얻는 방법이다. 현재 주로 일본에서 사용되고 있다.

## 참고 문헌


1) Henderson LW, Besarab A, Michaels A, Bluemle LW jr. Blood purification by ultrafiltration and fluid replacement(diafiltration). Trans Am Soc Artif Intern Organs 1967;13:216–226.
2) Lee W. Henderson and Erminia Beans. Successful production of sterile pyrogen–free electrolyte solution by ultrafiltration. Kidney Int 14: 1978;522–525.
3) B. Canaud, E. Imbert, M. Kaaki, A. Assounga, Q.V. Nguyen, F. Stec, L.J. Garred, B Bostrom, C. Mion. Clinical and microbiological evaluation of a postdilutional hemofiltration system with in–line production of substitution fluid. Blood Purif 1990;8:160–170.
4) Schaefer K, von Herrath, Hartenstein–Koch K, Kutschera. Clinical experience with a new in–line hemodiafiltration system: An analysis of 1,300 treatments. Int J Artif Organs 1989; 12(suppl 4): 5–8.
5) 김현철. On–Line Hemodiafiltration의 치험 –특히 2–microglobulin 제거율에 관하여. 대한

신장학회지 1998;17(2):250-7

6) Ronco C, Greca G: The role of technology in hemodialysis; In Ronco C, La Grecca G(eds): Hemodialysis Technology. Contrib Nephrol. Basel, Karger, 2002, vol 137, 1-12.

7) Ronco C, Brendolan A,Lupi A, Bettini MC, Greca G : Enhancement of convective transport by internal filtration in modified experimental hemodialyzer. Kidney Int 1998;54:979-985

8) Pizzarelli F, Tetta C, Cerrai T, Maggiore Q. Double-chamber on-line hemodiafiltration : a novel technique with intra-treatment monitoring of dialysate integrity. Blood purif 2000; 18: 237-241.

9) Angel Luis Marninez de Francisco, Paolo M. Ghezzi, Alessandra Brendolan, Fulvio Fiorni, Giuseppe la Greca, Claudio Ronco, Manuel Arias, Renzo Gervasio, and Ciro Tetta. Hemodiafiltration with online regeneration of the ultrafiltrate. Kidney Int 2000;58: s66-s71

10) D H Krieter, S Falkenhain, L Chalabi, G Collins, H-D Lemke, B Canaud. Clinical cross-over comparison of mid-dilution hemodiafiltration using a novel dialyzer concept and post-dilution hemodiafiltration. Kidney Int 2005; 67: 349-356.

11) Usuda Shinzato T, Sezaki R, Kawanishi A, Maeda K, Kawaguchi S, Shibata M, Toyoda T, Asakura Y, Ohbayashi S. New simultaneous HF and hemodialysis with no infusion fluid. Trans Am Soc Artif Intern Organs 1982;28:24-27

1-2

# 우리나라 혈액투석여과치료의 현황과 전망

가톨릭대학교 의과대학, 수원 성빈센트병원 **진동찬**

## 현황 조사 방법

혈액투석여과치료는 아쉽게도 우리나라의 건강보험 규정상 아직 일반 혈액투석치료와 분리되어 청구되지 못하고 있어 공식적인 통계가 없다. 그러나 대한신장학회에서는 1985년부터 인산 민병석교수 기념 말기신부전 환자 등록사업을 시행하고 있어 모든 신장학회 회원들이 자발적으로 환자를 등록하고 있으며 이 사업 내용 중 2013년부터 혈액투석여과 치료여부를 확인하는 항목이 있으므로 이를 근거로 우리나라 혈액투석여과치료의 현황을 정리하였다.

## 혈액투석여과 환자 수 및 시행기관 수

2014말 기준으로 우리나라 전체 혈액투석 환자 수는 57,256명으로 조사되었다. 이 환자들 중 혈액투석여과 치료를 시행 받고 있는 환자 수는 8,302명으로 14.5%이며 2013년말 기준으로는 52,378명중 7,909명(15.1%), 2012년말 기준으로는 48,531명중 9,221명(19.0%)으로 조사되어 최근 3년간 약간의 감소추세를 보이고 있다. 이 환자들의 혈액투석여과를 시행 받는 횟수를 보면

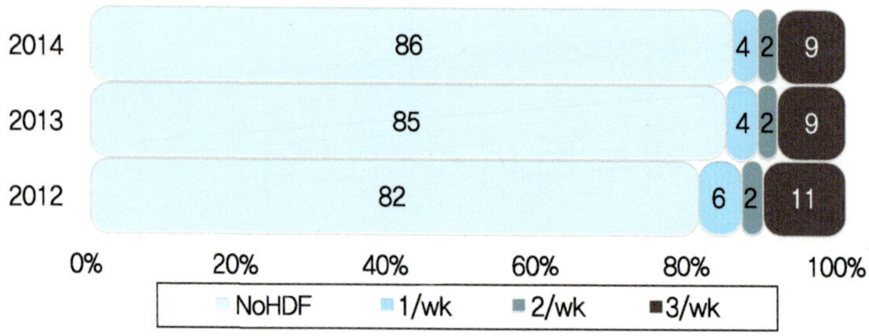


**그림 1** Patient percent of hemodiafiltration therapy in Korea.

2014년말 기준으로 일주일에 3회가 8.6%, 2회가 2.3%, 일회가 3.6%로 조사되었다(그림 1).

혈액투석여과를 시행하고 있는 의료기관 수는 조사에 참여한 대학병원 70개소 중 49개소(70%), 종합병원 286개소 중 122개소(43%), 개인의원 244개소 중 176개소(72%)로 전체 조사에 참여한 투석의료기관 600개소 중 347개소로 57.8%이다.

## 혈액투석여과 환자의 특성

2014년 기준으로 혈액투석 환자의 남녀비는 58 : 42 이고 혈액투석여과 환자의 경우는 64 : 36으로 남자 환자의 비율이 월등히 높은 것으로 조사되었다. 또한 평균나이를 보면 전체 혈액투석환자는 2014년말 기준으로 61.1±13.8세이며 혈액투석여과 환자는 57.0±13.2세 이었으며 65세 이상의 환자 비율을 보면 각각 42.9%와 29.7%로 혈액투석여과환자에서는 노인 환자가 적었다.

말기신부전의 기저질환(underlying causes of ESRD) 비율을 보면 2014년 새로 투석을 시작한 혈액투석환자에서 당뇨병성 신증, 고혈압성 신

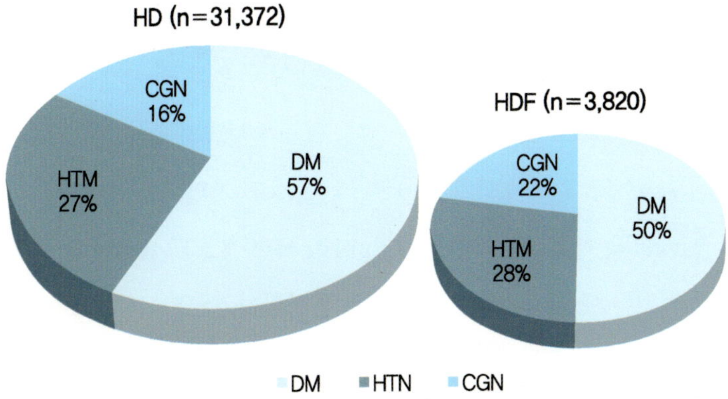


**그림 2** Underlying causes of end-stage renal disease in maintenance hemodialysis patient and hemodiafiltration patients. DM, diabetic nephropathy : HTN, hypertensive nephrosclerosis: CGN, chronic glomerulonephritis.

증, 만성사구체신염이 각각 46%, 21%, 10%이고 혈액투석여과환자에서는 각각 39%, 20%, 16%로 당뇨병성 신증의 비율이 낮고 상대적으로 만성사구체 신염의 비율이 크다. 전체 유지 혈액투석환자와 혈액투석여과환자에서도 원인질환의 비율은 각각 57%, 27%, 16% 및 50%, 28%, 22%로 혈액투석여과 환자에서 당뇨병의 비율이 월등히 적었다 (그림 2).

B형 간염(hepatitis B) 감염율은 전체 혈액투석 환자 중에는 6.1%이나 혈액투석여과 환자에서는 6.6%로 더 높았으며 C형 간염항체 보유환자도 혈액투석 환자 4.4%, 혈액투석여과 환자에서 5.0%로 더 높았다.

혈액투석 환자의 보험상태를 보면 전체 혈액투석환자의 20%가 의료급여이며 혈액투석여과 환자에서는 24%로 더 높다.

유지 투석기간을 보면 전체 혈액투석환자에서 10년 이상 유지투석환자가

21%이고 5년에서 10년 미만이 27%이나 혈액투석여과 환자에서는 각각 27%, 27%로 오랫동안 투석을 유지하고 있는 환자의 비율이 더 높다.

체질량지수(body mass index)는 전체 혈액투석환자에서 22.2±4.1 kg/m$^2$이고 혈액투석여과 환자에서 22.3±3.4 kg/m$^2$로 거의 같으며 평균 혈압(mean arterial pressure)도 각각 99.87±12.2 mmHg, 100.8±12.0 mmHg으로 차이가 거의 없고 맥압(pulse pressure)은 전체 혈액투석환자 65.2±17.3 mmHg, 혈액투석여과 환자 64.8±17.0 mmHg이었다.

## 혈액투석여과 치료의 특성

사용하고 있는 혈액투석막의 면적은 전체 혈액투석환자의 약 50%에서 1.0~1.5 m$^2$미만이고 44%가 1.5~2.0 m$^2$미만이며 5%가 2.0 m$^2$이상이다. 이에 비하여 혈액투석여과 환자에서는 27%가 1.0~1.5 m$^2$미만이고 59%가 1.5~2.0 m$^2$미만이며 2.0 m$^2$이상도 13%로 월등히 넓은 투석막을 사용하고 있

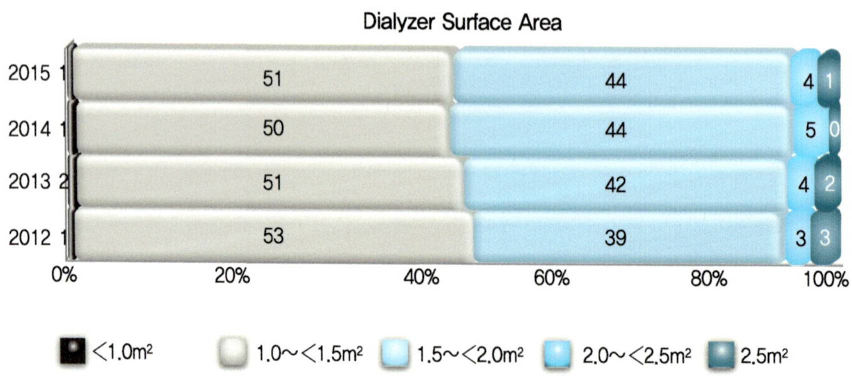


**그림 3** Patient number proportion according to dialyzer surface area, hemodialysis(HD) versus hemodiafiltration(HDF).

는 환자가 많다(그림 3).

투석액(dialysate)의 사용비율을 보면 전체 혈액투석환자의 65%가 포도당포함 표준투석액을, 29%는 포도당 포함하지 않는 투석액을, 6%에서는 저칼슘투석액을 사용하고 있으며 혈액투석여과환자에서는 각각 60%, 32%, 8%로 포도당포함 투석액을 적게 사용하나 저칼슘투석액은 더 많이 사용하고 있다.

혈관접근로를 보면 전체 혈액투석환자의 77%가 자가혈관동정맥루(autologous arteriovenous fistula: AVF)를, 14%에서 인조혈관동정맥루(arteriovenous graft: AVG)를, 9%에서 중심정맥도관을 사용하나 혈액투석여과 환자의 경우 84%가 AVF를, 12%가 AVG를, 4%에서 중심정맥도관을 사용하고 있어 자가혈관동정맥루 사용이 월등히 높았다. 또한 동정맥루 위치도 혈액투석여과 환자의 53%가 왼쪽전완부로 전체 혈액투석환자에서의 비율 46%보다 높았다(그림 4).

유지하고 있는 혈색소치는 2014년말 기준으로 전체 혈액투석환자가

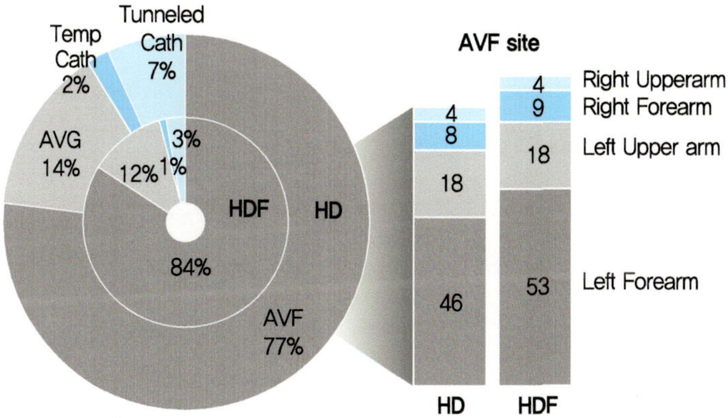


**그림 4** Patients number proprotion according to vascular access, hemodialysis(HD) versus hemodiafiltration(HDF).

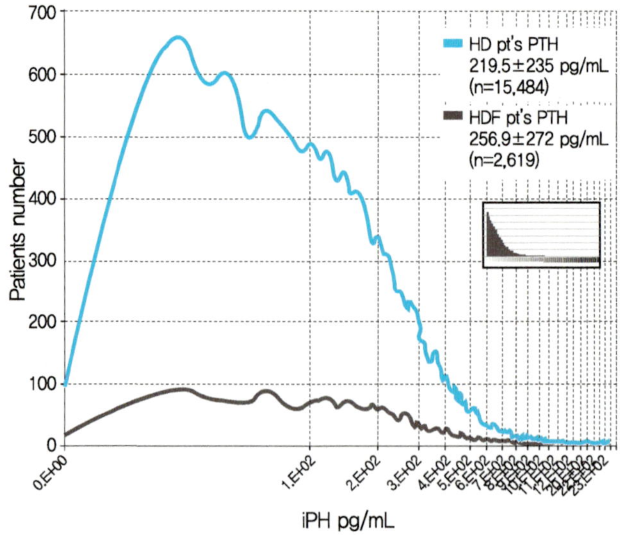


**그림 5** Intact parathyroid hormone(iPTH) level of hemodialysis and hemodiafiltration(HDF) patients.

10.47±1.15 g/dL이며 혈액투석여과 환자가 10.62±1.12 g/dL로 약간 더 높다. 이 혈색소치를 유지하기 위한 조혈자극 호르몬(erythropoietin)의 처방량을 보면 주당 8,000단위 이상을 사용하는 환자의 비율이 전체 혈액투석환자가 50%이고 혈액투석여과에서는 47%로 차이가 크지는 않지만 더 낮은 조혈자극호르몬 사용으로 더 높은 혈색소치를 유지하고 있는 현상을 보인다.

투석전 칼슘과 인 혈청치는 전체 혈액투석 환자에서 8.89±0.87 mg/dL와 4.91±1.64 mg/dL이고 혈액투석여과 환자에서는 각각 9.11±0.85, 5.19±1.59 mg/dL로 두 항목 모두 혈액투석여과 환자에서 더 높다. 그러나 부갑상선 호르몬은 한쪽으로 치우친 분포(one tail distribution)를 보이고 대부분의 환자가 200 pg/mL이어서 단순 평균으로 비교가 어렵지만 전체 혈액투석 환자는 219.5±235 pg/mL, 혈액투석여과 환자는 256.9±272 pg/mL이었다(그림 5). 이는 혈액투석여과 환자에서 더 오래 유지투석을 한 환자 비율이 높은 것과 연관하여 판단하여야 할 것으로 보인다. 또한 sevelamer나 lanthenum제제등 칼슘이 없는 인 결합제 사용 비율을 보면 전체 혈액투석 환자에서는 11%이나 혈액투석여과 환자는 18%로 더 많았으며 cinacalcet를 사용하는 환자도 전체 혈액투석 환자에서 3%이나 혈액투석여과 환자에서는 5%이었다.

그 외의 알부민, 콜레스테롤, 요산, 당화혈색소등의 검사치들은 전체 혈액투석 환자와 혈액투석여과 환자의 차이는 거의 없었다(전체 혈액투석 환자와 혈액투석여과 환자 검사치 평균은 각각 albumin 3.88, 3.99 g/dL, total cholesterol 144.7, 145.7 mg/dL, uric acid 7.08, 7.18 mg/dL, HbA1C 6.85, 6.87% 임.)

## 투석 적절도, 재활, 사망 및 생존율

투석적절도 검사치를 보면 요소감소비율(urea reduction ratio)가 전체 혈액투석 환자의 평균치는 71.42±6.95%이고 혈액투석여과 환자는 73.25±6.34%이었다. Single pool KT/V도 각각 1.533±0.30, 1.620±0.29로 혈액투석여과의 환자에서 적절도가 더 높았다. 또한 표준화 단백이화율(normalized protein catabolic rate)도 각각 0.956±0.27, 0.989±0.27이었다.

가장 뚜렷한 차이를 보이는 것은 재활(rehabilitation) 상태로 전체 혈액투석 환자의 부분취업(part-time job)과 상근직 취업(full-time job)이 각각 9%, 21%이었으나 혈액투석여과 환자에서는 각각 10%, 34%로 월등히 높아 혈액투석여과환자의 생활의 질이 훨씬 더 좋음을 보였다(그림 6).

사망 원인(causes of death) 비율을 보면 전체 혈액투석 환자는 심장질환, 혈관질환, 감염이 각각 32, 14, 26%이었고 혈액투석여과 환자에서는 37, 14,

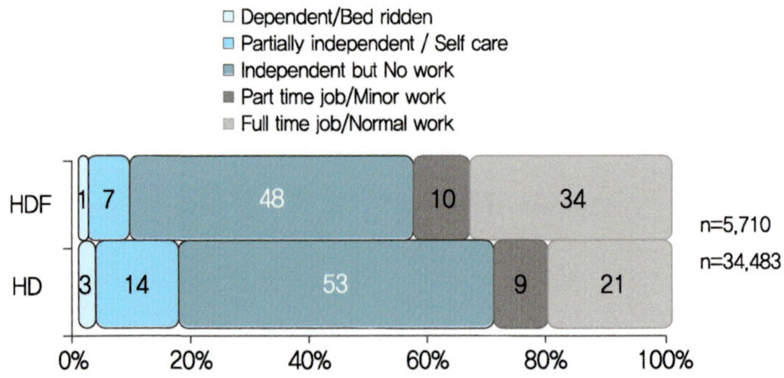


**그림 6** Rehabilitation status of hemodialysis and hemodiafiltration patitents.

19%로 혈액투석여과 환자에서 감염이 적고 심장질환 사망 비율이 더 높았다. 5년 생존율(5-year survival rate)은 전체혈액투석환자가 71.1%인 것에 비하여 혈액투석여과 환자는 98.4%로 조사되어 월등한 차이를 보이므로 선택오차(selection bias)에 의한 영향이 많음을 알 수 있다.

## 외국과 비교 및 향후 전망

일본투석의학회에서 발표한 자료를 보면 일본의 경우 2013년 기준 투석환자 314,180명 중 혈액투석여과 환자 수가 온라인 혈액투석여과 23,445명, 오프라인 혈액투석여과(offline HDF) 7,144명 정도로 약10%미만에 머물고 있으나 최근 추가 수가의 적용으로 많은 증가가 보이고 있다고 한다. 일본에서 혈액투석여과법을 시행하고 있는 이유를 보면 저혈압 약 20%, 투석효율 18%, 유전분증(amyloidosis) 15% 등과 합병증예방을 위하여 적용하고 있다고 응답하였다.

우리나라에서는 혈액투석여과치료의 건강보험 수가가 아직 일반 혈액투석치료와 분리되어 책정되어 있지 않아 추가 투석액 필터를 환자 혹은 병원이 부담하여야 하므로 치료법 보급에 제한이 있었다. 그러나 현재 보급되고 있는 대부분의 투석기계가 혈액투석여과 치료법을 적용할 수 있도록 되어 있으므로 이 제한만 해결되면 빠른 시간 내에 많은 환자에 적용되리라고 예상된다. 또한 우리나라에서 발표되는 혈액투석여과 치료법에 대한 자료가 아직 많지 않으나 장기 유지투석환자의 비율이 빠른 속도로 증가하고 있고 이에 따른 합병증의 발생의 예방을 위하여 적용하거나 혹은 자율신경 실조가 있어 저혈압이 흔한 당뇨병 환자를 우선적으로 적용하는등 향후 혈액투석여과 치료법의 많은 증가가 예상된다.

# 2

# 혈액투석여과 치료의 원리

## 2-1

# 한외여과를 이용한 수분의 제거

연세대학교 의과대학, 강남세브란스병원 **박형천**

투석 치료의 주요 목적 중의 하나는 투석과 투석 사이 기간 동안 섭취한 액체와 음식물의 대사로부터 생성된 과도한 체내 수분을 제거이다. 혈액투석여과법의 수분 제거 기전은 한외여과(ultrafiltration) 과정을 거쳐 이루어진다. 물 분자는 극히 작아 모든 반투막을 통과할 수 있으며 정수압에 의해 혈액 분획에서 반투막을 통과하여 투석막의 투석액 분획으로 이동한다. 한외여과 속도는 투석막을 통한 정수압 차이에 의해 결정되고 혈액 분획에 양압이 걸리거나 투석액 분획에 음압이 걸렸을 경우 증가하게 된다. 일반적인 환자은 투석 치료 사이에 1–4 kg 체중이 증가하고(대부분은 물) 이와 같은 과도한 수분을 3–4시간의 투석 치료시간 동안 제거한다. 따라서 주 3회 전통적인 혈액투석 중인 환자에서 필요한 한외여과양은 일반적으로 0.5–1.5 L/hr 수준이다. 온라인 혈액투석여과법은 투과성이 높은 투석막을 이용하여 많은 양의 한외여과를 통한 대류(convection)에 의한 고분자 요독 물질을 제거하는 투석 치료법으로 한외여과양 만큼 무균 보충액을 공급해야 한다. 따라서 총 한외여과양은 치료 기간 중 제거하고자 수분 용량뿐만 아니라 대류기전을 위해 주입한 많은 양의 보충액의 합이다.

## 정수압 한외여과(hydrostatic ultrafiltration)

투석막 내부에서 물의 여과를 유발하는 원동력은 투석막 섬유 내부의 수압($P_B$), 투석액 분획의 수압($P_D$) 그리고 여과를 억제하는 혈장 단백질의 삼투압($\pi$) 차이에 의해 결정된다. 투석막을 통한 평균 압력 경사(막사이 압력, transmembrane pressure, TMP)는 다음 공식으로 표현할 수 있다.

$$TMP = (P_{Bin} + P_{Bout})/2 - (P_{Din} + P_{Dout})/2 - (\pi_{in} + \pi_{out})/2$$

(in: 투석막 분획의 입구, out: 투석막 분획의 출구)

한편, 물의 용적 유량(volumetric water flux, $J_f$)은 TMP를 이용한 다음과 같은 공식으로 표현된다.

$$J_f/A = L_p \times TMP$$

$L_p$: 투석막의 물에 대한 수분 투과도. 즉, 투석막의 단위 표면적과
평균 압력 경사(TMP)에 대한 물의 유량이다(ml/min/cm$^2$/mmHg)

임상에서 투석막의 물에 대한 투과성은 아래 공식에 따라 한외여과 계수, $K_{UF}$로 표현한다.

$$K_{UF} = Q_{UF}/TMP/m^2 \quad (Q_{UF}: \text{한외여과율})$$

$K_{UF}$는 투석막을 통과하는 mmHg 압력 경사 당 투석막을 통과하여 전달되는 시간당 액체의 ml 숫치로 정의되며($K_{UF}$, ml/hr/mmHg/m$^2$), 투석막의 전체 표면을 의미할 경우 $K_{UF}$를 $K_{UF}D$, ml/h/mmHg로 표기한다.

$$K_{UF}D = Q_{UF}/TMP \quad (Q_{UF}\text{: 한외여과율})$$

$K_{UF}D$는 위의 공식처럼 $Q_{UF}$와 TMP 간의 회귀공식의 기울기로서 해당 투석막의 수분 투과도를 숫자로 표시하고 투석막 표면적이나 두께, 구멍 크기, 그리고 구조에 따라 크게 변할 수 있다. 고유량 투석막은 보통 $K_{UF}D > 40$ ml/hr/mmHg 값을 가지고 있다.

투석 치료시 투석막 내부에 단백질 막층이 형성되면 명목상의 $K_{UF}D$ 값이 감소할 수 있다. 한외여과량이 중등도 수준인 저유량 혈액투석에서는 투석에 따른 수분 투과도 변화가 무시할 정도로 작다. 그러나 혈액여과(hemofiltration)나 온라인 혈액투석여과법을 적용하는 경우에는 한외여과량 또는 여과분율(filtration fraction)이 증가함에 따라 투석막 내부 표면에 전해질이나 단백질이 쌓여 투석막 두께가 두꺼워짐에 따라 $K_{UF}D$ 값이 현저하게 감소할 수 있다. 농축된 혈장 단백질의 교질 삼투압 증가도 투석막을 통한 여과력을 방해할 수 있다. 대부분의 최신 투석 장비들은 이와 같은 $K_{UF}D$ 감소를 방지하기 위해 TMP 증가에 따라 자동적으로 한외여과량을 조절하는 장치를 갖추고 있다.

한외여과량을 결정하는 또 다른 요소로서 투석막을 통과하는 혈류량이 매우 중요하다. 충분한 한외여과량과 대류기전을 통한 요독을 제거하기 위해서는 높은 혈류량을 유지하는 것이 필수적이다.

### 참고 문헌


1) Ledebo I. Principles and practice of hemofiltration and hemodiafiltration. Artificial Organs, 1998, 22; 20–25.
2) Henderson LW. Biophysics of ultrafiltration and hemofiltration. In; Maher JF, editor. Replacement of renal function by dialysis. Dordrecht: Kluwer, 1989, p.300–326.
3) Rockel A, Hertel J, Fiegel P, et al. Permeability and secondary membrane formation of a high flux polysulfone hemofilter. Kidney Int, 1986; 30: 429–432.

4) Yamashita AC. Mechanisms of solute and fluid removal in hemodiafiltration. Contrib Nephrol, 2007;158:50–6.

## 2-2
# 요독소의 제거

경희대학교 의과대학, 강동경희대학교병원 **이상호**

혈액투석, 혈액여과, 혈액투석여과와 같은 신대체요법은 신장의 여러 기능 중 노폐물 제거 역할을 대신하는 치료법이다. 이같은 제거 기능은 크게 두 가지로 구분되며 하나는 요독소와 같은 용질(solute)의 제거이고 다른 하나는 과다한 체액(fluid)의 제거이다.

투석막을 통한 적절한 투석치료 또는 혈액여과치료를 특히 지속적으로 투석 치료가 필요한 급, 만성 신기능부전 환자에게 제공하기 위해서는 신대체요법에서 용질 제거의 원리를 올바로 이해하는 것이 중요하다. 본 장에서는 혈액투석 치료와 혈액여과 치료에서의 요독소 제거의 원리와 영향을 미치는 변수, 그리고 용질 제거의 평가에 대한 이해를 다루고자 한다.

### 용질 제거의 원리

초기 사용되던 저효율 투석막의 경우 확산에 의한 용질 제거의 개념이 용질 제거의 주 개념으로 설명되었으나 최근 임상에서 대부분 사용되는 고효율 투석막을 이용한 혈액투석이나 혈액투석여과 치료에서는 확산 뿐 만 아니라 대류

(convection) 또는 한외여과에 의한 용질 제거의 개념을 이해하는 것이 중요하다.

## 확산(diffusion)에 의한 용질 제거

혈액투석에서 이루어지는 용질 제거의 대부분은 확산을 통해 이루어진다. 확산은 용질이 반투막을 통해 농도가 높은 곳에서 농도가 낮은 곳으로 이동하는 개념이다. 이를 혈액투석에 적용하면 혈액 분획에서 투석액 분획으로 이동하거나 반대로 투석액 분획에서 혈액 분획으로 이동하는 용질의 이동을 모두 포함한다. 투석환자의 혈액에 높은 칼륨, 인 등은 농도차에 의해서 투석액으로 이동하게 되며 반대로 투석환자에서 낮은 중탄산 이온, 칼슘 등은 투석액에서 농도가 낮은 혈액으로 이동하게 된다(그림 1). 이러한 확산에 의한 용질의 이동은 혈액과 투석액 분획간이 용질 농도의 차이가 클 때 확산이 더 잘 일어난다. 따라서 혈액과 투석액의 이동 방향이 반대일 때 농도 차이가 극대화되어 용질의 제거율도 증가한다. 또 혈액의 이동 속도와 투석액의 이동 속도가 빠를 때 농도차에 의한 용질 제거율이 증가한다.

기본적으로 반투막을 통한 용질의 이동이므로 투석기의 전체 막 표면적이 넓을 수록 더 많은 확산이 일어나 용질의 제거가 용이해 진다. 막 표면적 외에도 막의 투과성도 확산 속도에 영향을 미치게 된다. 막에 존재하는 구멍의 크기, 전하, 형태 등과 같은 막의 특성에 따라 확산에 의한 용질의 제거는 영향을 받게 된다. 따라서 최근에 사용하는 고효율(high-efficient) 투석막은 막표면적과 막에 존재하는 pore 밀도가 높아 투석막을 통한 용질의 제거가 용이한 투석기를 의미한다.

용질의 확산 속도는 반투막이 성질 뿐만 아니라 용질의 크기에 의해서도 결정된다. 당연히 크기가 큰 용질은 이동이 어려우며 크기가 작은 용질의 경

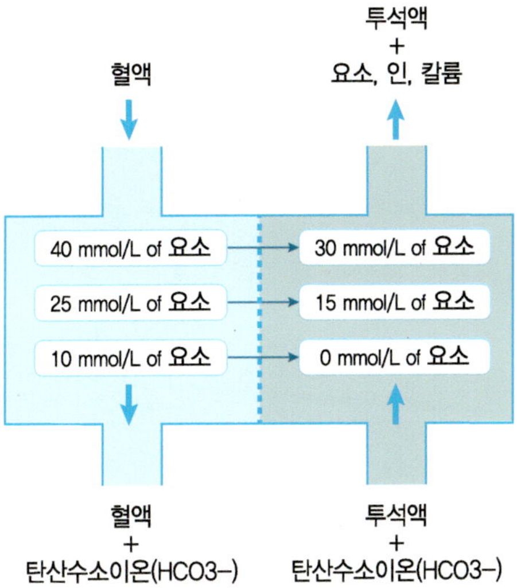


**그림 1** 확산에 의한 용질 제거

우 쉽게 반투막을 통과해 확산이 쉬워진다. 말기신부전 환자에서는 요소, 크레아티닌 외에도 다양한 요독물질(uremic toxin)이 존재하며 요소와 같이 분자량이 작은 물질들은 확산에 의해 쉽게 제거되지만 분자량이 큰 요독 물질은 확산이 잘 일어나지 않으므로 쉽게 제거되지 않는다. 혈액투석은 확산이 잘 일어나는 저분자량 물질은 잘 제거하지만 확산이 잘 이루어지지 않는 중분자량 이상의 물질은 잘 제거하지 못하는 단점을 가지게 된다. 따라서 저분자량 물질인 요소의 제거 효율, 즉 요소청소율 (Kt/V)로 노폐물 제거의 적절도를 평가하는 방법을 복막투석이나 지속적 신대체요법에 그대로 적용하는 것은 한계점을 가질 수 밖에 없다. 마찬가지로 고효율, 고투과성 투석막을 사용하는 혈액투석이나 혈액투석여과 치료(hemodiafiltration)의 효과를 단순한 요소제거율, 즉 Kt/V로 평가하는 것은 바람직하지 않으며 다른 요독소의 제거 효율을 고려해야 한다.

### 대류(convection) 또는 한외여과에 의한 용질제거

실제로 용질의 제거는 확산 뿐만 아니라 한외여과(ultrafiltration) 과정 중에 물에 녹아있는 용질도 같이 반투막을 통과하여 이동할 수 있다. 이렇게 물이 이동하면서 물에 용해된 용질이 같이 이동하는 현상, 즉 용매끌기(solvent drag)에 의해 용질이 반투막을 통과하는 현상을 대류라고 한다(그림 2). 대류는 저효율 투석치료에서는 용질 제거에 큰 영향을 미치지 않지만 혈액여과치료(hemofiltration)이나 혈액투석여과 치료(hemodiafiltraion)에서는 중요한 역할을 한다. 대류에 의한 용질의 이동은 확산과 달리 물질의 크기에 영향을 적게 받는다. 따라서 크기가 큰 요독물질의 제거에는 대류가 확산에 비해 상대적으로 유리하다고 볼 수 있다. 한외여과와 대류는 간혹 혼동되어 사용될 수 있지만 한외여과는 개념상 수분 이동의 양이며 대류는 용질의 이동을 나타내는 개념으로 차이가 있다. 고

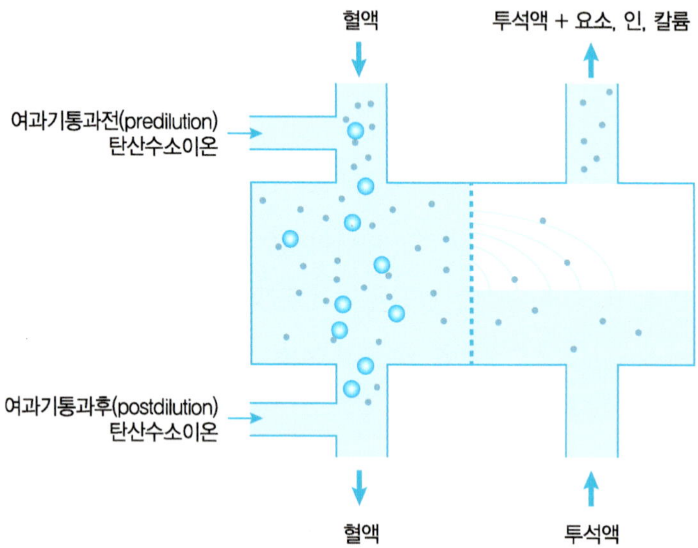


**그림 2** 대류에 의한 용질의 제거

식적 저투과성, 즉 저유량(low flux) 투석막에서는 한외여과와 대류에 의한 용질의 제거가 큰 차이를 보이지 않지만 고유량(고투과성, high flux) 투석기나 혈액투석여과 치료에서는 한외여과와 대류에 의한 용질의 제거가 큰 차이를 보인다. 예를 들어 고식적 저효율 투석기로 4시간 투석 치료를 시행하였을 때 한외여과량, 즉 수분 제거가 없었다면 한외여과에 의한 용질 제거는 전혀 없으며 대류에 의한 용질 제거도 거의 없을 것이다. 하지만 고효율, 고투과성 투석기에 의한 투석 치료를 4시간 시행하면서 한외여과량을 zero로 설정하여 실제 수분제거를 하지 않았을 경우, 한외여과량에 의한 수분제거는 실제로 일어나지 않지만 (zero) 대류에 의한 용질의 이동은 일어날 수 있다. 실제 투석중 한외여과는 한외여과 조정기(ultrafiltatoin controller)에 의해 이루어지며 이때 hollow-fiber로 이루어진 투석기의 시작부위와 끝부분은 압력이 다르게 된다. 투석기의 앞부분에서는 높은 혈액-투석액 간의 압력차, 즉 막간 압력차(transmembrane pressure gradient)에 의해 혈액에서 투석액으로 용질이 이동할 수 있으며 뒷 부분에서는 반대로 투석액에서 혈액으로 용질의 역대류가 발생할 수 있다. 이와같이 한외여과에 용질의 제거는 zero이지만 대류에 의한 용질은 의미있는 양이 이동할 수 있다. 실제 막을 통한 대류의 양과 환자에게 처방한 한외여과량은 차이가 나며 한외여과량과 대류를 통한 용질의 이동 역시 일치하지 않는다.

## 투석막의 분류와 특성

### 셀룰로스투석막(celluose membrane)

확산 효과가 특히 우수한 셀룰로스투석막이 오랫동안 임상에서 사용된 이유는 혈액투석과 같이 확산에 기초한 요독소 제거 투석 방식이 그동안 널리 사용되었기 때문이다. 셀룰로스투석막의 큰 두가지 특성은 수용성과 막단면의 대칭성

(symmetry) 이며 수용성의 특성으로 인해 셀룰로스 투석막은 요소(BUN), 크레아티닌과 같은 수용성 요독소의 제거에 특히 효과가 높은 성질, 즉 우수한 확산 능력을 가지고 있다. 하지만 그 특성상 혈액과 접촉시 보체계 활성을 유발하여 면역반응 활성 및 내피세포 손상 등의 부작용을 유발할 수 있다. 다른 특성인 막단면의 대칭성은 막을 사이에 두고 양쪽에 균일한 저항성을 가지고 있음을 의미하며 최근 개발된 합성 투석막에 비해 내독소의 유입이 더 많은 단점을 가지고 있다. 따라서 셀룰로스투석막은 요독소 제거에 확산뿐만 아니라 대류를 같이 이용하고 철저한 수질 관리과 감염 예방을 필요로 하는 혈액투석여과 치료에는 추천되지 않고 있다.

### 합성투석막(synthetic membrane)

합성투석막은 기본적으로 보체계를 활성화 시키고 수용성 요독소 제거에만 주로 효과를 보이는 셀룰로스투석막의 단점을 보완하고자 개발되었다. 1970년대 acrylonitrile과 음이온 설포네이트의 중합체인 AN69 투석막이 처음 개발되었으며 이후 폴리설폰(polysulfone), 폴리아마이드(polyamide), 폴리에스터설폰(polyestersulfone) 등의 다양한 합성투석막이 추가로 개발되었다. 이들 투석막이 가진 크기가 큰 pore size는 적은 압력차에 의해서도 충분한 한외여과를 필요로 하는 치료, 즉 혈액여과치료를 가능하게 하였으며 점차 확산 모드에 장점을 가진 고효율 투석막으로 개발되어 혈액투석에서도 널리 사용되었다. 최근 고효율과 고투과성 특성은 만성 신대체요법에도 적용되었으며 이것이 혈액투석여과 치료이다.

합성투석막은 막대칭성에 따라 대칭성(symmetric)과 비대칭성(Asymmetric) 투석막으로 나뉘며 대칭 합성투석막은 AN69가 대표적이며 비대칭 합성투석막은 이후 개발된 폴리설폰, 폴리아마이드, 폴리에스터설폰 등이 해당된다. 특히 비대칭 투석막은 아주 1 μm 정도의 얇은 내측 막이 혈액과 접하며 투석막의 용질제거의 역할을 담당한다.

## 투석막의 특성에 따른 요독소의 제거

### 확산 투과성

투석막에서 확산 투과성을 결정하는 큰 두가지는 막의 두께와 pore의 밀도(porosity)이다. 셀룰로스 투석막은 상대적으로 얇은 막 구조를 가지고 있어 확산능이 뛰어나 혈액투석 치료에 주로 사용되었다. hollow fiber 형태의 투석막 구조에서 막의 porosity는 pore이 숫자와 pore 직경의 제곱($r^2$)에 직접적으로 비례한다. 수분의 이동에 대해 상대적인 용질의 이동은 pore의 직경보다는 그 숫자, 즉 밀도가 중요하므로 확산의 개념에서는 pore 직경보다는 pore의 숫자가 확산 투과성을 결정한다. 반면에 수분의 이동의 양, 즉 유량(flux, $r^4$)은 pore의 직경에 의해 결정된다. 이같은 확산과 유속(flux)의 서로 다른 개념은 투석막에서 독립적으로 작용하게되며 셀룰로스 투석막의 경우에는 용질에 대한 높은 확산 투과성과 수분에 대한 낮은 투과성(low flux)를 가지게 된다.

### 비확산에 기전에 의한 요독소의 제거

대류(convection): 대류에 의한 용질의 이동은 수분의 이동에 따른 용질의 끌림이동 현상으로 앞장에서 설명하였다. 대류투과량(Jc, convection flux)는 다음과 같은 공식처럼 여과지수, 혈장내 용질의 농도, 한외여과의 양에 의해 결정된다.

$$\text{대류투과량(Jc)} = \text{여과계수(S)} \times \text{용질의 농도(C)} \times \text{한외여과량(Q)}$$

한외여과량, 즉 유량(flux, $r^4$)은 일차적으로 pore의 직경에 의해 결정되며 여과계수 역시 pore의 직경에 의해 영향을 받는다. 하지만 실제 임상에 활용되는 투석막은 단일 크기의 pore를 가지고 있지 않으며 pore size distribution, 즉 pore 크기의 분포에 의해서도 용질의 이동이 결정되게 된다. 아래 그림은 pore 크기와 여과계수의 관계를 나타내고 있다. 그림에서 A와 B 투석막은 총 pore 숫자가 같으므로 확산에 필요한 pore의 숫자가 같다는 의미이며 이는 같은 확산투과성을 가지고 있다고 이해할 수 있다. 하지만 C 투석막는 pore의 숫자가 작아 저효율 투석막를 뜻하며 A와 B는 C에 비해 pore 숫자가 많아 고효율 투석막임을 알 수 있다. 여과 계수와 한외여과량 측면에서 볼때 A 투석막은 곡선은 size가 작은 pore로 구성된 반면 B 투석기는 보다 size가 큰 pore가 주로 구성된 투석막이으로 A에 비해 B 투석막이 더 고유량(high flux) 투석막 임을 알 수 있다. 반면 C는 pore size가 다양하게 구성되어 있고 오히려 B 보다 더 크기가 큰 pore가 많이 함유되어 있다. C 투석막은 전체 pore 숫자가 충분치 않으

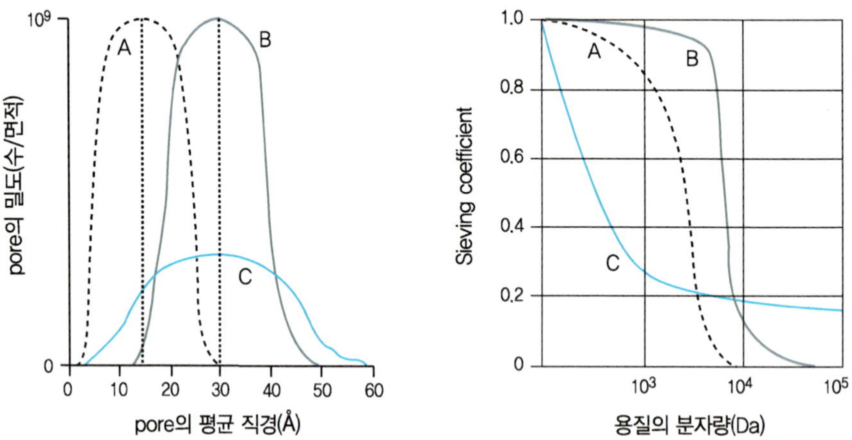


**그림 3** pore 크기 분포에 다른 여과계수와 용질의 투과

므로 저효율 투석막이 이면서 pore 크기의 구성상 저분자량의 용질에 대해서는 여과계수가 떨어져 저유량 투석막으로 분류되면서 오히려 알부민과 같은 고분자량 용질에 대해서는 여과계수가 A 또는 B 투석막 보다 높아 실제 투석에 활용시 용질의 대류는 효과가 떨어지면서 고분자량 용질은 투과를 증가시켜 알부민가 같은 단백질 소실이 많아짐을 알 수 있다. 임상에서 대류를 올바르게 활용하기 위해서는 그림 B와 같이 분자량이 큰 요독소의 제거는 충분히 일어나고 단백질의 소실은 최소화 할 수 있는 투석막의 제작이 요구된다.

## 요독소 제거(clearance)의 개념과 평가

혈액투석 중 환자에서 적절한 요독소의 제거는 적절한 투석이 이루어지고 있음을 의미한다. 이같은 투석의 적절도는 환자에게 장기적 예후를 향상시킬 수 있는 적정선을 의미하며 불충분한 혈액투석은 합병증의 증가와 연관되어 있기에 적절한 투석의 평가와 유지가 필요하다.

### 요독소와 표지 용질, 요소

요독소는 분자량이 작은 용질과 분자량이 큰 용질로 구분되며 임상에서 측정이 가장 용이하고 널리 사용되는 용질은 분자량이 작은 요독소의 하나인 요소(urea)이다. 요소는 분자량이 60 Da 정도로 작아 투석막 pore를 통한 확산이 쉽게 이루어진다. 따라서 그동안 확산에 의한 혈액투석 치료가 신대체요법의 근간을 이루었기 때문에 확산에 의한 요소의 제거, 즉 요소제거율이나 이를 바탕으로 한 요소동역학 모델(Kt/V)이 투석 적절도 평가에 근거로 사용되었다. 과거 낮은 혈중 요소농도가 적절한 투석의 지표로 활용되었으나 낮은 요소의 농도가 반드시 적절한 투석을 의미하지는 않는다. 혈중 요소 농도는 투석을 통한 제거

뿐만 아니라 요소발생율에 의해서도 결정되므로 단백질 섭취가 부족한 환자에서도 투석전 혈중 요소농도가 낮게 측정될 수 있다. 따라서 투석의 적절도를 확인할때는 요소의 제거와 혈장 요소 농도를 동시에 확인하여야 한다.

## 혈액투석의 요독소 제거 평가지표

혈액투석을 받는 환자들이 혈액투석을 받으면서 요소가 얼마나 잘 제거되는 지 확인하는 지표, 즉 투석을 얼마나 효율적으로 잘 받고 있는지 확인하는 지표가 요소감소비(URR)와 Kt/V이다.

- **요소감소비**(urea reduction ratio, URR)

요소제거를 평가하는 기본적인 방법은 치료 전후의 요소감소비(URR)를 측정하는 것이다. 이는 투석으로 인해 혈액내 노폐물의 하나인 요소가 얼마나 효과적으로 제거되었는지 보여주는 수치이다(%로 표시).

방법은 투석전과 투석후의 혈액을 채취하여 투석전의 BUN(혈중요소질소)와 투석후의 BUN(혈중요소질소)를 측정하여 계산하게 된다.

- 요소감소비 계산식

요소감소비는 다음과 같이 계산된다. C0는 투석전 요소(BUN) 수치이며 Ct는 투석후 요소 수치이다.

$$URR = (1 - Ct/C0) \times 100$$

요소감소비는 주 3회 투석환자의 경우 65–70% 이상이 될 것을 권고한다. 만약 요소감소비가 65% 미만이었을 경우에는 혈액투석이 노폐물을 충분히 제거하지 못하는 것을 나타내므로 그 원인을 찾고 조치를 하여야만 한다.

- **Single-pool Kt/V(spKt/V) 단일 구획 요소동역학 모델**

Kt/V는 요소의 체내 분포율(V)에 대한 요소청소율(K)과 시간(t)의 비율로서 노폐물 제거에 대한 투석의 효과를 나타낸다. 혈장에서 요소가 제거되는 양(Kt)을 요소 분포 용적(V)로 나타내는 것으로 개념상 용적 분의 용적의 수치, 차원이 없는 비(ratio)로 투석량을 평가할 때 가장 널리 쓰이는 지표이다. K는 투석기의 혈액 수분 요소청소율(L/hr), t는 투석시간(hr), V는 요소 분포 용적(L)이 된다. 만약 Kt/V가 1이라면 투석시간동안 혈액에서 요소가 제거되는 혈액량, 즉 투석으로 노폐물을 제거한 혈액의 양이 요소가 분포하는 용적과 같다는 의미가 된다.

Kt/V를 정확하게 측정하는 방법으로 투석액을 모두 모아 요소를 측정하면 되지만 이는 현실적으로 불가능하므로 기본적으로 Single-pool Kt/V 요소동역학모델이 개발되어 활용되고 있으며 투석중 요소의 발생과 한외여과에 의한 요소의 제거를 고려한 Daugirdas 공식, 투석 후 요소의 재평형을 고려한 equlibrated Kt/V(eKt/V), 복막 투석에서 주로 사용된 주간 Kt/V 개념을 도입한 표준 Kt/V 등 다양한 평가방식이 현재 임상에 적용되고 있다.

만약 40 L의 체액에 요소가 분포해 요소 분포 용적(V)이 40 L인 환자에서 4시간 동안 혈장을 40 L 제거한다면 Kt/V는 1이되며 이때에는 혈장을 제거 후에는 요소가 하나도 남지 않으므로 요소감소비도 100%, 즉 1이 될 것이다.

- **혈장이 제거될 경우에 Kt/V와 요소감소비**

$$Kt/V = 1 - R = URR(\text{요소감소비})$$

하지만 실제 투석에서는 혈장이 제거되지 않고 노폐물만 확산에 의해 청소되며 청소된 혈장은 다시 체내로 들어간다. 이때에는 투석을 진행할

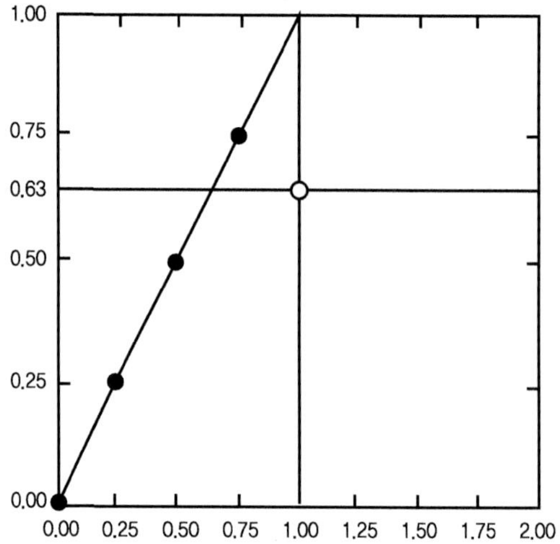


**그림 4** 고정 용적모델에서 혈장이 제거될 경우 Kt/V와 요소 감소비

수록 혈장 노폐물 농도가 감소하게 되므로 Kt/V와 요소감소비가 정비례하지는 않는다.

■ **청소된 혈장이 재유입 될 경우에 Kt/V와 요소 감소비**

실제로 아래 그림과 같이 40 L의 체액에 요소가 분포해 요소 분포 용적(V)이 40 L인 환자에서 4시간 동안 혈액투석을 시행하여 요소를 제거한다면 Kt/V는 1이 된다. 하지만 청소된 혈장은 다시 체내로 들어가며 혈중 요소는 계속 농도가 감소하므로 실제 4시간 투석 후 혈중 요소 농도는 100% 감소해 0이 되는 것이 아니며 63%만 감소하게 된다.

이때에 Kt/V와 요소감소비(1−R)은 다음과 같은 공식의 관계를 가진다.

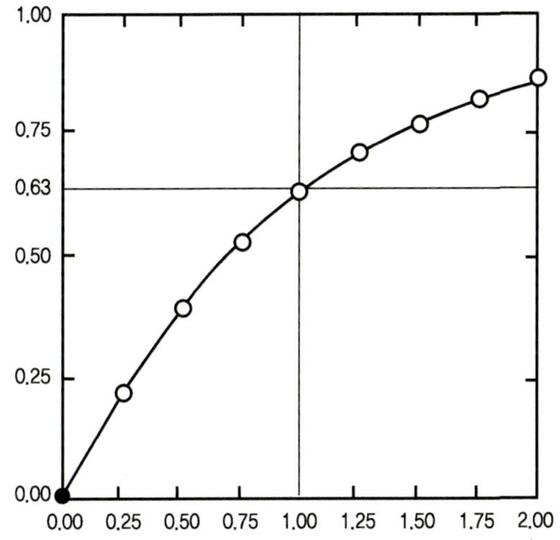


**그림 5** 고정 용적모델에서 혈장이 재유입될 경우 Kt/V와 요소 감소비

$$Kt/V = Ln(1 - R)$$

R=투석후 BUN/투석전 BUN

- **요소 재생산과 한외여과의 보정**(Daugirdas 공식)

하지만 실제 환자에서 위 그림들과 같은 고정용적 모델은 존재할 수 없다. 투석 중에도 인체에서는 요소가 계속 생산되므로 이에 대한 보정이 필요하며 그 공식은 아래와 같다.

■ **투석중 요소생산을 보정한 Kt/V와 요소감소비의 관계**

$$Kt/V = -Ln(R - 0.008 \times t)$$

t : 투석시간

또한 투석 중에는 수분의 제거 즉, 한외여과 과정이 발생하며 이같은 한외여과 과정중 제거되는 요소의 양을 보정해야만 하며 이를 포함한 공식은 다음과 같다.

■ **투석중 요소생산과 한외여과를 보정한 Kt/V와 요소감소비의 관계**

$$Kt/V = -Ln(R - 0.008 \times t) + (4 - 3.5 \times R) \times Uf/W$$

t : 투석시간, Uf : 한외여과량, W : 투석후 체중

- **Equilibrated Kt/V(eKt/V) 요소동역학 모델**

아래 그림과 같이 실제 투석을 시행후 혈중 요소 수치는 예상치 못한 반등(rebound) 현상을 나타낸다. 투석 직후 수초간은 혈관접근로 재순환을 통해, 이후 1-2분 간은 심폐 재순환을 통해, 그리고 30-60분 간은 잘 제거되지 않고 조직에 남아있던 요소가 혈중 유입으로 인해 상승을 보인다. 따라서 투석 직전이나 직후에 혈액을 채취해 단일 구획 요소동역학 모형으로 Kt/V를 구하게되면 Kt/V 즉 투석의 효과가 더 과대평가 될 수 밖에 없다. 따라서 투석양은 투석후 혈중 요소가 평형상태를 이룬 후에 BUN을 측정하여 Kt/V를 구하는 것이 더 정확하며 이를 Equilibrated Kt/V(eKt/V)라고 정의한다. eKt/V는 투석후 30-60분 경과 후 채혈하여 측정할 수 있지만 이는 임상에서 번거롭기 때문에 이 역시 요소반등을 예측하여 구하는 공식이 개발되었다.

■ **투석후 요소반등을 고려한 eKT/V 공식**

$$eKt/V = spKt/V - (0.6 \times spKt/V) + 0.03 \quad \text{(동정맥루 이용시)}$$

$$eKt/V = spKt/V - (0.47 \times spKt/V) + 0.02 \quad \text{(중심정맥관 이용시)}$$

- **Kt/V 요소동역학 모델의 제한점과 혈액투석여과 치료**

비록 많은 투석지침에서 Kt/V가 투석의 적절도를 평가함에 권고하고 있지

만 Kt/V 자체만으로 투석 적절도를 단정하는 것은 바람직하지 않다. Kt/V의 알려진 제한점은 다음과 같다.

① Kt/V는 V즉 용적이 분모가 되므로 체용적이 작은 환자, 영양 결핍 환자에서 과대 평가될 수 있다.

② Kt/V는 한번의 투석치료에 대한 평가 방법이지 전체 투석 치료의 효과를 반영하지는 못한다.

③ 투석횟수의 영향을 반영할 수 없다.

④ 위에서 언급한 것과 같이 요소(BUN) 검사를 위한 채혈 시점에 따라 결과치가 의미있게달라질 수 있다.

⑤ 마지막으로 Kt/V는 단지 요소동역학, 즉 요소의 제거율을 평가하는 방법이며 다른 요독소의 제거에 그대로 적용할 수 없다. 요독소는 저분자량 물질 뿐아니라 중분자량 물질, 단백결합 물질, 인 등 다양하므로 특히 고유량 투석 또는 혈액투석여과 치료에서는 Kt/V 만으로 용질 제거의 적절도를 평가하기에는 제한점이 있다.

### ♥ 참고 문헌

1) 임상신장학 대한신장학회 2015
2) Hemodialfiltration. Contributions to Nephrology. Vol 158. KARGER
3) Handbook of dialysis. 5th Edition. Wolters Kluwer
4) Ronco C, Ballestri M, Gappelli G: Dialysis membranes in convective treatments. Nephrol Dial Transplant 2000;15(suppl 2):31.36.

# 3

# 혈액투석여과 치료를 위한 장비 및 모니터링

# 3-1
# 혈액투석여과 치료를 위한 투석 시스템과 투석막

CHA 의과대학교, 분당차병원 **양동호**

## 온라인 혈액투석여과의 기술적인 측면

본장은 혈액여과와 혈액투석여과시 온라인 보충액 생성에 가장 흔히 사용되는 시스템에 대해 분석하고 2개의 다용도(multi-use)여과기 또는 1개의 일회용 여과기와 결합된 2개의 다용도 여과기로 구성된 상세한 시스템을 다루며 온라인 보충액 생성과정의 일반적인 위험성에 대해 제시하고자 한다. 결론적으로 사용자가 제조자의 사용지침을 완전하게 이행할 경우 두 시스템 모두 안전하게 작동된다.

일본, 미국 및 유럽의 수많은 과학자, 임상의, 기술자들이 온라인 생성 보충액과 혈액여과(HF), 혈액투석여과(HDF)개발에 공헌을 하였다. 현재 가장 널리 사용되는 상업용 시스템은 갬브로사와 프레제니우스 회사에 의해 다양한 기술을 활용하여 개발되었다. 가장 흔한 시스템부터 상세히 다루고 추후 개발된 시스템은 기초적인 시스템을 참고하여 간략하게 설명하고자 한다.

수년동안 여러 제조사가 제조한 다양한 시스템의 혈액투석여과기가 임상적으로 사용되어 왔지만 여전히 스웨덴의 갬브로사와 독일의 프레제니우스사

(FME)의 기기가 우위를 선점하고 있다. 두 회사 모두 타사보다 먼저 온라인 보충액 분야에 뛰어 들었고 열성적인 의사들의 요청에 의해 온라인 혈액투석여과기를 제공하였으며 추후 모든 혈액투석 주류의 일반적인 방법이 되었다(갬브로: AK 규격품, FME: 2008 및 4008 규격품).

1990년대 이전, 이들 시스템 규정의 불확실함 때문에 저비용, 고효율의 온라인 혈액투석여과를 말기 신장병(ESRD)에 사용하기에는 다소 어려움이 있었지만 1993년 소위 의료기기지침[1)]이라는 것이 효력을 나타남에 따라[2)], 소모품을 포함하여 온라인 혈액투석여과기는 의료기기로 분류되었으며 그 결과 CE 인증과 함께 유럽사회에 전파되었고 온라인 혈액투석여과의 활용이 증가되었다. 최신 FME 혈액투석기인 FME 5008에는 기본설정에 온라인 혈액투석여과 기능이 포함되어 있다.

하단에 예시될 갬브로와 FME 온라인 혈액투석기는 1980년대 부터 시제품과 같은 실험성 기기로 시작하여 현재 전문 의료기기에 이르기까지 지속적으로 수정(변경)되어 왔으며 여전히 안전하고 효율적인 온라인 생성 정맥주입 보충액을 위해 2가지 가장 흔한 접근법을 제시하고 있다.

두가지 시스템 모두 기본 혈액투석기, 특히 각각의 투석물 회로설계의 구체적인 특성에 맞도록 개조되었다. 이후 개발된 다른 온라인 혈액투석여과기는 FME 나 갬브로 시스템 또는 두가지 모두의 원리를 사용한다.

두 시스템 모두 흠 없는 안전기록을 가지고 있다. FMC의 혈액투석여과기는 2000년에서 2006년 사이에 환자에 위해를 주는 어떤 안전사고도 없이 약 1천 5백만번의 단일 온라인 혈액투석여과 치료법이 실행되었다.

갬브로 혈액투석기의 특징은 투석기 전후로 2 개의 전자 유량계를 갖춘 한외 여과 시스템이다(그림. 1). 흐름 전지의 앞과 뒤에 설치된 2개의 유량 제한기

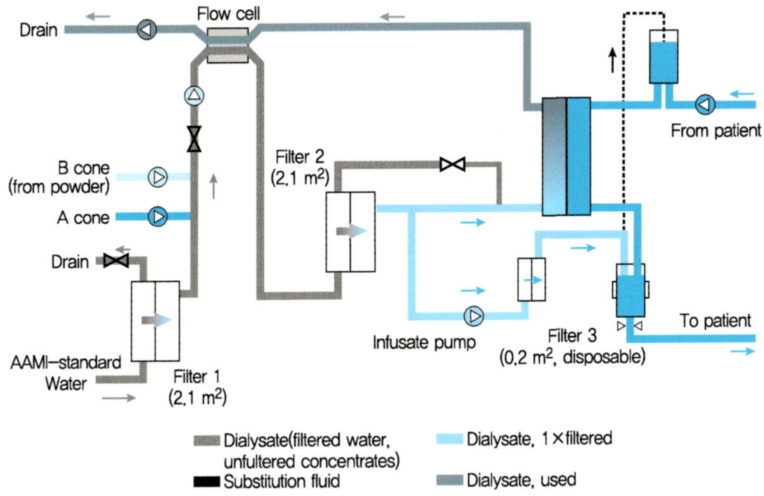


**그림 1** 갬브로 3개 여과기 혈액투석 시스템.
온라인 혈액투석여과 관련 요소 및 갬브로 AK200 S Ultra의 흐름 방법의 간략화. 온라인 혈액투석여과에 불필요한 요소들은 명시하지 않음. AAMI = 미국의료기기협회, conc. = 농도. 갬브로 사 연구개발팀의 허가로 HCEN 9291 : AK 200 Ultra S Service Manual참고및 편집, 룬드, 스웨덴.

와 2개의 펌프에 의해 액체 평형이 조절된다.

투입 과정시 용수는 한외여과(U8000S 유형, 표면적 2.1 $m^2$ 투과막 재료: 폴리아미드S)를 통해 걸러진다. 용수의 투과막은 여과기의 투입구쪽 오염물질의 축적을 방지하기 위해 적은 양의 액체가 지속적으로 배출되는 교차류 모드로 작동되며 그 다음 단계에서는 중탄산염 투석물을 위한 2개의 농축요소를 추가한다. 제조자는 투입용수가 최소한 의료기기 협회 혈액투석 용수 품질표준(Association for the Advancement of Medical Instrumentation standard)[3]에 부합 하도록 하며, 세균 오염이 쉬운 액체 상태의 중탄산염 농축의 위험을 방지 하기 위해 기기자체에서 분말 상태로 중탄산염 농축이 시행 될 것을 요구한다.

흐름 전지를 거친 후 사용준비가 된 투석물은 끝부분에서 또다른 U8000S 한외여과를 통해 걸러진다. 교차류 경로 밸브는 오로지 기기의 세척 및 살균주기에만 작동된다. 두 가지 U8000S 여과기 모두 다용도 구성품이며 세척, 살균되고 보통 한달 동안 사용되지만 여과기의 수명이 끝날 무렵 투석물의 미생물 시험결과에 따라 기간이 연장될 수도 있다[4].

주입식 보충액은 정제된 투석물에서 적은 표면적(low-surface-area)의 폴리아미드 여과기(0.2 $m^2$)를 통한 추가 여과를 거쳐 생성된다. 이 여과기는 여과기기와 체외순환을 연결하는 연결선 그리고 롤러 펌프 부분으로 이루어진 멸균 일회용세트의 구성요소이다. 원하는 희석모드에 따라 이 보충액을 투석기 전후에 혈류로 주입한다.

안전한 온라인 혈액투석여과기 시스템 가동은 한외여과기 수명의 완전성에 있다. 여기에서 다루는 시스템의 경우, 마지막 제조 공정시U8000S 여과기는 압력시험 과정을 거친다. 일정시간이 흐름에 따라 허용치 이상의 압력저하(1.6바의 시험 압력시 >0.3바)를 보이는 여과기는 폐기된다[5]. 세번째 일회용 여과기 또한 제조시 이와 같은 시험 과정을 거치며 제조자에 의해 승인된다.

앞서 설명한 것과 같이 보충액 제조시 3개의 여과기를 사용하는 대신 2개의 넓은 면적의 다용도 여과기를 기본으로 동등한 안전성과 성능의 시스템을 설계하는 것이 가능하다. FME 시스템(그림. 2)은 이 제조사의 모든 혈액투석기에 공통적으로 있는 용적 투석물 회로설계가 있다는 장점을 가진다. 이른바 평형실(balancing chamber)이라고 부르는 액체 공간은 정밀하게 일정량을 측정할 수 있다. 현대의 혈액투석기는 대대적인 마이크로프로세서 제어를 사용하여 다양한 과정과 시험을 실행하기 위해 밸브 또는 펌프와 같은 모든 유압요소를 독립적이고 융통성 있게 작동시키는 것이 가능하다. 이러한 시험능력은 비용-효

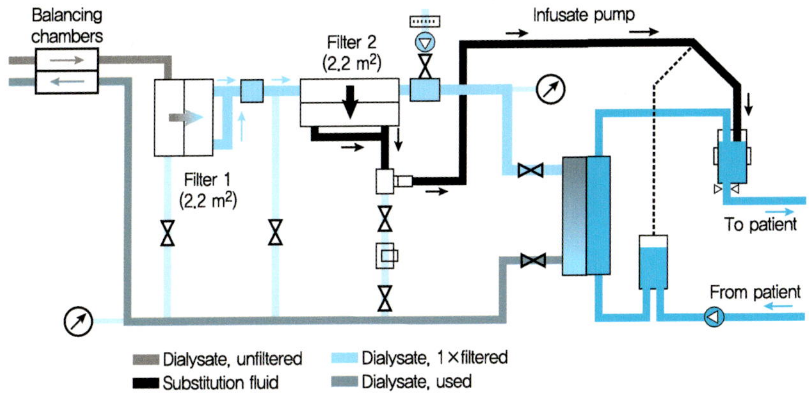


**그림 2** FME 2여과기 혈액투석 시스템.
온라인 혈액투석여과 관련 요소 및 FME 온라인 플러스 시스템의 흐름 방법의 간략화. 프레제니우스 의료기관 Online plus 7/07.03(OP) 참고 및 편집, 바트홈부르크, 독일

율적인 2개 여과기 시스템의 설계와 작동에 있어 매우 중요하다.

FME 시스템은 동일한 2개의 넓은 면적 한외여과기로 구성되어 있다 (Diasafe®plus유형, 표면적 2.2 $m^2$, 투과막 재료 프레제니우스사의 Polysulfone®). 여과기 하우징과 연결기의 기술은 온라인 보충액 제조를 위해 특별히 개발되었다. 제조사는 공정 용수, 농도 및 사용 준비가 된 투석물(물: <100 CFU/ml와 <0.25 EU/ml 내독소, 사용 준비가 된 투석 물<1,000 CFU/ml, <1 EU/ml 내독소)의 최소 품질 요구사항을 정의한다.

첫번째 여과기로의 주입물은 사용준비가 된(ready-to-use) 투석물이다. 투석물의 절약을 위해 대부분이 여과기를 제일 마지막에 사용한다. 여과기의 위해한 잠재적 오염물질 축적을 방지하기 위해 유입구는 밸브를 통해 자주 씻겨진다. 이 첫번째 여과기를 통과한 액체는 교차류 모드로 동일한 두번째 여과기

의 유입구를 거쳐 투석기에 필요한 흐름을 제공한다.

2개의 연결부, 펌프부분과 원하는 희석모드(희석전, 후 또는 혼합희석)의 체외 혈액 순환회로를 연결하는 배관으로 이루어진 간단한 일회용 배관부분의 표준 롤러 펌프를 사용하여 두번째 여과기를 통해 필요한 용량의 액체를 공급받아 보충액을 생성한다.

온라인 보충액 제조에 사용되는 모든 시스템은 정맥 주입액과 닿는 모든 부품에서 연결부의 기술이 매우 중대함을 강조한다. 수년동안 표준 투석물 연결부(한센유형)는 오염되기 쉬우며 세척과 살균이 거의 불가능하다고 알려졌기에 이 연결부는 온라인 혈액투석여과나 온라인 혈액여과 시스템과 겸비해서는 안 된다. 그대신 현존하는 접촉 오염으로부터 안전한 복막 투석 연결부를 이용한 특별유형의 연결부와 밀봉장치가 개발되었다.

2개 여과기의 정상 수명은 12주 또는 100번의 온라인 혈액투석/혈액투석여과 치료 횟수이다. 여과 전 완전성 시험에서 불합격 했을 시 여과기는 교체되어야 한다. 여과기는 명시된 절차에 맞게 하이포아염소산나트륨으로 세척 하여야 한다. 혈액투석기기는 여과기의 수명과 이러한 절차들을 감시하며 세분화된 양식에 벗어날 시 안전성 때문에 기본투석을 제외한 모든 온라인 특정 기능을 차단한다.

안전한 2개의 여과기 시스템 설계는 2개의 여과기가 온전히 이중적으로 즉, 1개의 여과기가 적어도 제한된 시간동안 오염으로 인한 그 어떤 위험으로부터 환자를 보호하기에 충분한 단독적인 보유능력을 갖추도록 하는 것이 필요하다. 설계에 있어 이 특성은 승인 절차시 유효하여야 하며 더욱이 안전한 2개 여과기 시스템을 위해 매 치료시 2개의 기능적 한외여과기를 사용하는 것이 중요하고 매 치료전 여과기의 완전성 시험과정을 거쳐야 하며 신뢰성과 편안함을

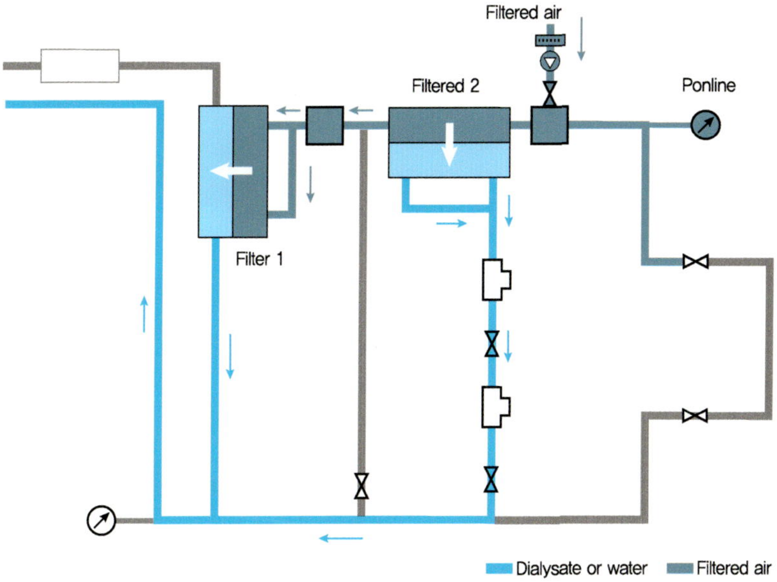


**그림 3** 여과기 완전성 시험 과정과 FME Online plus시스템 관련 요소.
P = 압력. 프레제니우스 의료기관 Online plus 7/07.03(OP) 참고 및 편집, 바트홈부르크, 독일.

주기 위해 이 과정은 자동화로 실행되어야 한다.

그림 3은 FME 2여과기 시스템의 통상적인 완전성 시험 순서와 방법을 설명한다[6].

여과막의 특성을 활용하여 공기는 차단하고 액체는 통과 할 수 있도록 시험한다. 시험목적으로 정화된 공기로 시스템에 압력을 가해 두 개의 모든 여과기에서 액체를 제거한다. 각 여과기 칸이 공기로 가득 찼을 때 막 사이에 압력이 생기고 적합한 압력 변환기로 수치를 잰다. 요구되는 시험 압력인 약 1바(bar)에 도달했을 때 시스템은 밀봉 차단된다. 정상적인 막일 경우 압력 강하는 작거나 없고 위험한 여과기의 누출은 특별히 설계된 특정 허용치 이상의 압력

강하로 알 수 있다. 이 시험과정은 투석막 제조시의 완전성 확인과정과 매우 유사하다. 시험압력은 환자에게 위험을 주는 여과기의 누출을 감지하기에 충분하다(하단 참고).

성공적으로 시험을 마친 후 시스템으로부터 공기를 제거하면 치료준비가 완료된 것이다. 반복되는 음성판정의 경우 온라인 보충액 제조와 함께 기기를 치료에 사용해서는 안되지만 일반적인 투석모드에는 사용이 가능하다. 음성판정으로 2개의 여과기 중 어떤 것이 불량인지 구분할 수 없기에 추후 혈액투석기의 정비 시에 확인 하여야 한다.

## 참고 문헌


1) Community Directive 93/42/EEC on Medical Devices. Official Journal of the European Communities No L169, 12 July 1993.
2) Pirovano D: Regulatory issues for on-line haemodiafiltration. Nephrol Dial Transplant 1998;13(suppl 5):21-23.
3) Association for the Advancement of Medical Instrumentation: Water Treatment Equipment for Hemodialysis Applications(ANSI/AAMI RD62:2001). American National Standard. Arlington, AAMI, 2001.
4) AK 200 ULTRA S - Operator's manual. HCEN9752 Revision.12.2003, Lund, Gambro AB, 2003.
5) Ledebo I: On-line preparation of solutions for dialysis: practical aspects versus safety and regulations. J Am Soc Nephrol 2002;13:S78-S83.
6) Online plus™ Operating Instructions, part No 676 894 1, Revision: 7/07.03, Bad Homburg, Fresenius Medical Care, 2003.

## 혈액투석여과의 투석막과 여과기

온라인 혈액투석여과는 높은 투과성과 생체적합성의 막을 사용하여 대류 및 확산의 원리를 이용하는 체외 혈액 투석 기법이며 종래의 저유량 투석 및 고유량 투석으로 제거되지 않는 중분자량의 요독 물질을 제거한다. 본 장의 목적은 혈액투석여과를 위한 투석막과 여과기에 관해 논의하고 임상에서의 사용에 있어 영향을 미치는 요소들을 다루고자 한다.

신이식을 받을 수 없는 만성 신장질환 환자의 치료는 생명연장을 위해 인공 보조장치에 의존하게 된다. 가장 광범위하게 사용되는 요법은 혈액투석으로, 혈액의 비단백질 결합 용질이 확산을 통해 반투막을 통과하여 전해질 용액으로 제거되는 치료법이다. 이 치료법은 분자량이 작은 요독 물질의 제거에는 매우 효과적이나 분자량이 큰 물질들에 대해서는 제한된 투과성을 보이며 그 중 예를 들어 $\beta_2$−microglobulin 과 같은 물질은 장기간 투석 치료 시의 누적에 의한 부작용 발생과 관련이 있다. 이와 같은 물질들은 혈액투석여과와 같이 대류 원리를 이용한 요법으로 더 효과적으로 제거 할 수 있는데 이는 1970년대 중반 임상에 도입된 치료법으로, 고투과성 막을 포함하는 중공사형 장치(hollow fiber devices)를 사용하는 치료법이다.

혈액투석여과 시, 초여과가 발생하여 고투과성의 막을 통해 혈장액이 여과된다. 과잉으로 제거된 용액은 체외 순환장치를 통해 여과 전(전희석) 또는 여과 후(후희석)에 멸균 보충액으로 충진 된다. 비용의 문제로 대개 5−10리터, 최대 15리터의 보충액이 사용된다.

물의 이동 결과로 용질이 분자량에 상관 없이 막의 기공 사이로 끌어당겨진다. 따라서 이 치료법은 종래의 혈액투석 보다는 중, 고 분자량의 물질제거에 도움이 되지만 작은 분자량의 물질 제거 효과는 열등하다. 1970년대 Leber등[1)]

이 혈액투석과 혈액여과를 결합한 단일 치료법 즉, 혈액투석여과를 제안하였다. 이전의 혈액여과는 멸균액에 의존하였지만 오늘날 기술의 발달로 인해 탄산수소염 완충 투석 액에서 투석액을 온라인으로 생성할 수 있으며 다량을 안전하게 이동시킬 수 있게 되었다(온라인 혈액여과)[2].

본 장에서는 혈액투석여과에 사용되는 투석막과 여과기, 그것들의 기능과 임상적 사용에 영향을 미치는 요소를 다루도록 한다.

## 투석 막 재료

1970년대 초, 투석막의 필수 조건으로 소분자 제거 기능과 수압 투과성에 초점을 맞췄고 1980년대부터 분자량이 큰 물질의 제거와 유량이 강조되었다. 현재 주요 제조사는 종래의 혈액투석, 고유량 투석, 혈액여과 또는 혈액투석여과에 적합한 투석막 또는 장치들을 생산하고 있다.

투석 막은 수압 투과성 또는 화학적 구성에 따라 분류된다(그림 1).

물의 투과성이 5–6 ml/h · mmHg · $m^2$인 종래의 저유량 혈액여과용으로 고안된 투석막과는 대조적으로 혈액투석여과에 사용되는 투석막은 좀 더 높은 (30 – 40 ml/h · mmHg · $m^2$) 투과성을 가지고 있으며 추가적으로 장기간 혈액투석으로 인한 부작용에 주된 역할을 했던 $\beta_2$–microglobulin에 대한 높은 제거율을 보이고 이제는 중분자량 물질 제거에 중요한 역할을 하는 투석 매개체로 자리잡았다.

현재 임상에서의 고투과성막은 선택성이 없으며 제조사가 제조시 투과막을 조작하여 선별 범위를 늘리지만[3] 이러한 선택성은 이상적이지 않아 알부민 손실과 관련되어 있다.

단기간의 임상 경험에서 이와 같은 투과막은 빈혈의 교정, 총 혈장 호모시

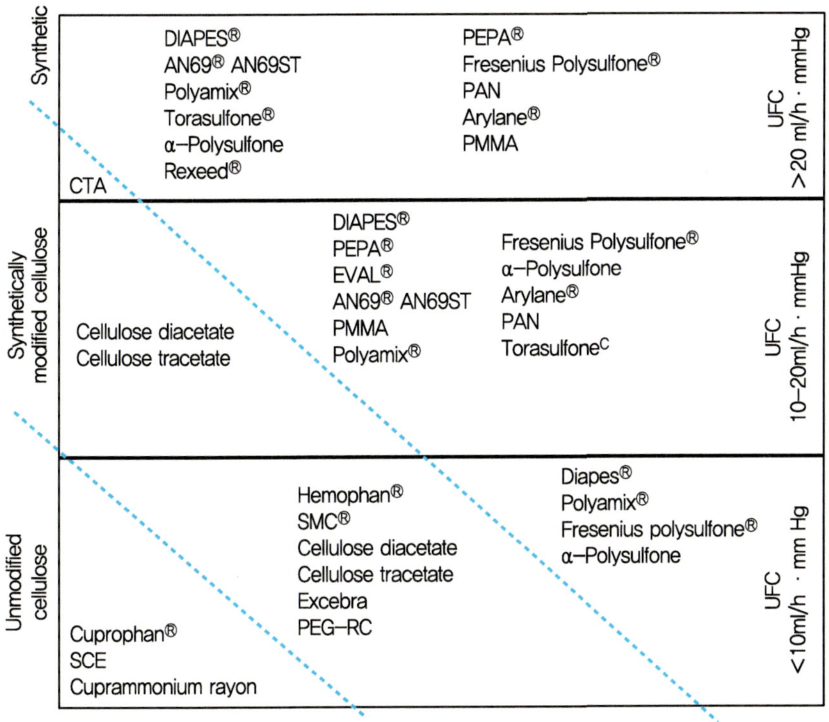


**그림 1** 혈액투석여과에 적합한 투과 막의 화학적 구성과 유압 투과성에 따른 분류. UFC = 한외여과 계수

스테인 농도의 감소와 혈장 당화단백질 및 산화 단백질 농도 감소의 개선을 보이지만 이러한 막의 장기적인 사용은 안정성이 보장된 바가 없다. 더욱이 막을 통한 상당한 알부민 손실로 인해 저알부민 혈증과 영양결핍이 발생할 수 있어, 충분한 단백질 섭취를 하지 못하는 환자에게서는 체외 신대체 요법에 의해 제거될 수 있는 알부민의 용인 가능한 상한치를 정량화하거나 최적의 막투과성을 정의하기가 불가능하다.

## 혈액투석여과 설계

현재 가장 흔히 사용되는 혈액여과기는 중공사형 또는 모세관 설계이다. 이와 같은 설계는 섬유를 통한 균등한 흐름에 제약이 있지만[4] 제조시에 상당한 융통성을 주어 숫자, 길이, 또는 섬유의 종류에 변화를 주는 것만으로 다양한 크기의 장치를 생산할 수 있으며 모든 주요 혈액투석기 제조사는 혈액투석여과에 적합한 통과 전 또는 통과 후 희석 모드의 중공사형 장치를 제조한다(그림 2).

## 효율성에 영향을 미치는 가동 요인

● **용질의 이동**

혈액투석여과, 적어도 기존의 혈액투석의 효율성은 혈류 속도(blood flow rate)와 투석액 속도(dialysate flow rate), 적혈구 농도에 따라 다르며 용질 이동의 효율성은 유입액의 주입 위치의 영향을 받는다.

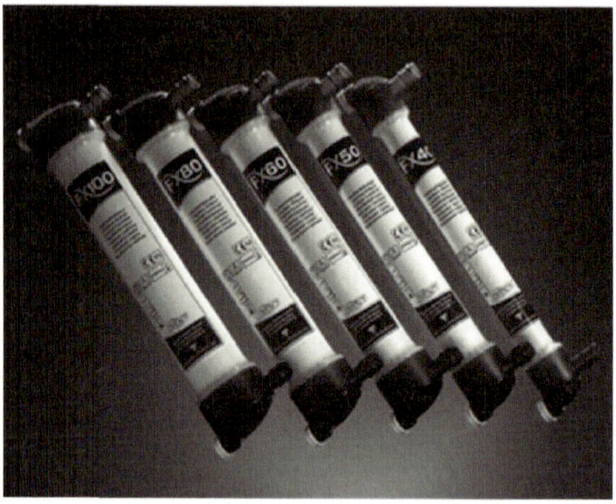


**그림 2** 혈액투석여과에 적합한 3차원 마이크로웨이브 구조 섬유를 사용한 최신 중공사형 장치, 특별히 설계된 혈액과 투석 물 경로에 최상의 유동성을 제공하기 위한 하우징(사진 프레제니우스 의료기관 AG, 바트홈부르크, 독일 제공).

후희석 방식에서 소분자량과 대분자량의 청소율이 종래의 혈액투석에 비해 증가되기 때문에 가장 효율적인 혈액투석여과 방법으로 여기지만 투석액이 여과 후에 보충되므로 여과기 내 혈액이 농축 되기 쉽다. 그러므로 체외 장치의 응고를 최소화 하기 위해서는 총 한외여과율(즉, 보충액 충진 율과 순한외여과의 합계)은 통과 후 필터 적혈구 용적이 50%가 넘지 않도록 혈류 속도의 30%를 초과하지 말아야 한다.

보충 액이 여과 전에 충진 되는 전희석 방식에서는 여과에 유입되는 혈액의 희석이 발생한다. 이것은 유동학적으로 좀 더 나은 상태이며 높은 대류성 또는 분자량이 큰 물질의 제거가 가능하지만 농도 희석으로 인해 종래의 혈액투석으로도 제거 가능했던 작은 분자량 물질의 제거는 감소한다[5]. 그러나 온라인 기법은 10−12 L/h에 이르는 투과 율을 보이므로 높은 헤모글로빈 수치를 가진 환자나 다량의 교환이 필요한 환자의 치료에 유용하다.

전희석 방식과 후희석 방식을 동시에 사용하는 방법 또한 제안되었지만 임상으로 사용된 적은 없고 그 대신 특별히 설계된 여과기를 포함한 중 희석(mid-dilution) 방법이 후희석 혈액투석여과와 관련 있는 요소(urea)와 같은 저분자량의 독성물질 그리고 전희석 혈액투석여과와 관련 있는 $\beta_2$−microglobulin과 같은 중간 분자량의 높은 제거율을 보인다[12]. 이용하는 방법과 무관하게, $\beta_2$−microglobulin 과 같은 큰 분자량 제거에 기여하는 중요한 요소는 분리 막간의 서로 다른 특징인 막의 흡착력이다[6]. 그러므로 향후 투석막 재료의 개발에 있어 $\beta_2$−microglobulin 흡착력에 뛰어난 효과를 보이는 투석 막은 이론적으로 대류성과 확산을 결합한 방법 보다 더 높은 제거율을 보일 것이다. 이것을 논리적으로 확장시킨 것은 면역흡착 역할을 하는 투과막 표면에 단백질을 부동화 시키는 것이다.

## 유압 투과성

분리막의 투과성은 중요한 요소로서, 생체내에서 유압 투과성은 막 표면에 생성된 단백질에 의해 영향을 받으며 한외여과와 대류 유동의 감소를 일으켜 물질교환 및 대류 용질 제거에 영향을 미친다.

## 혈액투석여과 치료의 적정성

저유량 또는 고유량 혈액투석에 추가적인 유동성을 지닌 혈액투석여과는 소분자 물질의 제거를 증가시켜 높은 Kt/V 수치를 달성한다. 게다가 보충 액 용량의 증가로 인한 영향으로 $\beta_2$ – microglobulin 과 같은 중 분자 물질의 제거 또한 증가된다[7]. 그러므로, 240분이라는 전형적인 치료 시간과 300 ml/분의 혈류속도, 22리터의 보충액은 환외여과율을 혈류속도의 30%, 혈류속도 400 ml/분으로 29리터까지 높일 시 충분히 가능하다. 이론상 통과 전 유입을 사용하여 많은 용량의 교환이 가능하지만 소분자량 물질의 제거를 보충하기 위하여 더 긴 치료 시간이 필요할 것이다. 최근 Ward 등[8]의 연구에 따르면 $\beta_2$–microglobulin과 같은 물질의 제거를 증가시키는 데에는 생리적 제약을 받는다. 따라서 높은 제거율을 위해서는 혈장 $\beta_2$–microglobulin 농도를 좀 더 줄이기 위한 치료시간의 연장 또는 치료기간의 빈도를 늘리는 방법과 같은 대안이 필요하다.

### 참고 문헌

1) Leber HW, Wizemann V, Goubeaud G, Rawer P, Schutterle G: Hemodiafi ltration: a new alternative to hemofiltration and conventional hemodialysis. Artif Organs 1978;2:150–153.

2) Aires I, Matias P, Gil C, Jorge C, Ferreira A: On–line haemodiafiltration with high volume

substitution fluid: long–term efficacy and security. Nephrol Dial Transplant 2007;22:286–287.

3) Ronco C, Bowry S: Nanoscale modulation of dimensions, size distribution and structure of a new polysulfone–based high–flux dialysis membrane. Int J Artif Organs 2001;24:726–735.

4) Ronco C, Levin N, Brendolan A, Nalesso F, Cruz D, Ocampo C, Kuang D, Bonello M, De Cal M, Corradi V, Ricci Z: Flow distribution analysis by helical scanning in polysulfone hemodialyzers: effects of fiber structure and design on flow patterns and solute clearances. Hemodial Int 2006;10: 380–388.

5) Wizemann V, Kulz M, Techert F, Nederlof B: Efficacy of haemodiafiltration. Nephrol Dial Transplant 2001;16(suppl 4):27–30.

6) Padrini R, Canova C, Conz P, Mancini E, Rizzioli E, Santoro A: Convective and adsorptive removal of $\beta_2$–microglobulin during predilutional and postdilutional hemofi ltration. Kidney Int 2005;68:2331–2337.

7) Lornoy W, Becaus I, Billiouw JM, Sierens L, Van Malderen P, D'Haenens PR: On–line haemodiafiltration. Remarkable removal of $\beta_2$–microglobulin. Long–term clinical observations. Nephrol Dial Transplant 2000;15(suppl 1):49–54.

8) Ward RA, Greene T, Hartmann B, Samtleben W: Resistance to intercompartmental mass transfer limits $\beta_2$–microglobulin removal by post–dilution hemodiafiltration. Kidney Int 2006;69:1431–1437.

3-2

# 우리나라에서 흔히 사용되는 온라인 혈액투석여과 치료 장비

전남대학교 의과대학, 전남대학교병원 **김창성**
계명대학교 의과대학, 동산의료원 **한승엽**

온라인 혈액투석여과 치료를 위해서는 적절한 장비가 필수적이다. 투석기(dialysis machine), 투석막(dialyzer) 및 초순수를 생산하는 정수시설 등이 바로 그것이다. 최근에 발표된 무작위 대조군 연구들에서 대류량(convection volume)을 높은 혈액투석여과시에 일반 혈액투석에 비해 생존율이 높을 보고하였다. 이에 따라 온라인 혈액투석여과 기계는 가능한 대류량을 극대화 시키는 방향(high volume HDF)으로 고안되고 있다. 대류량을 가능한 증가시키기 위해서는 혈액농축의 위험성을 줄여야 하므로 혈액투석여과 방식이 양조절(volume control)에서 압력조절(pressure control)방식으로 변하고 있다(그림 1). 그 밖에 투석 중 저혈압을 예방하고 조작이 쉬우며 투석기의 탈착이 쉬운 일체형으로 발전을 하고 있다. 이 장에서는 현재 우리나라에서 이용 가능한 대표적인 온라인 혈액투석여과 치료 장비(박스터, 보령, 비브라운, 프레제니우스, 가나다순)를 간단하게 소개하고자 한다. 본 장의 내용과 구성은 각 투석사의 학술부로부터 제공받은 원고와 자료를 일부 편집한 것임을 밝힌다.

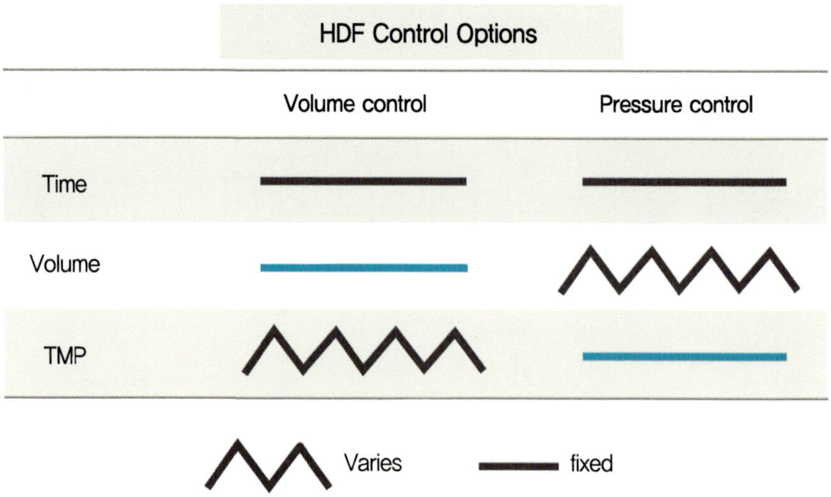


**그림 1** 혈액투석여과방식. HDF, hemodiafiltration; TMP, trans-membrane pressure.

## 박스터

최근 일반적인 혈액투석의 기술적 발전과 투석량의 증가를 추구하면서 환자들의 삶의 질이 향상되었지만 고령화와 합병증의 종류는 다양해지고 있다. 이에 통합적인 투석 시스템을 통해 의료진들의 업무를 단순화하고 모든 환자에게 가장 효과적이고 개별적인 치료를 제공하고자 한다. Baxter New Innovation Artis Physio는 개별화된 맞춤 투석 및 advanced simplicity의 dialysis system이다.

### 투석장비: Baxter New Innovation Artis Physio

- **5가지 버튼으로 투석 시스템을 관리**(Only five buttons to master the entire system)
  투석 중 모든 정보는 NavPad를 통해 쉽게 접근 가능하며 빠르게 제공된다.

5가지 버튼으로 구성된 NavPad는 치료 과정과 동일하게 투석 전(Prescription), 투석 동안(Supervision), 투석 후(Reporting)의 내용을 단계별로 구분하고 있으며, 기능적으로 혈액(Blood), 투석액(Fluid) 파트로 구분되어 치료 계수들을 통합적으로 제시하고 있다.

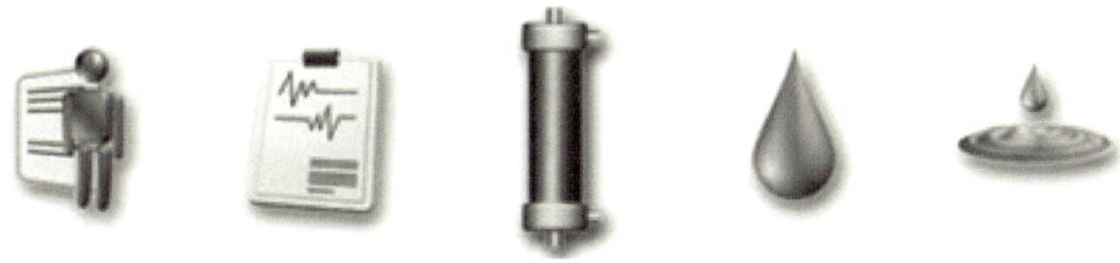

Prescription management | Treatment report | Treatment supervision | Blood management | Fluid management

- **모든 투석 환자에게 개별적 치료를 제공**(Adapting therapies to every individual)

개개인의 특징과 매 투석시 환자의 상태를 고려한 Bio-controlled therapies는 투석 동안 HD monitor에 의해 환자의 physiological controller scan 기능이 모니터 되어 자동으로 치료값을 조절하여 환자에게 최상의 투석을 제공하는 기능이다.

- ULTRA Control

온라인 혈액투석 여과법 시 TMP가 자동적으로 상승하여 보충액(sterile infusion fluid)이 주입되는 기능으로 별도로 입력 하는 데이터 없이 실행된다. 후희석 방법으로 HDF를 시행할 때 많은 량의 보충액 주입 시에 발생할 수 있는 알람을 최소화시키며 치료효과를 상승시킨다. 이는 자동적으로 반복적인 TMP 스캐닝을 통해 별도의 데이터 입력 없이 환자에게 맞는 최대한의 보충액을 제공하여 High-Volume HDF를 가능하게 하는 Biofeedback 시스템이다. 특히 혈액응고와 TMP 알람 등의 문제발생이 적으며, 단순한 Volume방식이

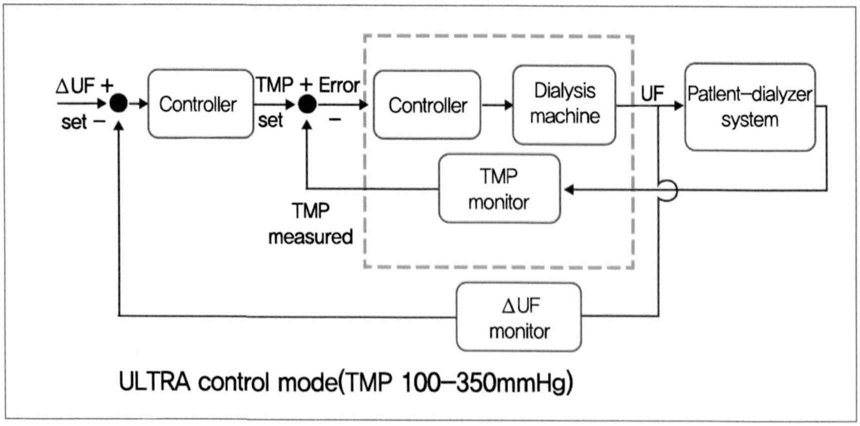


**그림 2** ULTRA control system.

나 Pressure 방식과 달리, 버튼 하나만 누르면 자동으로 활성화가 되어 사용자가 사용하기 쉽도록 디자인 되었다. 치료 모드에서 HDF Post–Pressure mode 선택한 다음에 ULTRA Control 메뉴를 활성화시키면 된다. 전희석과 후희석 방법에서 convective clearance 값과 accumulated convective volume 값을 확인할 수 있다(그림 2).

- Hemocontrol®

혈액 투석 동안 환자의 혈류량의 변화 및 총수분 제거량, 투석액 내의 sodium level을 지속적으로 모니터함으로써 투석중 저혈압을 예방하는 system이다. 환자의 혈류량이 많은 시기에는 초여과 및 투석액 내의 sodium량이 증가하여 수분제거율을 증가시키고, 반대로 혈류량이 감소하는 시기에는 초여과 및 투석액내의 sodium량이 감소하여 수분제거율을 감소시킨다. 따라서, 투석중 저혈압으로 인해 발생하는 부작용 없이 안전하고 편안하게 수분을 제거하고,

적절한 건체중에 도달하게 되어 투석중 심혈관계 안정성(cardiovascular stability)이 향상된다.

- **투석시 투석 적절도 측정 및 quality 확인**

Smartscan은 투석 중 치료 계수를 지속적으로 체크하여 실제 환자에게 낮게 적용될 때 알림 메세지 제공한다. Diascan은 매 투석시 비침습적으로 ionic Kt/V를 측정하여 under dialysis를 예방하여 투석의 효율을 측정한다. Hemoscan은 투석 동안 혈액량의 감소율을 측정해 주는 시스템이다.

- System integration for convenience and time-saving

Auto-loading, Auto-priming은 의료진들에게 업무 로딩을 줄이고, 환자 치료를 위한 시간을 더 제공한다. Cartridge blood line set은 비침습적으로 동맥압과 정맥압을 측정할 수 있으며 장착이 용이하고 bottom-entry방식으로 기포의 형성을 최소화시킨다. CleanCart A, C은 액체 타입의 기계 소독액이 아닌 분말 형태로서, 환경친화적이며 향상된 소독효과를 제공한다. Evaclean 시스템은 priming을 할 때 혈액라인을 통해 버려지는 waste saline을 처리하는 장치이다. 별도의 waste bag이 필요하지 않아 혈액으로 인한 의료진들의 교차 감염의 위험을 감소시킨다. 버려지는 saline이 역류가 되지 않도록 안전시스템이 강화되었다. 또한 정규소독 과정동안 자동적으로 소독이 이루어진다.

- Exalis®(dialysis data management tool)

Central monitor system을 통해 병원의 EMR와도 연동이 가능하다. 혈액투석 장비의 치료 데이터를 실시간으로 monitoring하여 사용자의 화면에 보여주며, 수집된 데이터들을 분석하여 환자의 치료 이력 관리와 처방 수립에 도움을 주는 프로그램으로 사용자의 업무 효율성 증가 및 환자에게 최상의 진료 서비스를 제공한다.

## Polyflux™ H dialyzer

Polyflux H 투석막은 Polyamix™ 재질로 이루어진 합성막으로 독특한 3층막 구조와 함께 물질이 투석막을 통과할 시 저항이 감소되어 소분자 물질 뿐 아니라 중분자 물질 제거가 용이하며, 알부민과 같은 물질제거는 최소화함으로써 선택적 투과성을 높인 우수한 투석막이다. 또한 Polyamide 성분이 포함되어 있어 엔도톡신과 같은 염증매개 물질을 흡착하고, 박테리아성분 등이 혈액내로 들어오지 못하도록 디자인되어 생체적합성 측면에서 우수하며 전하를 띄지 않는 특성이 있다. 이러한 Polyflux™ H 투석막은 여과기능 및 수분투과성이 우수하여 UltraControl 치료시 함께 사용시 환자에게 최적의 보충액을 제공하여 HighVolume HDF가 가능하게 하며, 환자의 장기적인 투석 합병증 예방 및 환자 예후에 유용하다.

## 최적화된 수질관리 및 투석용수의 제공

투석용수와 투석액의 수질관리는 모든 혈액투석치료에서 매우 중요한 부분으로, 특히 초 정제된 투석용수의 사용은 고효율투석(High flux dialysis)과 고효율여과치료(online HDF)에서 반드시 시행되어져야 한다. 왜냐하면 투석용수의 오염물질은 치료의 효과, 투석효율, 투석 장비의 관리에 직접적으로 영향을 미칠 수 있기 때문이다. 박스터의 모든 정수시스템은 이러한 오염물질들로부터 환자를 보호하고,안전한 투석치료가 가능하다. 또한 CWP H는 열소독(heat disinfection) 시스템이 자동화 운영방식으로 프로그래밍 되어 사용자가 효과적으로 전체 정수처리시스템을 통합하여 관리할 수 있다.

## 보령

국내에 혈액투석여과 치료를 위한 Formular therapy를 제공하고 있다. 본 원고에서는 Formular therapy를 실제로 시행하는데 도움이 되는 사항들을 정리한다.

### 혈액투석여과 치료기

- **Formular therapy의 특장점**
  - 사용자의 편리성(User Friendly): 사용자의 편의를 고려하여 치료 상황의 파악이 한 화면에서 가능하며 투석 준비 단계의 시간이 짧아 사용자의 편리성을 높였다. 또한 On–line Help기능이 있어 투석 중 문제해결이 용이하다.
  - 안정성(Safety): R/O water monitoring system으로 기계에 공급되는 정수물의 상태를 체크하여 알려주고 완벽한 세척과 소독으로 투석 치료의 안정성을 높였다.
  - 유연성(Flexibility): 환자의 상태에 따라 다양한 방법으로 투석 치료를 시행할 수 있으며 다양한 옵션을 통해 치료적 도움을 준다.
  - 경제성(Economy): 전력 소모가 적은 절전형이며 자동 유량 조절 시스템으로 물을 절약하고 slim–style로 공간 이용 비용이 적게 든다.
- **On–line Help**

포뮬러 세라피는 On–line Help 기능을 가지고 있어 각 단계별로 사용이 가능하며 간단한 버튼 동작으로 실행이 가능하다. 이로 인해 투석 중 발생하는 알람에 대하여 문제를 파악할 수 있고 기계의 상태 등을 파악하여 발생한 알람에 대하여 해결방법을 제공하기 때문에 사용자가 보다 쉽게 알람의 해결이 가능하다.

- Profiles

포뮬러 세라피의 Profiles 기능은 투석치료를 하는 동안 다양한 이점을 제공한다. 이 기능은 표준 모드와 사용자 모드로 나뉘어져 있어 투석 중 설정된 파라미터를 다양하게 변화시켜 주어 치료 중 환자에게서 발생 가능한 문제에 대한 예방이나 개선을 위한 기능이다. 사용자의 임상적 요구에 따라 재실행하거나 수정이 가능하여 각 환자의 개인별로 보다 높은 투석치료가 가능하다. 다음의 항목에 대하여 프로파일 기능을 적용할 수 있다.

  - Hourly weight loss(uf/hr)
  - Total conductivity(sodium)
  - Partial conductivity(bicarbonate)
  - Isolated ultrafiltration
  - Heparin infusion(continuous, boluses included, and intermittent)

- Optimized Hydraulics

포뮬라 세라피의 hydraulic part는 single pass를 사용하고 있어 공기 제거가 용이하며 투석액이 흐르는 동안 dead space를 최소한으로 줄일 수 있다. Coriolis differential mass flow meter를 사용하여 ultrafiltration control을 할 수 있어 환자는 최상의 투석치료를 받을 수 있다. Heat Disinfection을 사용하여 single pass의 탱크의 에너지 소비를 감소시킬 수 있으며 투석 중 사용되는 투석액은 두 개의 ceramic concentrate suction pump를 통해 조제가 되어 약물 조제 시간이 단축되고 세라믹 피스톤의 적용으로 우수한 내구성을 보이며 전자기 유도 방식의 농도센서를 가지고 있어 투석액의 정확한 농도를 제어하며 외부 온도에도 영향을 받지 않는 장점을 가지고 있다.

- Hemox

Hemox 센서를 이용하여 정확한 헤마토크릿과 Oxygen Saturation을 측정할 수 있다. 이 기능은 사용자가 비침습적인 방법을 통해 측정이 가능하다는 장점을 가지고 있으며 파장이 서로 다른 3개의 LED 센서가 혈중의 헤마토크릿과 산소포화도를 측정한다. 여기에서 얻어진 결과는 투약이나 EPO 처방 등에 도움이 될 수 있다.

- Natrium

투석액이 흐르는 동안 지속적으로 conductivity와 Temperature를 측정할 수 있다.

## Phylther 투석막

최근의 혈액투석 치료는 고령인구의 증가와 만성신부전의 합병증의 증가로 인하여 투석기술의 발전과 고효율의 필터를 동시에 필요로 하고 있다. Phylther 투석막의 재질은 Polyphenylene이며, low flux와 high flux까지 선택의 폭을 넓혀 환자의 well bing을 위한 치료를 가능하게 하였다.

- S.E.T®(Sieving Enhancing Technology)

Phylther는 최적의 혈류 분배를 위한 기계적 스트레스에 적응 할 수 있도록 고안 되었으며, S.E.T(Sieving Enhancing Technology)의 혁신적 기술을 적용한 고품질의 투석막이다. 엔도톡신의 유입을 막아주는 효과적인 방어막과 훌륭한 생체적합성이 투석치료에 이상적이라 할 수 있다.

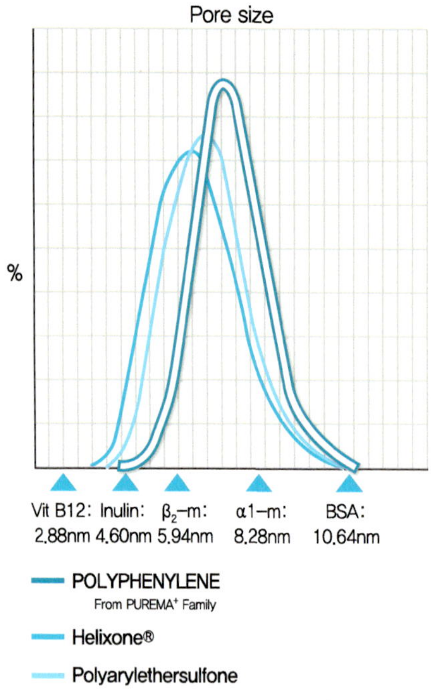


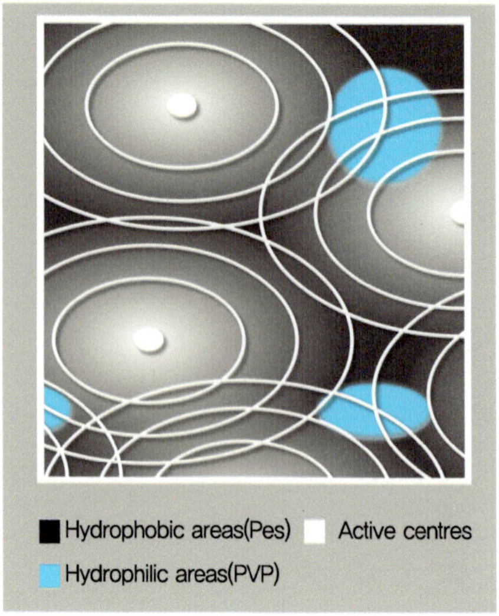


- P.E.T®(Performance Enhancing Technology)

섬유 사이의 공간이 이상적으로 되어 있어 투석시간의 흐름에 따른 효율 저하를 예방할 수 있고 투석액을 고르게 분배하여 투석 효율을 증가시킬 수 있도록 고안된 기술이다.

- **소독방법** : SD steam

121도 autoclave로 15분간 스팀 소독을 한다. 이러한 소독 방법은 효과적인 습도 조절을 통해 priming과 reinfusion을 용이하게 한다.

## Online Hemodiafiltration을 위한 Formula therapy 작동법

혈액투석여과 치료를 위한 Formular therapy를 시행하기 전에 먼저 다음과 같은 사항들을 반드시 점검해야 한다. 기계는 정수시설(R/O)과 연결되어 있어야 하며 기계 뒤의 밸브는 열려 있어야 한다. 기계는 전원과 연결되어 Power On 상태를 유지한다. 배수(Drain) 라인은 배수라인과 항상 연결되어 있어야 한다. 환자는 아직 혈액라인과 연결되어있지 않아야 한다. 일회용 물품은 충분히 준비되어 있어야 한다. 기계 뒤의 엔도톡신 Dialyzer가 반드시 2개가 장착되어야 하고 그 Dialyzer는 정해진 교환주기 내에 있어야 한다. 엔도톡신 dialyzer의 교환은 100회 치료마다 혹은 3개월 마다 교체하는 것을 원칙으로 한다. Dialyzer는 반드시 High flux dialyzer를 사용해야 한다. 이상의 점검이 끝나면 제조사의 매뉴얼에 따라 치료를 진행한다.

## 비브라운(B. Braun)

Dialog+는 고효율 최적의 투석치료를 제공하기 위한 차세대 투석 시스템의 일환으로 이를 통하여 투석치료를 받는 환자들의 삶의 질과 웰빙(well-being)을 향상시키데 그 목표를 두고 있다. 비브라운 투석기계는 혈액투석 치료가 가능한 Dialog+와 혈액여과 및 혈액투석여과 치료가 가능한 Dialog+ HDF online이 있다.

### 높은 수준의 투석치료를 제공하는 Dialog+ system

- Adimea®

Adimea®는 높은 정확도를 보이는 실시간 투석적절도(Kt/V) 측정기이다. Adimea® 시스템은 분광학의 원리를 이용하여 투석 치료가 진행되는 동안 실시간으로 배액된 투석액에서 감소되는 요독소의 농도를 측정한다. 실시간으로 측정된 요독소의 농도는 화면을 통해 그래프로 관찰할 수 있어 투석치료 중 언

제든지 처방을 변경하여 적절한 투석치료가 이루어지도록 하는 이점을 제공한다. Adimea®로 측정된 Kt/V 값은 임상실험을 통해 혈액 샘플로 측정한 Kt/V 값과 상당히 높은 상관관계를 보이는 것으로 나타난다. 또한 추가 비용없이 모든 투석치료에 사용할 수 있다.

- BioLogic RR® Comfort

BioLogic RR® Comfort 바이오피드백 시스템은 환자의 혈압 양상을 분석하여 초여과율을 일정범위 내에서 자동으로 조절하면서 투석치료 중 저혈압 발생을 예방한다. 이전 투석치료에서 측정된 환자의 혈압 자료가 카드에 저장

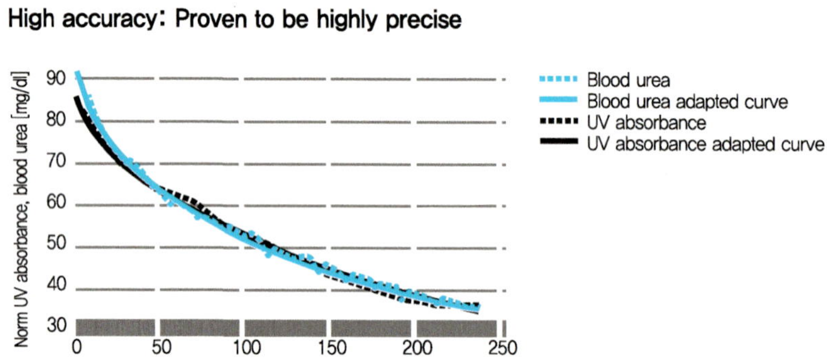


High accuracy, scientifically proven: this sample disply for the UV absorption signal's treratment progress and the serum urea values at 20-minutes measurement intervals reveals the strong correlation.

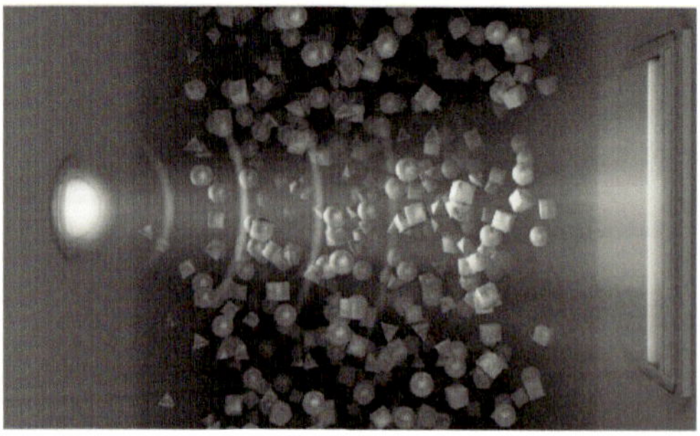

Source : Castellarnau A, Werner M, Günthner R, Jakop M: Real-time Kt/V determination by ultraviolet absorbance in spent dialysate: Technique validation. Kidney int. 2010 Nov;78(9):920-5

되고, 이를 토대로 환자 개개인의 가이드라인이 설정되기 때문에 높은 안전성과 신뢰도를 보인다. BioLogic RR® Comfort는 터치스크린에 간단히 세팅하여 사용하도록 제작되어 환자의 치료 측면뿐만 아니라, 의료진의 편의도 고려하였다.

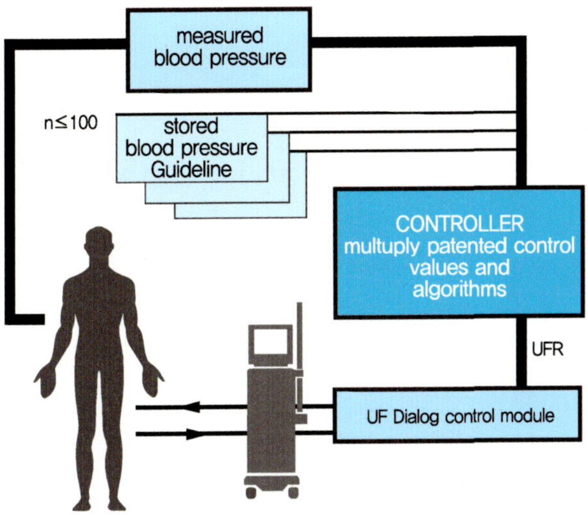


Sessi ons with hypotensive episodes

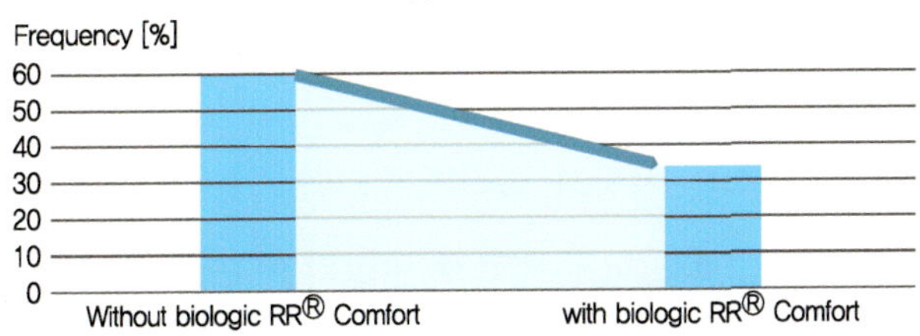


**그림** Reduction in hypotensive episodes

In a 18–233k prospective multicenter study on patients prone to hypotensive episodes(60%), the use of biologic RR® Comfort lowered the frequency of hypotensive episodes to 34%[1], equivalent to a 44% reduction.

[1] Roeher O, Schmidt R, Korth S et al.: ≪bioLogic RR® Comfort reduces hypotensice episodes in patients prone to intradialytic hypotension≫. 38th Congress of the German Society of Hephrology, Munich, 2007

● 응고 관리(dialyzer 압력 감시기)

투석기(dialyzer)에 유입되는 혈액의 압력이 PBE(Pressure Blood Entry)센서에 의해 지속적으로 측정되어 블러드 라인의 꼬임 등으로 인해 투석기 내의 용혈 현상이 발생하지 않도록 도움을 준다. 또한, 투석치료 중 투석막에 생성될 수 있는 이차막(secondary membrane) 현상은 PBE 센서의 감시 아래 투석기 상태를 주시하며 투석치료를 진행할 수 있도록 한다. 이와 같이, PBE 센서로 측정된 값은 투석기에 혈액응고 현상이 생기는 것을 조기에 감지하여 적절한 조치를 취할 수 있도록 하며, 이는 의료진의 시간과 노력을 상당히 감소시켜 줄뿐만 아니라, 투석기 교환으로 발생되는 불필요한 비용을 줄일 수 있다.

## Convection 치료

Dialog+ HDF online 기계는 다양한 표준 보충액 주입방법(HDF pre-and post-dilution, HF)을 제공한다. 2단계의 Diacap® Ultra 엔도톡신 필터(endotoxin filter)를 통과한 무균 상태의 보충액이 자체 생산되어 고용량 혈액투석여과(high-volume haemodiafiltration) 치료가 가능하다. Post-dilution HDF 치료에서는 고용량의 보충액 주입이 가능하도록 혈류량과 초여과량 비율을 효과적으로 감시한다. 특히, 높은 투과성을 가진 비브라운 투석기 xevonta Hi23(KUF 124 ml/h/mmHg)은 24리터 이상의 보충액 주입이 가능하며, 이 때 투석치료 중 소실되는 알부민은 1.2 g 정도인 것으로 관찰되었다. 또한, PBE 센서를 통해 투석기에 유입되는 혈액의 압력을 측정하여 혈액투석여과 치료 중 혈액응고 및 투석기 막힘 현상을 감시한다.

● 2단계 초여과(ultrafiltration) 시스템

Dialog+ HDF online 시스템에서 보충액은 2단계 필터링을 거쳐 생산된

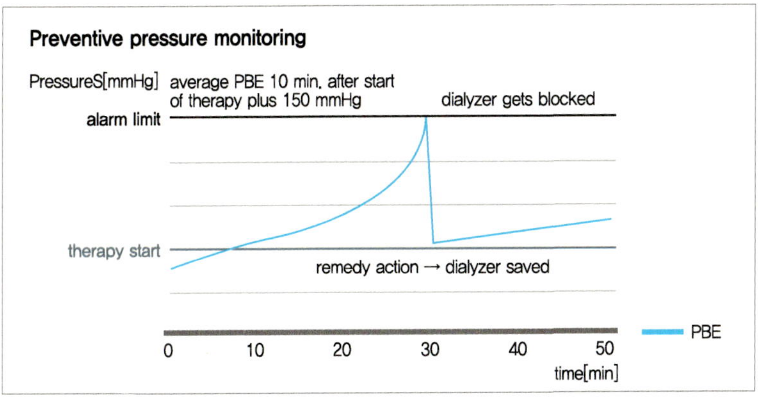


다. 1단계 필터를 통과한 투석액은 혈액투석, HF, HDF 모든 치료에서 정제 투석액으로 사용되며, 1단계 필터를 통과한 투석액이 2단계 필터를 통과하여 초순수(ultrapure) 보충액으로 사용된다. 비브라운의 엔도톡신 필터(endotoxinfilter)는 높은 흡착력(>106)을 가진 폴리설폰 막(polysulfone membrane) 재질의 Diacap® Ultra로 최대 150회 또는 900시간 사용이 가능하다.

- **보충액 실시간 제공**(online production)

Dialog+ HDF online 시스템은 블러드 라인과 투석기의 프라이밍과 재주입(reinfusion)을 자체 생산된 보충액으로 시행할 수 있어 생리식염수 사용으로 인해 발생하는 추가비용을 절감할 수 있다. 또한, 투석 중 발생한 저혈압 상황에서 "Infusion bolus"를 활성화시켜 미리 설정한 보충액의 볼러스(bolus) 주입이 이루어지며, 동시에 분당 혈류속도와 초여과 속도가 감소된다.

- Filtration factor

혈액투석여과 치료에서는 초여과(ultrafiltration)가 많아 헤마토크릿의 수치가 올라가게 되어 혈액의 응고 위험이 높아진다. 이를 최소화하기 위해 초여과량과 혈류량은 약 1:3(예 100:300 ml/min) 비율을 유지해야 하고, 안전한 혈액투석여과 치료를 위하여 25–30% 범위 내에서 설정해야 한다. 만약 이 비율이 30%를 상회하는 경우, 알람을 발생시켜 적절한 값이 입력될 수 있도록 도움을 준다.

- **프로파일 – 개별적인 치료 선택**

Dialog+ 시스템은 환자에게 개별 치료가 가능하도록 6개의 다양한 프로

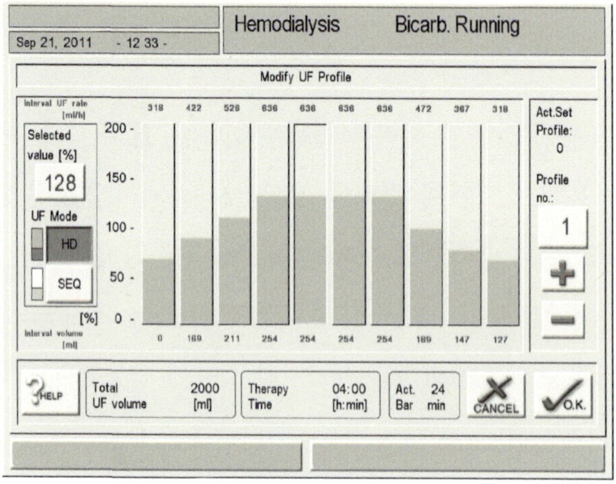


**프로파일 이점**

**최고의 치료 효과를 얻기 위해 프로파일 조합**
**다양한 치료 상황에 맞춰 각 프로파일 개별조작**

| | |
|---|---|
| **초여과 프로파일(Ultrafiltration profile)**<br>과수분 제거 개별 조절 | **헤파린 프로파일(Heparin profile)**<br>응고/출혈 경향에 따라 개별 조절 |
| **소디움 프로파일(Sodium profile)**<br>전해질 수치 안정화 | **투석액 속도 프로파일(DF flow profile)**<br>투석액, 물, 에너지 사용 감소 |
| **바이카보네이트 프로파일(Bicarbonate profile)**<br>산–염기 균형 조절 | **투석액 온도 프로파일(Temperature profile)**<br>체온을 안정화시켜 저혈압 예방 |

파일 기능을 제공한다. 초여과(ultrafiltration), 소디움(sodium), 바이카보네이트(bicarbonate), 헤파린(heparin), 투석액 속도, 투석액 온도를 각 각 프로파일하여 환자 개개인에게 가장 적합한 투석치료가 이루어질 수 있도록 도움을 준다.

## 투석막: xevonta 투석기

xevonta 투석기의 투석막 amembris는 높은 효율과 생체적합성이 우수한 폴리설폰 (Polysulfone) 기반의 합성막으로 세공(pore)의 크기, 수, 분배를 최적화하여 소분자 물질뿐만 아니라 $\beta_2$-microglobulin과 같은 중분자 이상 물질의 제거율이 탁월한 반면, 알부민의 소실은 최소화하였다. 특히 xevonta 고유량막(high-flux membrane)의 높은 수분투과성은 효과적인 high-volume HDF 치료가 가능하도록 하여 대류여과 효과를 증대시켜 중분자 물질 제거에 효과적이다. xevonta Hi23 투석기(초여과계수, 124 ml/h/mmHg)에서 〉24L 보충액 주입이 가능하며, 이 때 알부민 소실은 1.2 g/session에 불과하다.

**표** xevonta high flux dialysers

| in vito performance | Hi 10 | Hi 12 | Hi 15 | Hi 18 | Hi 20 | Hi 23 |
|---|---|---|---|---|---|---|
| Ultrafration coefficient(ml/h/mmHg) | 58 | 69 | 87 | 99 | 111 | 124 |
| Seving coefficient | | | | | | |
| Inulin | 1.0 | | | | | |
| $\beta_2$-microglobulin | >0.8 | | | | | |
| Albumin | <0.001 | | | | | |
| | | | | | | |
| Surface($m^2$) | 1.0 | 1.2 | 1.5 | 1.8 | 2.0 | 2.3 |
| Wall thickness/intern. diameter(um) | 35/195 | | | | | |

| in vito performance | | Hi 10 | Hi 12 | Hi 15 | Hi 18 | Hi 20 | Hi 23 |
|---|---|---|---|---|---|---|---|
| Priming volume(ml) | biodside | 54 | 68 | 90 | 103 | 119 | 135 |
| Membrane material | | amembris(PS, PVP) | | | | | |
| Sterilisation | | Gamma | | | | | |

## 프레제니우스메디칼케어(Fresenius Medical Care, FMC)

만성 콩팥병 환자의 주요 사망 원인 중 하나인 심혈관 질환의 위험을 최소화하고 환자의 수명 연장과 삶의 질 향상을 위해 프레제니우스메디칼케어(Fresenius Medical Care)에서는 심혈관 위험 요인에 대한 여러 긍정적인 효과를 보이고, 정상 신장기능의 제거 프로파일에 가장 근접한 HighVolumeHDF®를 표준 치료 방법으로 제공하는 5008 V4.5와 5008S V4.5 장비(이하 5008 Therapy System)를 국내에 보급하고 있다. 5008 Therapy System은 최상의 치료제공, 편리한 사용, 최적화된 자원 활용이라는 3가지 콘셉트(Concept)를 실현하도록 제작되어 각각의 콘셉트(Concept)에 맞는 최신의 기능을 환자와 사용자에게 제공한다. 또한, 임상에서 우수성이 입증된 FX class 투석기의 장점에 혁신적인 헬릭손 플러스 투석막(Helixone® plus membrane)의 특징을 접목하여 가장 최근에 출시된 FX CorDiax HDF 투석기를 5008 Therapy System과 함께 고효율의 ONLINE HDF를 시행하면 환자의 예후를 향상시키는 것으로 보고되었다.

### 5008 Therapy System

- **최상의 치료 제공**(Best Therapies)

HighVolumeHDF®를 표준치료법으로 제공하여 cardioprotective hemodiafiltration 치료를 가능케 한다.

■ AutoSub plus

Hematocrit나 total protein과 같은 환자의 파라미터를 입력하지 않아도 자동으로 보충액량을 최대화하여 HighVolumeHDF®를 가능하게 해주는 시스템으로 혈액이 흐르는 통로인 투석기의 상태를 매분 검사하고 투석기의 상태에 따라 보충액 속도를 조절하여 모든 환자에게 개별적으로 대량의 보충액 주입을 가능하게 함으로써 HighVolumeHDF®를 표준 치료로 사용할 수 있도록 한다. 또한, 정해진 시간마다 TMP(Transmembrane Pressure)를 검사하여 투석기 내부 상태를 더욱 정확하게 파악함으로써 대량의 보충액을 공급할 수 있다. 이와 같은 AutoSub plus 기능은 치료가 시작되면 5008 Therapy System에서 자동으로 활성화된다.

■ BTM(Blood Temperature Monitor)

투석 중 혈 역학적 안전성을 확보할 수 있도록 지속적으로 심부 체온을 감시하면서 저혈압을 예방하는 기능과 혈관 재순환율(Access Recirculation) 측정 및 혈류측정(Access Measurement) 기능을 제공한다. 혈관 재순환율은 측정버튼 하나로 간단하게 측정할 수 있다. 또 혈류측정 기능을 사용할 경우에는 프라이밍 단계에서부터 동맥과 정맥의 위치를 간편하게 전환할 수 있는 혈관접속용 기구(TwisterTM)를 혈액 회로와 함께 연결하여 사용하면 측정시간을 단축시킬 수 있다.

■ BPM(Blood Pressure Monitor)

전자동, 비침습적 방법으로 혈압(수축기 및 이완기압 ,평균 동맥압, 맥박)을 측정하고 감시할 수 있다.

■ OCM®(OnlineClearanceMonitoring)

처방과 비교하여 전달된 투석량(Kt/V)의 적절도를 실시간으로 확인할 수 있으며 비침습적인 방법으로 추가적인 비용이 들지 않는다. OCM®측정을 위해서는 환자의 건 체중(Dry Weight), 신장(Height), 나이(age), 성별(Sex)을 입력하면 Vurea(Urea volume)가 기계에 저장된 알고리즘(Watson–Formula)에 의해 계산되어 측정할 수 있다. 좀 더 정확한 값을 필요하면 별도의 체수분 측정장비인 BCM(Body Composition Monitor – 별도 장비)을 사용해 측정 후 얻어진 Vurea값을 5008 Therapy System에 입력하여 OCM® 기능을 사용할 수도 있다. 또한, OCM®을 사용하면 환자의 Plasma sodium 농도를 측정할 수 있어 환자 개인에 맞게 투석액의 Sodium 농도를 처방할 수 있다.

■ VAM(Venous Access Monitor)

정맥압이 Alarm limit(최저값)를 벗어나지 않았어도 약 15 mmHg 정도의 정맥압이 갑자기 떨어지면 알람이 발생하여 사용자에게 정맥 바늘 위치 이상을 조기에 발견할 수 있도록 도와주는 최적화된 정맥 통로 모니터링 장치이다.

■ BVM(Blood Volume Monitor)

상대적인 혈액량(Relative Blood Volume) 변화에 근거하여 초여과를 조절하는 기능으로 투석 중 저혈압 발생을 예방하면서 처방된 건 체중에 도달할 수 있게 한다. 이 기능은 현재 Mixed HDF 옵션 및 5008 Paediatric 장비에서만 사용할 수 있다.

■ 5008 Mixed HDF

모든 환자에게 HighVolumeHDF®를 시행할 수 있는 옵션으로 HDF시 두 개의 보충액펌프를 통해 혈액 농축 위험을 줄이고 낮은 혈류 속도를 보상하여 다량의 보충액을 주입하기 어려운 환자에게 대류를 통한 용질 이동량을 증가시킬 수 있는 기능으로 전희석과 후희석이 자동으로 조절되는 기능이다. 5008 Mixed HDF 사용 시 FX Cordiacx 1000 투석기, bibag 900 g, Patient Card를 함께 사용하는 것을 권장한다.

■ 5008 Paediatric

소아(10-40 kg) 투석 환자의 특성에 맞게 고안되었으며 최상의 혈액투석 치료가 가능하도록 개발된 최초의 소아 전용 투석 장비이다. 또한, 간단한 메뉴 조작으로 소아 환자가 없으면 성인 치료모드로 전환하여 사용할 수 있다.

● **편리한 사용**(Best Handling)

■ 15인치 LCD 터치패널과 인체공학적 설계

메뉴 식별이 쉽고 조작성이 우수하여 개별 사용자의 특성에 따라 인터페이스의 접근이 쉽다. 신장 및 위치에 따라 각도 및 방향 조절이 가능하도록 설계되었다.

■ 5008 Therapy System에 최적화된 혈액 회로 시스템

5008 Therapy System의 혈액 회로에 꼭 맞도록 제작되었으며, DEHP-free의 생체 적합한 재질로 e-beam 소독을 거쳐 제작된 혈액 회로는 치료 중 공기 접촉을 최소화하면서 압력을 정확히 측정하는 Pressure Dome 장치를 채용하였고, 치료모드(혈액투석, HDF 겸용)의 전환이 가능하도록 제작되었으며 설치 및 분리가 또한 쉽고 편리하게 제작되었다.

■ One-Touch Emergency Intervention(Emergency Button)

투석 중 가장 흔히 발생하는 합병증인 저혈압이 발생했을 경우 이 버튼을 누르면 5008 Therapy System은 혈액 펌프 속도(설정값)를 줄이고 UF를 OFF 시키며, 환자의 혈압을 점검하면서 환자에게 Saline(설정된 값)을 주입함으로써 빨리 환자가 안정된 상태로 돌아오게 하는 기능이다. 또한, 이 네 가지 기능을 버튼 하나로 작동시킬 수 있어 문제 해결을 위한 조치뿐만 아니라 의료진이 환자의 상태를 쉽게 파악할 수 있다.

■ TDMS(Therapy Data Management System)

혈액투석실 종합운영시스템으로 실시간으로 5008 Therapy System으로부터 자료를 수집 및 모니터링하고 그 결과를 분석 및 문서화할 수 있으며 현재 사용하고 있는 병원시스템(예, EMR)과 연동하여 효율적인 환자 관리가 가능하다. 또한, 5008 Therapy System은 dXp(data Xchange panel) 기능을 통해 Bed side Monitoring이 가능하여 Data 수정 시 Station뿐만 아니라 5008 Therapy System에서도 수정할 수 있어 Data 관리에 따른 간호사의 이동 거리 및 업무 시간을 줄여 준다.

■ Bicarbonate Dry Concentrate

무균의 투석액을 만드는 데 사용되는 파우더형 중탄산염 공급장치(Bibag®)를 한 손으로 쉽고 위생적으로 연결할 수 있다. 650 g과 900 g의 제품이 공급되고 있다.

■ 최적화된 자원 활용(Optimal use of resources)

투석과 관련된 자원을 친환경적이며 효율적으로 사용하여 비용효율을 높일 수 있다.

■ ONLINE plusTM

엔도톡신이 없는 무균의 중탄산염 완충제 전해질 용액을 공급하는 기능으로 HDF 치료 시 다량의 보충액을 사용할 수 있으며, 식염수 없이 모든 치료 모드(혈액투석/HDF)에서 프라이밍, 재주입 그리고 Bolus를 주입할 수 있다.

■ AutoFlow

혈액투석 동안 실제적인 혈류속도에 따라 투석액 속도를 자동으로 조절하는 기능으로 물, 폐수, 투석액 그리고 에너지 사용을 현저하게 줄여 비용을 감소시킬 수 있다. 또한, 치료 모드(혈액투석/HDF)에 따라 AutoFlow factor가 자동으로 선택되어 경제성과 치료의 질 사이에서 최적의 균형을 유지할 수 있다.

■ EcoFlow

실제 투석시간을 제외한 투석준비 시간이나 재주입할 때 투석액과 에너지 소모를 최소화하는 기능이다(투석액 속도: 혈액투석 시 100 mL/min, HDF시 150 mL/min).

## FX Cordiax 투석기

FX Cordiax 투석기에서 사용된 헬릭손 플러스 막(Helixone®plusmembrane)은 다공성(porosity)의 높은 지지 구조로 되어 있어 투석막 사이(transmembrane)의 저항이 감소하여 소분자 물질뿐만 아니라 중분자 물질의 이동이 용이하여 요독 물질에 대한 대류여과 성능을 향상시켰고 더불어 알부민과 같은 이로운 물질의 여과기능은 최소화하였다. 즉, FX Cordiax 투석기는 cardioprotective therapy가 가능하도록 고안되었다. 현재 국내에는 FX Cordiax 투석기와 HDF 전용투석기인 FX Cordiax HDF 투석기가 공급되고 있다.

- **헬릭손 플러스(Helixone®plus)투석막**

Helixone®plus 투석막은 프레제니우스메디칼케어만의 고유한기술인 NCS(Nano Controlled Spinning) 기술을 이용하여 Co-polymer인 PVP(Polyvinylpyrrolidone)의 분포를 개선하여 지지구조의 다공성을 향상시킴으로써 중분자 물질이 쉽게 이동할 수 있도록 하였다.

- **FX-Class®디자인**

투석막의 구조를 3차원 극초단파구조(3-dimensional microwave)로 만들어 투석막의 밀도를 높여 투석액이 투석기 안에서 일정하게 흐르도록 하여 청소율 및 전반적인 투석기 성능을 향상시켰으며, 또 투석기 외형틀(dialyser housing)의 혈액 주입구(blood inlet port)를 기존 투석기와는 달리 측면에 위치하게 하여 투석기 상단에서 혈액이 고르게 흐르도록 개선하여 투석기 상단에서의 혈액 정체 구역을 최소화시켰다. 이와 같은 디자인으로 인해 혈액라인이 꼬일 수 있는 위험이 제거되었다. 또한, FX-class®투석기의 무게는 기존 투석기 무게 대비 50% 이하로 의료폐기물 비용이 감소하며 환경친화적인 물질로 만들어졌다.

- **엔도톡신 흡착능력**

Helixone®plus 투석막은 엔도톡신 흡착 능력이 우수하며, 특히 초순수 투석액을 사용하지 않는 경우 엔도톡신에 의한 염증반응으로 부터 환자를 보호한다.

- **인라인 스팀(INLINE Steam)소독**

FX-class®투석기는 Fresenius Medical Care에서 개발한 INLINE steam 소독 방법을 이용하여 투석기 내의 잔류물을 모두 제거함은 물론 투석막 하나하나의 이상 여부를 점검하는 품질검사도 함께 시행한다. 이러한 깨끗하고 안전한 소독방법은 보체 활성화를 감소시키고 투석기 린스 양을 감소시켜 비용과 준비시간을 감소시켜 줄 수 있다.

- **생존율 향상 - 예후 개선**

FX-class® 고유량 투석기와 같은 고유량 투석막을 사용하면 환자 생존율이 향상된다. 또한, 중분자 제거 능력이 향상되어, 장기적인 환자 예후를 향상시킬 뿐만 아니라 혈액투석 합병증 감소에도 기여한다.

## 혈액투석여과용 투석기

현재 국내에서 이용이 가능한 대표적인 혈액투석여과용 투석기를 표로 정리하였다(표 1).

| Company | Dialyzer | Membrane material | Effective Surface area($m^2$) | Fiber Inner diameter (μm) | KoA (urea) | KUF (ml/h/ mmHg) | SC for $\beta_2$ MG |
|---|---|---|---|---|---|---|---|
| FMC | FX 80 | Helixone(PS) | 1.8 | 185 | 1263 | 59 | 0.8 |
| | FX 100 | | 2.2 | 185 | 1354 | 73 | 0.8 |
| | FX 800 | | 1.8 | 210 | 1290 | 63 | 0.8 |
| GAMBRO | Polyflux 170H | Polyamix® (Polyarylethersulfone, PVP, Polyamide) | 1.7 | 215 | 1153 | 70 | 0.7 |
| | Polyflux 210H | | 2.1 | 215 | 1145 | 85 | 0.7 |
| Boryung (Bellco) | DIAPES 816 | Polyethersulfone (PES) | 1.6 | 200 | 780 | 68 | |
| | DIAPES 819 | | 1.9 | 200 | 847 | 80 | |
| | DIAPES 821 | | 2.1 | 200 | 945 | 95 | |
| B. Braun | XEVONTA Hi18 | PS, PVP | 1.8 | 195 | 1450 | 99 | 0.8 |
| | XEVONTA Hi20 | | 2.0 | 195 | 1714 | 111 | 0.8 |
| | XEVONTA Hi23 | | 2.3 | 195 | 1900 | 124 | 0.8 |
| Asahi | REXEED-AX 18 | REXBRANE (Asahi PS) | 1.8 | 185 | 1415 | 81 | 0.85 |
| | REXEED-AX 21 | | 2.1 | 185 | 1569 | 90 | 0.85 |
| | REXEED-AX 25 | | 2.5 | 185 | 1714 | 102 | 0.85 |
| TORAY | CS 1.8 | PS, PVP | 1.8 | 200 | 192 (ml/min) | 47 | |
| | CS 2.1 | | 2.1 | 200 | 196 (ml/min) | 53 | |
| Nipro | ELISIO-H 19H | PolynephronTM (PES) | 1.9 | 200 | 1771 | 76 | 0.22 (Myglobin) |
| | ELISIO-H 21H | | 2.1 | 200 | 1976 | 82 | 0.22 (Myglobin) |

3-3

# 혈액투석여과 치료를 위한 정수시스템 및 수질관리

국민건강보험공단 일산병원 신장센터 **신석균**

## 정수 시스템(Water purification system)

고식적 혈액투석과 마찬가지로 전처리 시설과 역삼투압 정수기 및 분배시스템으로 나누어 설명할 수 있으며, 혈액투석여과를 위하여 특별히 강조되어야 할 점을 중심으로 알아보자.

### 전처리 시설(Pretreatment system)

원수로 사용될 수 있는 물로는 수도용수여야 하고 지하수나 기타 용수는 부적절하다. 원수가 유입되는 파이프의 재질이 동이나 알루니늄으로 된 것은 피하여야 하고 PVC나 서스이어야 한다. 유입된 원수는 1-5마이크론 필터를 걸친 후 부스터 펌프(4 kgf/cm$^2$ 이상의 압력 발생가능)를 거쳐 멀티미디아(multi-media sediment filter)를 통과하면서 각종 부유물이 제거되어야 한다. 이때 멀티미디아 필터는 부유물 잔유량이 10% 이하로 감소시킬 수 있어야 하고 자동역세척(automatic back washing), 린스(rinse) 및 퍼지(purge) 등의 기능이 있어야 한다. 다음에는 염분 보충소와 연결되어있는 연수기(softner)이다. 이 연수기는 원수의 경도(hardeness)를 낮추어 주는 역할을 한다. 즉 원수에 포함된 칼슘이나 마그테슘을 이온교환 방식으로 제거하여 준다. 그러므로 이 역시 자동 역세척(back washing), 린스 및 퍼지 기능을 가지고 있어야 하며 1일 80분을 시행한다. 다음은 카본필터(carbon filter)이다. 활성탄 세공경의 크기는 22−1,000Å인 것이 적당하고 카본필터로 유입 및 유출되는 물의 속도가 분당 10−15리터가 적당하다면, EBCT(empty bed contact time)가 자유 클로린을 제거하는데는 약 6분, 클로라민을 제거하는데는 약 10분 정도 소요되므로 카본레진의 부피는 유속과 EBCT의 곱으로 표현하여 100−120리터 정도가 되도록 설치해야한다. 자동 역세척(back washing)은 린스 및 퍼지를 포함하여 1일 80분 정도로 하고 충진된 레진의 교환은 1년으로 한다.

## 역삼투압 정수시설: Reverse osmosis filtration: RO 필터

역삼투압 필터로 유입되기 전에 1마이크론 필터(micron filter)를 투명한 하우징에 설치를 하면 고가의 역삼투압 필터를 보호하는데 도움이 된다. 특히 카본탱크의 레진 교환후 카본파티컬들이 RO 멤브레인으로 유입되면서 손상을 줄 수 있는데 이를 예방할 수 있을 것이다. 혈액투석 여과 치료를 위해서는 상업용으로 제작된 double stage 역삼투압 정수기의 설치를 권유하고 싶다. 그렇지만 모든 투석기가 HDF를 시행하는 것은 아니므로 전체적인 디자인을 single과 doule stage가 혼합된 형태로 설계하여야 비용을 최소화 할 수 있을 것이다. 역삼투압 정수기에는 TMP(transmembrane driving pressure), recovery rate(%), rejection rate(%, total, monovalent, divalent), conductivity meter, 온도계, 압력계, 알람 시스템 등을 장착하여 점검할 수 있어야 한다. 반투막 교체시기는 회사에서 정하는 것으로 하지만 3년을 넘지 않도록 하고, 스케일링, 역세척 및 소독은 제작사의 지침을 따르도록 한다.

## 후처리 시설(Posttreatment system)

서브마이크론 필터(submicron filter)를 RO 후단에 장착하여 기각되지 못한 오염물질들이나 RO에서 오염물들을 한번 더 걸러줄 필요가 있다. 주로 0.5마이크론 필터를 장착하고 교환주기는 1년으로 하되 가시적 변화가 있으면 교체한다. 이후 저수조 설치에 대한 논란은 있지만 가능한 저수조의 설치는 피한다. 혹시 투석량의 변화가 많거나 유입수의 양이 일정치 않은 경우 설치할 수는 있겠지만 가능한 작은 부피로 한다. 폴리셔(polisher)를 장착하여 한번 더 정화시켜 주자는 의견도 있지만 만약 double RO를 설치한 경우에는 불필요하다.

배관은 세균의 오염이나 바이오필름(biofilm)의 형성을 예방하기 위하여 투석용수의 순환이 용이하도록 잘 설계되어야 한다. 이를 위하여 적절한 파이프의 재질을 사용하여야 하는데 stainless steel, polyethylene tubing, acrylo–nitrite–butadine–styrene plastic, polyvinylidene fluoride, polypropylene, or polyvinyl chloride of sanitary grade 등으로 이루어 진 것이어야 한다. 파이프의 연결 방법도 중요한데 solvent molding이나 threaded fitting에 의하여 연결되어야 한다. 파이프의 암, 수 양단에 glue 등을 칠하여 연결하는 것은 바이오필름을 형성하기 때문에 피한다. 배관의 굴절부위는 90도 보다는 45도의 연결부위를 이용하고 T자형의 연결부의 사용은 자제한다. 전체적인 분배시스템은 single loop으로 형성하며 끝단에 맹관이나 측단 연결(lateral arm)하여사용하면 사강(dead space)을 형성하기 때문에 자제한다.

**표 1** 여과정도에 따른 최대 허용범위

| 최대허용량 | 보통여과수 | 초순수도 | 멸균수 |
|---|---|---|---|
| Microbial contamination(CFU/ml) | <100 | <0.1 | <0.000001 |
| Bacterial endotoxin(IU/ml) | <0.25 | <0.03 | <0.03 |

**표 2** HDF를 위한 투석용수 오염물질의 최대 허용량 및 분석 방법

| 오염물질 | 분석방법 | 최대 허용량(mg/l) |
|---|---|---|
| Antimony | Atomicabsorption spectrometry | 0.0060 |
| Arsenic | Atomicabsorption spectrometry | 0.0050 |
| Barium | Atomicabsorption spectrometry | 0.1000 |
| Beryllium | Atomicabsorption spectrometry | 0.0004 |
| Cadmium | Atomicabsorption spectrometry | 0.0010 |
| Calcium | Atomicabsorption spectrometry | 2(0.05mmol/l) |
| Chloramine | Colorimetry | 0.1000 |
| Chromium | Atomicabsorption spectrometry | 0.0140 |
| Copper | Atomicabsorption spectrometry | 0.1000 |
| Cyanide | Spectrophotometric | 0.0200 |
| Fluoride | Molecular photoluminescence | 0.1000 |
| Free chlorine | Colorimetry | 0.5000 |
| Lead | Atomicabsorption spectrometry | 0.0050 |
| Magnesium | Atomicabsorption spectrometry | 4(0.16 mmol/l) |
| Mercury | Atomicabsorption spectrometry | 0.0002 |
| Aluminum | Atomicabsorption spectrometry | 0.0100 |
| Nitrate | Colorimetry | 2.000 |
| Potassium | Flame photometry | 4(0.16 mmol/l) |
| Selenium | Atomicabsorption spectrometry | 0.0900 |
| Silver | Atomicabsorption spectrometry | 0.0050 |
| Sodium | Flame photometry | 50(2.2mmol/l) |
| Sulfate | Turbidimetric method | 100 |
| Thallium | Atomicabsorption spectrometry | 0.0020 |
| Zinc | Atomicabsorption spectrometry | 0.1000 |

# 수질관리

## 오염물질들의 허용범위

미생물의 오염 정도에 따라서 보통 여과수(regular pure water), 초여과수(ultrapure water) 및 멸균수(sterile water)로 나눌 수 있으며[1], 표 1에서 분류기준을 보여주고 있다. 혈액투석 여과 치료를 위하여 사용되는 유입수는 초여과수 정도는 필수적이다. 이런 초여과수는 혈액투석을 위한 기본적인 정수처리 시설로부터 생성될 수 있다. 즉, 전처리과정(연수기, 활성탄, 마이크로필터), 역삼투압 정수기[2], 및 탈이온화기(deionizer)[3, 4]로 장착된 정수시스템에서 용이하게 생성될 수 있으며 이는 알루미늄의 오염을 방지하는 것이 주요 목적이며[5–7] 주로 고전적 혈액투석에 사용되어 왔다[1]. 그렇지만 이 경우 원수로 유입된 여러가지 오염물질들의 축적을 초래할 수 있다[8–10]. 특히 미생물의 오염이 우려되어 고유량이나 혈액투석여과에는 적용하기가 어렵다. 이와 연관된 오염물질들의 최대 허용량이 표 2에 있다. 초여과수는 모든 혈액투석 방법들에 사용되어질 수 있는 수질이며 이는 특히 온라인(on–line) 혈액여과(hemofiltration)나 혈액투석여과시 반드시 권유되어진다[11]. 이런 초여과를 생성하기 위해서는 여러가지 방법들이 있겠지만 가장 중요한 기술적 권유사항은 잘 정비된 전처리시설과 double–stage RO 모듈(module)이다[12].

## 수질검사

생성수의 수질은 두가지 측면 화학적 및 미생물학적 검사에 의하여 측정되어져야 한다.

- **화학적 검사**

  정수 시스템에 대한 화학적 감시는 2가지 이유로 시행한다. 즉, 새로운 시

**표 3** 정수시스템의 적절성 평가와 기능유지 감시를 위한 화학적 검사 빈도

| 빈도 | 적절성 검사 3개월간 | 기능 유지 감시 12개월간 |
|---|---|---|
| 유입수 | × | × |
| 연수기후 | × | |
| 역삼투압 정수기후 | × | × |
| 배관시스템후 | × | |
| 투석기에 유입 | × | × |

**표 4** 적절성 평가와 기능유지 감시를 위한 화학적 검사의 빈도

| 항목 | 적절성 검사 3개월 | 기능 유지 감시 12개월간 |
|---|---|---|
| luminum | 1개월 | 1개월 |
| Antimony | 1개월 | 반년 |
| Arsenic | 1개월 | 반년 |
| Barium | 1개월 | 반년 |
| Beryllium | 1개월 | 반년 |
| Cadmium | 1개월 | 반년 |
| Calcium | 매일 | 매일 |
| Chlorine 및 Chloramines | 매일 | 매일 |
| Chromium | 1개월 | 분기 |
| Copper | 1개월 | 1개월 |
| Fluoride | 1개월 | 반년 |
| Lead | 1개월 | 1개월 |
| Magnesium | 매일 | 매일 |
| Mercury | 1개월 | 반년 |
| Nitrate | 1개월 | 반년 |
| Potassium | 매일 | 매일 |
| Selenium | 1개월 | 반년 |
| Silver | 1개월 | 반년 |
| Sodium | 매일 | 매일 |
| Sulfate | 1개월 | 반년 |
| Thallium | 1개월 | 반년 |
| zinc | 1개월 | 반년 |

스템을 설치하거나 기존 시스템의 교환이나 시기적으로 재평가가 필요한 시점에서 적절성을 확인하는 경우와 정수시스템의 정상적인 기능을 유지하고 있는지를 감시하기 시행한다. 적절성을 평가하기 위한 기간은 3개월로 정하고 검사는 1주에 1회씩 시행하여야 하며 검사 결과가 양호하면 유지단계로넘어가고 이때는 분기에 1회씩 검사하는 것을 원칙으로 한다. 표 3과 4에서 검사의 횟수와 검사 항목을 표시하였다.

이외에도 연수기능 효율성을 매일 투석 시작 전 경도(hardeness)로 측정하여 알아본다. 이때 1회용 진단 키트(resolution<1 mg/l)를 이용하거나 적절한 알람 시스템을 장착하여 자동적으로 감시할 수 있어도 된다. 카본필터에서 클로라민의 적절한 제거가 역삼투압 정수기를 보호와 용혈(hemolysis) 예방 때문에 중요하다[13]. 적절한 키트나 자유 클로린을 측정하는 Chlorometer로 매일 측정할 수 있다. 역삼투압 정수기나 탈이온화기의 효율성을 확인하기 위해서는 생성수의 저항값이나 전도도를 측정하면 된다[14,15].

- **미생물학적 검사**

투석기에 유입되는 물의 미생물학 검사는 시스템의 적절성을 평가하는 기간에는 매주 시행하여야 하며 기존 시스템인 경우에는 적어도 1개월에 1회 시행하여야 한다. 투석용수에 미생물 오염은 자주 발생할 수 있는데 이로 인하여 수인성 균혈증(water-borne bacteraemia)이나 발열반응(pyrogenic reaction) 등이 일어날 수 있다[16-18]. 이런 미생물 오염은 레진의 사용, 활성탄 사용 및 필터들이 세균증식의 중요한 배양지가 될 수 있으며 특히 배관시스템의 불량한 디자인은 물의 정체를 유발할 수 있어 세균증식에 도움이 되고 있다. 그러므로 바이오필름의 형성을 억제하기 위하여 정수시스템을 위생적인 작동이나 소독을 정기적으로 할 수 있는 지침을 마련해야 만 한다[19, 20]. 미생물 검사를 위하여 시행하는 샘플 채취는 정확한 지점에서 무균적 방법으로 시행하여야 한다. 미생물 검사에는 CFU(colony forming units)를 확인하는 방법에는 3가지가 있다. 즉, spread plate technique, pour plate technique, membrane filter method 등이다. 샘플을 1–2 ml 각 방법에 따라서 배지에 부하시키면 되는데 배지로는 tryptic soy agar(TSA–agar), the nutrient poor medium standard methods agar(SAM–agar) 등을 추천한다. 배양 조건으로는 섭씨 27도에서 2일에서 최대 7일까지 배양한다. 샘플채취 후 바로 검사가 어려우면 샘플을 즉시 섭씨 4도로 냉장보관하였다가 늦어도 24시간 내에는 검사를 시행하여야 한다[21, 22]. 가장 예민한 방법으로는 샘플을 적어도 100 ml 이상을 0.45마이크론 필터를 통과한 후 배양하는 것으로 시간을 절약할 수 있다[23]. 이런 미생물 검사는 주로 연수기와 카본필터 후단부, 투석기 유입수 및 혼합이 끝난 투석액에서 시행해야 한다. 내독소의 측정은 sensitive LAL(Limulus Amaebocyte Lysate) 검사로[24–27], 아직 기준은 마련되지 않았지만 강력하게 싸이토카인을 유발할 수 있는 것으로 알려진 peptidoglycan 등과 최근 개발된 방법에 따른다[28]. 이런 내독소 검사는 분기에 1회씩 시행하지만 시스템의 적절성을 검사해야 하는 시기이거나 온라인 HDF 인 경우에는 보다 자주 시행해야 한다.

## 소독

소독은 정기적으로 적어도 1개월에 1회 시행해야 하며 이것이 정수시스템을 위생적으로 유지하는데 가장 중요하다. 주기, 방법, 소독제(화학적, 가열, 혹은 혼합적), 및 필터나 레진 등의 교환시기 등은 제작사의 매뉴얼에 따라야 하고 특히 미생물 검사의 결과가 지침에 만족해야 한다.

정기적인 정수시설이 소독이 오염이나 세균의 증식을 을 예방할 수 있는 중요한 방법이다. 특히 새로운 정수시스템을 설치하였거나 기존의 것을 새것으로 교체한 경우에는 정수기능의 적절성을 평가하여야 하는데 이 경우는 매주 시행하는 것을 기본으로 한다[29]. 소독의 적절한 주기는 소독후 재오염되는 기전이나 소독제들의 약동력학 그 정도에 따라 결정되어야 한다[30]. 보다 자주 그리고 효율적인 소독만이 배관 파이프 시스템에서 미생물의 바이오필름의 형성을 예방할 수 있는 유일한 방법이다. 특히 혈액투석 여과요법을 시행할려는 경우에는 가열요법을 기본적으로 시행하고 스케일링이나 디칼시피케이션을 위한 화학적 소독을 혼합해서 시행하는 것이 추천되어지고 있다.

소독은 투석액의 순환에 구성되는 것들의 재질이나 성상에 따라서 그 방법이 결정되어져야 하고 부품들의 손상을 예방하는 제작사의 권유안에 의존해야 할 것이다. 정수시스템의 완전한 소독 즉 역삼투압정수기 혹은 탈이온화기, 분배 순환관의 소독은 적어도 1개월에 1회씩은 시행되어져야 한다. 부품들의 주기적인 교환은 그것들의 예상수명을 유지하기 위하거나 미생물 검사 결과가 만족하기 위해서 필요하다[31].

## 참고 문헌


1) Gunderson RW. Concannon MF. Five years experience with a pure water system designed for hemodialysis. *Contemp Dial Nephrol* 1991; 12-40-54
2) Zima T, Tesar V, Mestek O, Nemecek K. Trace elements I end-stage renal disease. 1. Methodological aspects and the influence of water treatment and dialysis equipment. *Blood Purif* 1999;17: 182-186
3) Petre JJ, Fleming R, McKinnon P, Winney RJ, Cowie J. The use of ion exchange to remove aluminum from water used in hemodialysis. *Am J Kidney Dis* 1984; 4: 69-74
4) Ganzi GC, Parise PL. The production of pharmaceutical grades of water using continuous deionization post-reverse osmosis. *J Parenter Sci Technol* 1990;44:231-241

5) Navarro JA, Parra OE, Romero RA. Aluminum determination in whole blood, dialysis solution and tap water samples from Maracaibo dialysis units (Venezuela) by graphite furnace atomic absorption spectrometry. *J Trace Elem Electrolytes Health Dis* 1988;2:3–8

6) Abreo K, Brown ST, Sella M. Correction of microcytosis following elimination of an occult source of aluminum contamination of dialysate. *Am J Kidney Dis* 1989:13:465–468

7) Fernandez–Martin JL, Canteros A, Alles A, Massari P, Cannata–Andia J. Aluminum exposure in chronic renal failure in iberoamerica at the end of the 1990: overview and perspectives. *Am J Med Sci* 2000;320:96–99

8) Cameron AP, Drury PJ, Harston GA, Ineson PR. Aluminium and fluoride in the water supply and their removal for hemodialysis. *Sci Total Environ* 1988;76:19–28

9) D'Haese PC, De Broe ME. Adequacy of dialysis: trace elements in dialysis fluids. *Nephrol Dial Transplant* 1996;11:(Suppl2):92–97

10) Surian M, Bonforte G, Scanziani R et al. Trace elements and micropollutant anions in the dialysis and reinfusion fluid prepared on–line for hemodialfiltration. *Nephrol Dial Transplant* 1998;13(Suppl 5):24–28

11) Varkey G. Ultrapure water for semiconductor industry. Proposed Specification for Electronic–Grade Water (1986). ASTM D–19 Proposa P 172, 1986

12) Keshaviah P, Luehmann D. The importance of water treatment in hemodialysis and haemofiltration. *Proc Eur Dial Transplant Asso Eur Ren Assoc* 1985;21:111–131

13) Fluck S, McKane W, Cairns T et al. Chloramine–induced haemolysis presenting as erythropoietin resistance. *Nephrol Dial Transplant* 1999;14:1687–1691

14) Arnow PM, Bland LA, Garcia–Houchins S, Fridkin S, Fellner SK. An outbreak of fatal fluoride intoxication in a long–term haemodialysis unit. *Ann Intern Med* 1994;121:339–344

15) Bland LA, Arnow PM, Arduino KJ, Bova J, McAllister SK. Potential hazards of deionization systems used for water purification in haemodialysis. *Artif Organs* 1996;20:2–7

16) Vanholder R, Vanhaecke E, Ringoir S. Waterborne Pseudomonas septicemia. *ASAIO Trans* 1990;36:M215–M516

17) Gordon SM, Oettinger CW, Bland LA et al. Pyrogenic reactions in patients receiving conventional, high–efficiency, or high–flux haemodialysis treatments with bicarbonate dialysate containing high concentrations of bacteria and endotoxin. *J Am Soc Nephrol* 1992;2:1436–1444

18) Wang SA, Levine RB, Carson LA et al. An outbreak of Gram–negative bacteremia in haemodialysis patients traced to haemodialysis machine waste drain ports. *Infect Control Hosp Epidemiol* 1999;20:746–751

19) Vincent FC, Tibi AR, Darbord JC. A bacterial biofilm in a haemodialysis system.

Assessment of disinfection and crossing of endotoxin. *ASAIO Trans* 1989;35:310–313

20) Man NK, Degremont A, Darbord JC, Collet M, Vailant P. Evidence of bacterial biofilm in tubing from hydraulic pathway of haemodialysis system. *Artif Organs* 1998;22:596–600
21) Pass T, Wright R, Sharp B, Harding GB. Culture of dialysis fluids on nutrient–rich media for short periods at elevated temperatures underestimate microbial contamination. *Blood Purif* 1996;14:136–145
22) van der Linde K, Lim BT, Rondeel JM, Antonissen LP, de Jong GM. Improved bacteriological surveillance of haemodialysis fluids: a comparison between Tryptic soy agar and Reasoner's 2A media. *Nephrol Dial Transplant* 1999;14:2433–2437
23) Carter J. Evaluation of recovery filters for use in bacterial retention testing of sterilizing–grade filters. PDA *J Pharm Sci Technol* 1996;50:147–153
24) Rickles FR, Levin J, Atkins E, Quesenberry P. Endotoxin contamination of biological reagents: detection and removal of endotoxin with Limulus amebocyte lysate. *Prog Clin Biol Res* 1979;29:485–299
25) Harada T, Morita T, Iwanaga S, Nakamura S, Niwa M. A new chromogenic substrate method for assay of bacterial endotoxin using Limulus hemocyte lysate. Prog Clin Biol Res 1979;29:209–220
26) Levin J. The Limulus amebocyte lysate test: perspectives and problems. *Prog Clin Biol Res* 1987;231:1–23
27) Roth RI, Levin FC, Levin J. Optimization of detection of bacterial endotoxin in plasma with the Limulus test.. *J Lab Clin Med* 1990;116:153–161
28) Tsuchida K, Takemoto Y, Yamagami S et al. Detection of peptioglycan and endotoxin in dialysate, using silkworm larvae plasma and limulus amebocyte lysate methods. *Nephron* 1997; 75:438–443
29) Palo TD, Atti M, Bellantuono R, Giordano M, Caringella DA. Chlorine dioxide: a new agent for dialysis monitor disinfection in a pediatric center. *Blood Purif* 1997;15:188–194
30) Besarab A, DeLucia T, Picarello N, Jungkind D. Formaldehyde, sodium hypochlorite, and metabisulphite are equally effective as sterilants for central delivery systems. *ASAIO J* 1993;39:M590–M595
31) Mayr HU, Stec F, Mion CM. Standard methods for the microbiological assessment of electrolyte solution prepared on line for haemofitration. *Proc Eur Dial Transplant Assoc Eur Ren Assoc* 1985;21:454–460

3-4

# 내독소 및 수질 관리

전남대학교 의과대학, 전남대학교병원 **김창성**

## 서론

말기 신부전 환자에서 사용되는 체외 혈액 투석 요법은 지난 몇 십년간 많은 발전을 거듭해 왔다. 기존의 low-flux membrane을 사용하는 혈액투석(hemodialysis)은 high-flux membrane 혈액투석을 거쳐 현재에는 온라인 혈액투석여과(on-line hemodiafiltration)으로 발전하였다. High-flux 혈액투석은 전 세계 혈액투석의 50% 이상을 차지하고 있으며, 혈액과 투석액 사이에 고유량 및 대류 이동을 가능하게 하여 요독 물질 중에서 분자량이 상대적으로 큰 물질을 포함한 다양한 크기의 물질의 제거가 가능하게 되었다. High-flux 혈액투석과 혈액투석여과을 사용하기 위해서는 초순수 투석액(ultrapure dialysis fluid)이 반드시 필요하다. 그 이유는 첫째, 오염물질이 대류 이동을 통해 역확산(back-filtration) 또는 농도 구배(concentration gradient)에 의해 역여과(back-diffusion) 되어 투석액에서 혈액으로 들어 갈수 있기 때문이다. 둘째는, 다른 오염물질이 대체액(substitution fluid)을 통해 직접 혈액으로 들어갈 수 있으므로 무균 수준의 대체액이 요구된다. 혈액 투석 시 사용되는 투석액과 대체액속에 무기물질 및 미생물의 오염물질이 과다하게 포함되었을 경우 투석 환자들이 구토, 쇼크, 발작, 저혈압, 혼수상태 등의 여러 증상을 일으킬 수 있다. 그러므로 오염물질인 미생물 및 내독소의 영향을 최소화하고 투석환자들의 안전과 생존률을 높이기 위해서는 정기적인 수질 검사와 국제적인 수질 기준을 지키는 것이 필요하다. 본 장에서는 오염물질의 생물학적 특징과 투석액과 대체액의 국제 기준에 대해서 알아보고, 마지막으로 투석액의 채취 방법, 검사 방법, 검사의 해석 및 기준치 이상일 경우 대처 방법과 소독 방법에 대해 알아보고자 한다.

## 오염 물질의 생물학적 특징

투석액에서 오염 가능한 물질을 크게 미생물, 미생물 부산물 및 미세물질로 크게 구분할 수 있다.

### 미생물(micro-organisms)

- 투석액을 만들 때 사용되는 수돗물은 무균 적이지 않기 때문에 미생물 증식을 억제하고 일정 수준 이하로 유지하여야 한다. 1994년에 독일에서 시행한 30곳의 혈액 투석실의 수질 및 투석액의 미생물 검사에서 그람 음성 균으로는 *Pseudomonas*가 그람 양성 균으로는 *Micrococcus*와 *Staphylococcus*가 검출 되었다. 최근에는 보다 *Mycobacteria*, 그람 음성 균인 *Alphaproteobacteria*와 *Betaproteobacteria*가 투석액에서 주로 검출되는 것으로 보고된 바 있다.
- 미생물의 숫자가 기하급수적으로 많아지게 되면 투석액 관(dialysis preparation circuit)이나 분배관(distribution pipeline), 투석 필터, 역삼투압 필터막(reverse osmosis membrane)에 부착되어 균막(biofilm)을 생성하게 된다. 균막

이 일단 발생하면 일반적인 무균 처리에도 제거가 어렵고 오염을 다시 유발 시키는 원인이 될 수 있다. 따라서 역삼투압 전 단계에서 미생물을 제거하기 위한 전처리 과정이 필요하고, 막다른 관이라든지 저장 탱크를 가능하면 설치하지 말아야 하며, 정기적인 무균 처리 과정을 통해 균막이 생성되지 않도록 한다.

### 미생물 부산물(Bacterial derivatives)

① 내독소(endotoxin)는 열에 강한 Lipopolysaccharides(LPS)이고 그람 음성 균의 세포벽을 구성하는 주요한 물질이다. LPS의 분자 구조는 그림 1A에서 보듯이 소수성 부분인 lipid A, O-specific polysaccharide side chain으로 구성되어 있다. LPS의 분자량은 2000에서 20000 Da사이이다.

② 펩티드글리칸(Peptidoglycan): 펩티드글리칸은 세포벽의 주요 구성 성분중 하나이다. 펩티드글리칸은 short peptide에 의해 연결된 long glycan chain의 복잡한 이종중합체(heteropolymer)이다(그림 1B). 펩티드글리칸 층의 화학적 구성은 그람 음성이나 양성 균에서 비슷하나 그람 양성 균의 펩티드글리칸 층이 좀 더 두껍고 교차 결합(cross-link)이 많은 것이 특징이다. 최근에 복막 환자에서 발생한 무균성 복막염의 발생 원인으로 투석액의 펩티드글리칸에 의한 복막염 가능성이 제시되고 있다. 환자에게 사용된 투석액이 미생물과 내독소 수질 기준에 만족하였지만 염증 반응이 발생하였다면, 이것은 기존의 오염 물질 허용 기준이 미생물 부산물을 검출하는데 불충분함을 의미한다. 몇몇 연구에서 펩티드글리칸은 4.1–20 ng/mL까지 투석액에서 검출된 것으로 보고하였다. 향후에는 기존의 수질 기준에 펩티드글리칸 검출 기준을 추가하는가 한편, 투석액에서 펩티드글리칸 검출 방법 등이 표준화 되어

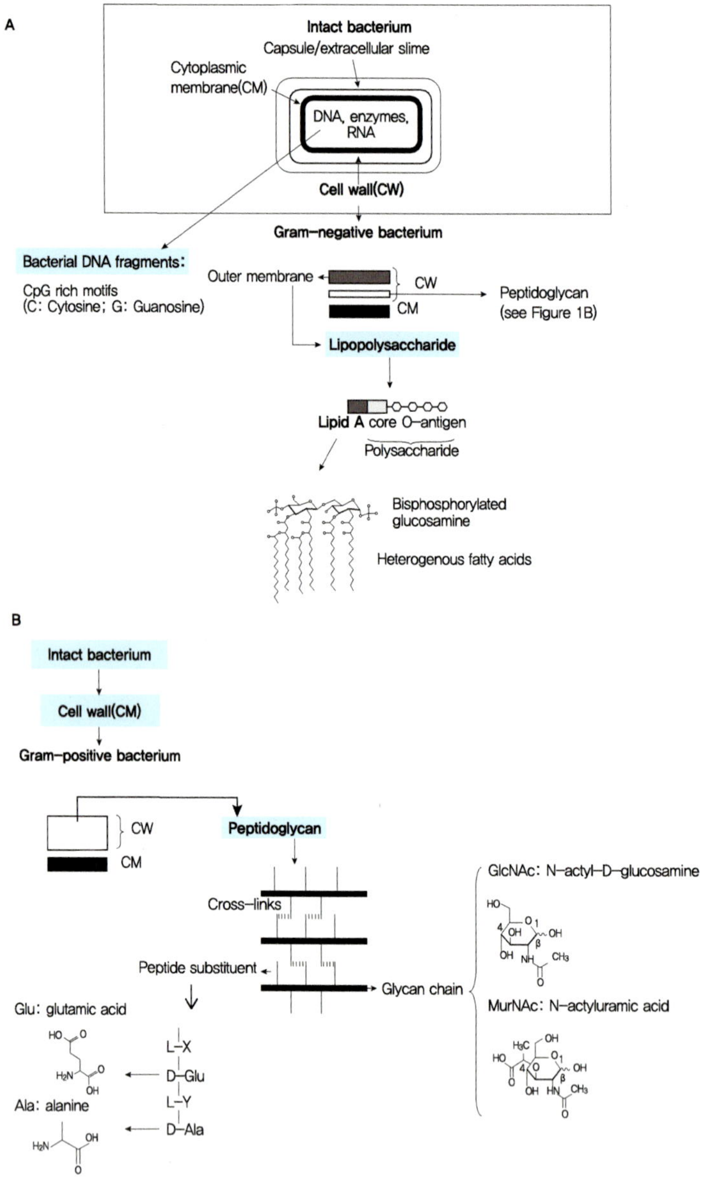


**그림 1** (A) 미생물 부산물: LPS와 bacterial fragments. (B) 펩티드글리칸 부산물. reference, Nephrol Dial Transplant 2012; 27:4010-4021.

야 할 것으로 생각된다.

③ Short bacterial DNA fragments: 척추동물의 genomic DNA 보다 bacterial DNA는 unmethylated deoxycytosine–deoxyguanosine phosphate(CpG) 부분을 많이 포함하고 있는 것이 특징이다. 이것은 숙주의 방어 기전을 더욱 활성화 시키고 선천적 및 후천적 면역 체계 반응을 동시에 유도한다. Bacterial DNA 부산물은 역삼투액과 투석액에서 검출되기도 하는데 high–flux 막을 통해 혈액으로 들어가 염증 반응을 일으킨다. 또한 투석환자에서 C–반응성 단백(CRP)과 인터류킨–6의 증가와 연관성이 있는 것으로 알려져 있다.

## 혈액투석 용수(dialysis water)와 투석액(dialysis fluid)의 수질 기준

- 각 나라별로 투석용수의 질 관리를 표준적으로 수행할 수 있도록 투석용수의 정수처리 과정이나 관리 방법, 화학적 및 미생물학적 허용기준치와 검출 방법을 제시하고 있다. 미국의 ANSI/AAMI(American National Standard Institute/Association for Advancement of Medical Instrumentation), 유럽의 the European Pharmacopoeia/the European Best Practice Guidelines(EBPG), 일본의 the Japanese Society for Dialysis Therapy(JSDT) 등의 표준안이 대표적이다. 화학적 오염 물질의 종류 및 이에 대한 허용치는 표준안별로 크게 차이가 없으나, 미생물배양 검사와 내독소 검사 허용치 및 표준 검사 방법에는 각 표준안 별로 차이가 있으며, 개정안이 나올 때마다 투석용수의 미생물학적 기준이 강화되고 있는 추세이다.
- 가장 널리 알려진 기준은 미국의 ANSI/AAMI RD 52(2004)로 투석 용수액과 표준 투석액(standard dialysis fliud)에서 미생물 검출 기준은 200 col-

ony forming units(CFU)/ml을 내독소 기준은 2 EU/ml을 넘지 말아야 할 것을 권장하고 있다. 하지만 초순수 투석액(ultrapure dialysis fluid)에서의 기준은 0.1 CFU/ml과 0.03 EU/ml 미만이고, 온라인 혈액투석여과의 대체액(substitution fluid)은 10−6 CFU/ml과 0.03 EU/ml 미만으로 매우 엄격하다.

- 혈액투석 용수과 투석액의 수질 허용기준은 나라들마다 차이가 있는데, 2002년에 EBPG(현재 ERBP−European Renal Best Practice)에서 채택된 European Pharmacopoeia에서는 표준 투석액이 100 CFU/ml 미만 및 0.25 EU/ml 미만으로 2002년과 심지어 2004년에 수정된 ANSI/AAMI 기준 보다 엄격하게 권고하였다.
- 여러 기관이나 국가의 수질 허용기준의 차이를 줄이고 국제 기준이 필요성이 대두됨에 따라 2009년과 2011년에 International Organization for Standardization(ISO) 11663: 2009 와 ISO 23500: 2011 수질 기준이 제시되었다. 이러한 기준은 투석액의 수질 관리에 대한 표준기준을 제시하여 ISO 11662: 2009 기준은 2009년 ANSI/AAMI에 채택 되어 현재 많은 의료기관에서 표준 기준으로 사용하고 있다.
- 2011년에 일본의 JSDT에서 제시된 표준안은 유럽이나 미국의 표준안 보다 내독소 기준을 보다 강화하여 투석 용수와 표준 투석액은 <0.050 EU/ml, 초순수 투석액과 대체액은 <0.001 EU/ml(lower than the detection limit)로 제시하고 있다. 각각의 기준은 표 1에서 정리하였다.
- 수질 기준을 만족하기 위해서는 정수 시스템의 적절한 구성과 정기적인 소독 처리, 분배 시스템과 투석 기계의 소독 및 공신력 있는 수질 검사를 통한 수질 관리가 뒷받침 되어야 한다.

**표 1** 국제 수질 기준

| Standards | EBPG (ERBP) (2002) | ANSI/AAMI RD52 (2004) | ANSI/AAMI/ISO 11663:2009 | 2011 JSDT |
|---|---|---|---|---|
| **Water** | | | | |
| Pure(P) | | | | |
| CFU/mL | <100 | 200(AL: 50) | <100(AL: 50) | <100 |
| EU/mL | <0.25 | 2(AL: 1) | <0.25 (AL: 0.125) | <0.05 |
| **Dialysis fluid** | | | | |
| Standard | | | | |
| CFU/mL | <100 | 200(AL: 50) | <100(AL: 50) | <100 |
| EU/mL | <0.25 | 2(AL: 1) | <0.5(AL: 0.25) | <0.05 |
| Ultrapure(UP) | | | | |
| CFU/mL | <0.1 | 0.1 | <0.1 | <0.01 |
| EU/mL | <0.03 | 0.03 | <0.03 | <0.001(lower than the detection limit) |
| **Substitution fluid** | | | | |
| Sterile | | | | |
| CFU/mL | <0.01 | $<10^{-6}$ | SAL $10^{-6}$ | $<10^{-6}$ |
| EU/mL | <0.03 | <0.03 | <0.03 (non-pyrogenic) | <0.001(lower than the detection limit) |

EBPG, European Best Practice Guidelines; ANSI/AAMI, American National Standards Institute/Association for Advancement of Medical Instrumentation; ISO, International Organization for Standardization; JSDT, Japanese Society for Dialysis Therapy; CFU, colony forming unit; EU, endotoxin units; AL, Alert(AAMI) or Action(ISO) level; SAL, Sterility Assurance Level; $10^{-6}$, less than one chance in a million that viable micro-organisms will be present.

## 미생물 오염물질 검사 방법

### 검체 채취 방법

검사의 정확성 및 재현성을 유지하기 위해서 검체 채취는 혈액 투석용수의 경우 용수 분배 시스템의 출구(RO equipment outlet)에서 시행하고, 투석액의 경우 투석막에 들어가기 전(dialyzer inlet line)에 시료를 얻는다. 검체 채취 전에 반드시 sample port나 연결기를 70% 에탄올 또는 이소프로판올을 사용하여 소독한 채로 30초 이상 두어야 한다. 처음 20 ml 은 주사기로 반드시 버리고 다른 주사기를 이용하여 검체를 다시 채취 한다. 검체는 되도록 30분 이내에 검사를 진행하고, 지연될 경우 즉시 4 ℃로 냉장 보관 하고 24시간 이내 검사를 진행 한다(그림 2).

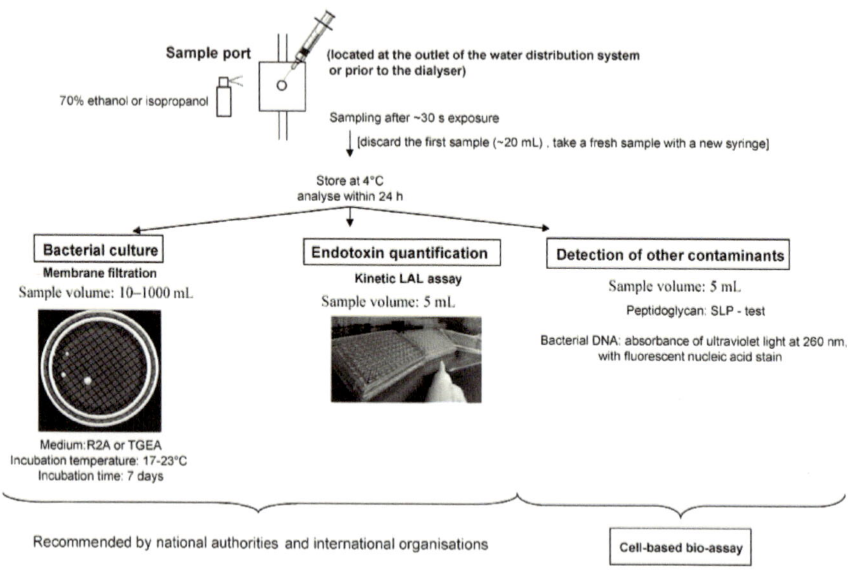


**그림 2** 검체 채취방법과 수질 검사방법, reference, Nephrol Dial Transplant 2012;27:4010–4021.

**표 2** 미생물 배양 검사의 방법

| Dialysis Water and Fluids* | Methods | Media | Incubation parameters (℃, hours) |
|---|---|---|---|
| CMS Regulation[1] | Membrane filtration | TSA[2], TGYE[3] | 35 ℃, 48 hours |
| | Spread plate | | |
| | Dip samplers | | |
| ANS Recommended[4] | Membrane filtration | TGEA[5], R2A[6] | 17–23 ℃, 7days |
| | Spread plate | | |
| | Dip samplers | | |

*Bicarbonate concentrates–methods, media, and incubation parameters are the same as listed above; however, for the recommended monitoring assay, the media should be supplemented with 4% sodium bicarbonate.
[1]The current regulation follows the 2004 AAMI recommendations.
[2]TSA=Tryptic soy agar.
[3]TGYE=Standard methods and plate count agar.
[4]The 2011 AAMI recommendations have been updated compared to the 2004 recommendations.
[5]TGEA=Tryptone Glucose Extract Agar.
[6]R2A=Reasoner's Agar No. 2.

## 미생물배양 검사

- 미생물배양 검사에 사용되는 검체 양은 검사 방법의 민감도에 따라 10 ml에서 1000 ml로 다양할 수 있지만 보통 50 ml 정도 채취한다. Membrane filtration 방법이 민감도가 높은 것으로 알려져 있다. 보통 2011 AAMI에 의해 권고된 R2A(Reasoner's Agar No.2)와 TGEA(Tryptone Glucose Extract Agar) 배지가 주로 사용된다. Plastic disposable spreader로 배지의 표면을 골고루 도말하여 17–23 ℃ 외기에서 7일간 배양하는 도말 평편 배양법(spread plate culture)을 이용하여 형성된 집락수를 정량적(CFU/ml)으로 보고한다(표 2).

- 매월 1회 시행한다.

## 내독소(Endotoxin) 검사

- 내독소 검사 및 생물학적분석 검사를 위해 5 ml 이상 채취를 하고 반드시 4 ℃ 로 보관하고 24시간 이내에 검사를 진행한다. 만약, 검사가 지연될 경우 냉동 보관 할 수 있다. LPS는 limulus amoebocyte lysate(LAL) test로 정량 검사가 가능하다. 측정 방법으로는 겔응고화법, 비색법, 비탁법 등이 있다. 이러한 방법들은 투구게(horseshoe crab)의 응고계(clotting cascade)의 첫 인자인 factor C의 재조합 물질을 이용한다. 8000 Da 이하의 LPS 분해산물은 LAL 방법으로 측정되지 않기 때문에 혈액 투석액에서 LAL 반응이 없다하더라도 생물학적으로 활동성인 LPS가 없다고 단정 짓기 에는 한계가 있다.

  ① 겔 응고 방법은 단순 튜브 검사로서 그 자리에서 검사를 할 수 있는 장점이 있지만 낮은 민감도로(0.06 EU/ml)로 pure water나 standard dialysis fluid 검사에 적합하지만 초순수 투석액(ultrapure dialysis fluid) 검사에는 적합하지 않다. 보통 양성과 음성으로 판별한다.

  ② 비색법은 가장 민감도 높은 검사 방법으로 내독소를 0.005 EU/ml까지 검출 할 수 있다. LPS가 투구게 변형세포(amoebocyte)의 용해질에 함유된 효소전구체의 활성을 촉진시켜 무색의 Ac-Ile-Glu-Ala-Arg-p-nitroallanine(pNA) 기질로부터 노란색의 pNA의 분해를 유도한다. pNA는 405 nm 파장에서 발색 정도를 측정한다.

  ③ 비탁법은 탁도로 내독소의 양을 측정하는 방법이다. 내독소와 LAL가 반응하여 최종적으로 활성화된 응고 효소에 의해 응집원-응집항원이

**표 3** 미세물질검사(24종)

<table>
<tr><th>구분</th><th>항목명</th><th>검사방법</th><th colspan="2">Reference range<br>AAMI standard</th></tr>
<tr><td rowspan="18">금속류<br>무기물군</td><td>구리(Copper,Cu)</td><td rowspan="18">ICP-MS</td><td>0.10</td><td rowspan="18">mg/L 이하</td></tr>
<tr><td>나트륨(Sodium,Na)</td><td>mg/L 이하</td></tr>
<tr><td>납(Lead,Pb)</td><td>70</td></tr>
<tr><td>마그네슘(Magnesium,Mg)</td><td>0.005</td></tr>
<tr><td>바륨(Barium,Ba)</td><td>4</td></tr>
<tr><td>비소(Arsenic,As)</td><td>0.10</td></tr>
<tr><td>셀레늄(Selenium,Se)</td><td>0.005</td></tr>
<tr><td>수은(Mercury,Hg)</td><td>0.01</td></tr>
<tr><td>아연 (Zinc,Zn)</td><td>0.0002</td></tr>
<tr><td>알루미늄(Aluminum,Al)</td><td>0.10</td></tr>
<tr><td>은(Silver,Ag)</td><td>0.01</td></tr>
<tr><td>카드뮴(Cadmium,Cd)</td><td>0.005</td></tr>
<tr><td>칼륨(Potassium,K)</td><td>0.001</td></tr>
<tr><td>칼슘(Calcium,Ca)</td><td>8</td></tr>
<tr><td>크롬(Chromium,Cr)</td><td>2</td></tr>
<tr><td>안티몬(Antimony,Sb)</td><td>0.014</td></tr>
<tr><td>베릴륨(Beryllium,Be)</td><td>0.006</td></tr>
<tr><td>탈륨(Tellurium,Tl)</td><td>0.0004</td></tr>
<tr><td rowspan="3">음이온류<br>무기물군</td><td>불소(Fluoride,F)</td><td rowspan="3">IC</td><td>0.002</td><td rowspan="3">mg/L 이하</td></tr>
<tr><td>불소(Fluoride,F)</td><td>0.20</td></tr>
<tr><td>황산염(Sulfate)</td><td>mg/L 이하</td></tr>
<tr><td rowspan="2">잔류염소</td><td>염소(Chlorine,Cl)</td><td rowspan="2">DPD</td><td>2.00</td><td rowspan="2">mg/L 이하</td></tr>
<tr><td>클로라민(Chloramine)</td><td>100</td></tr>
<tr><td>기타</td><td>pH</td><td>pH meter</td><td colspan="2">pH 5.8-8.5</td></tr>
</table>

coagulin으로 겔화할 때 발생하는 탁도 변화를 광학 장치에 의해 측정하는 방법이다. Chromogenic과 fluorescence 방법은 측정 장비가 필요하고 무균적으로 다뤄야 한다.

④ Bicarbonate 투석액일 경우는 반응이 저하될 가능성이 있으므로 제외하여 검사하거나, 필요하다면 희석하여 검사 할 수 있다.

- 3개월 마다 내독소 검사를 시행한다.

### 미세물질검사

- 투석용수 내에 존재하는 24가지의 금속류, 음이온류 무기물질과 잔류 염소 등을 AAMI 기준에 따라 정량적으로 측정한다. 투석용수는 50 ml 2개(총 100 ml)로 채취하여 유도결합플라즈마질량분석(Inductively Coupled Plasma Mass Spectrometer, ICP–MS), 이온크로마토그래피(ion chromatography, IC) 및 Diethyl–P–Phenylenediamine(DPD) 방법을 이용하여 검사한다. 검사에 14일이 소요 된다(표 3).
- 년 1회 시행한다.

## 수질 관리를 위한 일반 소독 방법

- 일반 혈액 투석실에서는 용수 분배 파이프라인으로 열소독(90 ℃)을 주당 3번 시행한다. 혈액 투석 기계 역시 서킷을 포함해서 열소독을 시행한다. 각각의 혈액 투석 기계의 화학소독은 각 세션이 끝난 후에 시행하고, 100회 이상 사용 시에 화학소독 후에 초미세여과 필터(ultrafilter)를 교환하다.
- 역삼투압 막의 소독은 제조회사의 소독 방법을 따른다.
- 저장 탱크는 균막의 형성 가능성 때문에 가능한 없는 것이 좋지만, 센터에

따라서 설치하는 경우가 있다. 그럴 경우 미생물을 제거하기 위한 자외선 조사(UV irradiation)를 시행하고 추가로 물을 정기적으로 배출하고 충분한 소독을 해야 한다.

## 수질 관리를 위한 감시

### 검사 위치 및 시기

- 혈액 투석액을 만들기 위한 물 검사(dialysis water)는 역삼투 기계 배출구(RO equipment outlet)에서와 분배관의 마지막 부분에서 채취 한다. 투석액(dialysis fluid)의 수질 검사는 dialyzer inlet line에서 투석 중 또는 투석 후에 채취한다.
- 검체 채취는 정기적인 소독 후 적어도 1주일 이후에 시행한다. 추가적인 소독 후에 시행하는 응급 수질 검사 시에는 위 음성 율을 줄이기 위해 최소한 24시간 이후 검체를 채취하도록 한다.

### 검사 주기(의료 기관별로 차이가 있어 2011년 JSDT에서 제시한 기준을 소개한다.)

- 투석용수(dialysis water)는 3개월 주기로 검사를 시행한다. 다만, 기준에 만족하지 못하면 매달 검사를 시행한다.
- 표준 투석액(Standard dialysis fluid)은 매달 검사를 시행한다. 적어도 혈액투석 기계 2대에서 매달 시행하며, 각 투석기는 적어도 1년에 한번은 검사가 시행되어야 한다.
- Conventional dialysis에 사용되는 초순수 투석액(ultrapure dialysis)은 매달 검사를 시행한다.
- 보충액을 만들기 위한 초순수 투석액은 시스템이 안정화 될 때까지 2주마

다 시행한다. 시스템이 안정화 되면 적어도 혈액 투석 기계 2대에서 매달 시행하며, 각 투석기는 적어도 1년에 한번은 검사가 시행되어야 한다.

- 온라인 혈액투석여과을 위한 보충액은 시스템이 안정화 될 때까지 2주마다 검사를 시행한다. 시스템이 안정화 되면 각각의 온라인 혈액투석여과기에서 매달 시행한다.
- 저장 탱크에서 수질 검사를 하는 경우는 반드시 저장 탱크의 배출구나 분배 시스템의 배출구에서 채취한다.

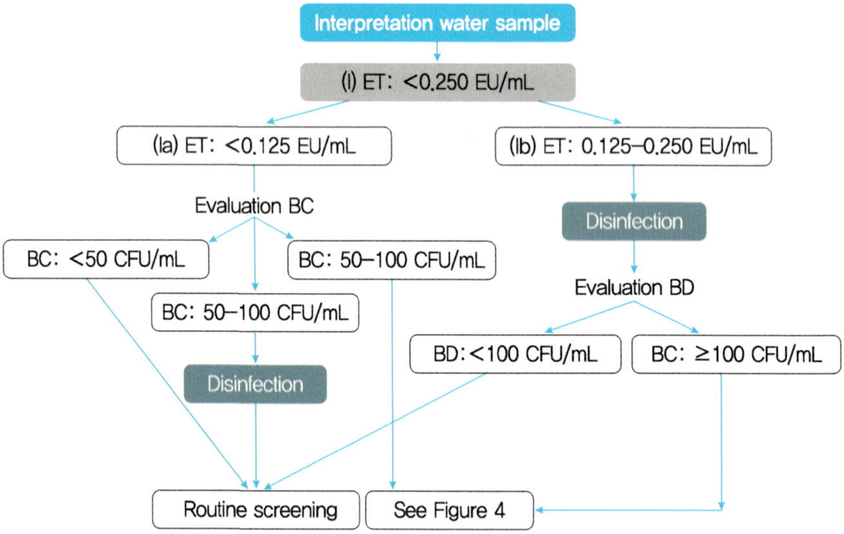


**그림 3** Interpretation of water sampling results, based on ET levels below 0.250 EU/mL. Flowchart when ET: <0.250 EU/mL. Water sampling:
monthly (i) behind the RO and (ii) at the end of the piping system. ET, endotoxin level by the LAL test; EU, endotoxin units; BC, bacterial culture;
CFU, colony forming units. Reference, Nephrol Dial Transplant 2012;27:4010–4021.

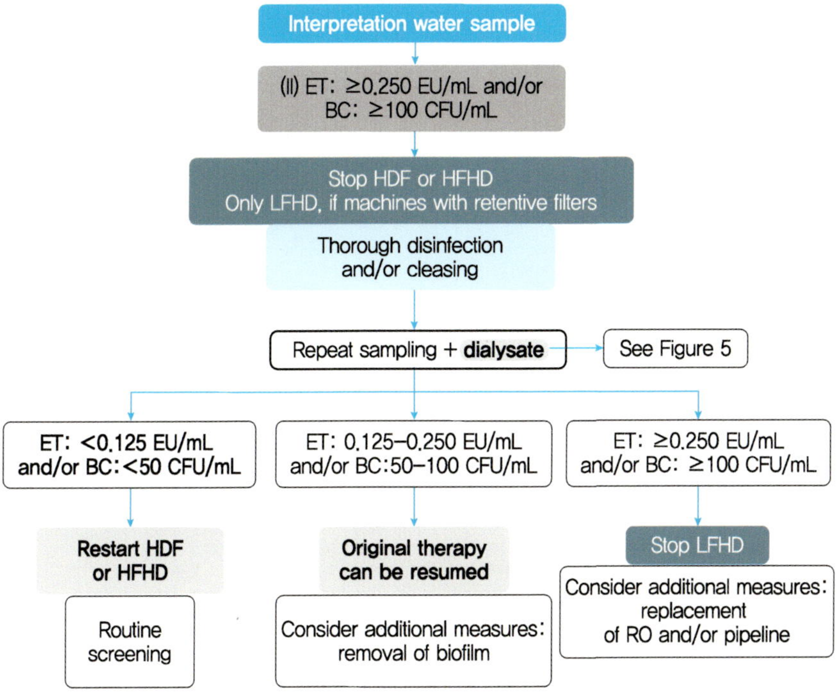


**그림 4** Interpretation of water sampling results, based on ET levels>0.250 EU/ml. Flowchart when ET: ≥0.250 EU/ml and/or BC:≥100 CFU/ml. Water sampling: monthly (i) behind the RO and (ii) at the end of the piping system. ET, endotoxin level by the LAL test; EU, endotoxin units; BC, bacterial culture; CFU, colony forming units; HDF: haemodiafiltration; LFHD: low-flux haemodialysis. Reference, Nephrol Dial Transplant 2012; 27: 4010–4021.

### 저장 탱크에서 수질 검사를 하는 경우

반드시 저장 탱크의 배출구나 분배 시스템의 배출구에서 채취 한다.

## 수질 검사의 해석 및 평가

- 투석 용수와 투석액의 수질 검사 결과에 따른 해결 방안을 흐름도로 표시

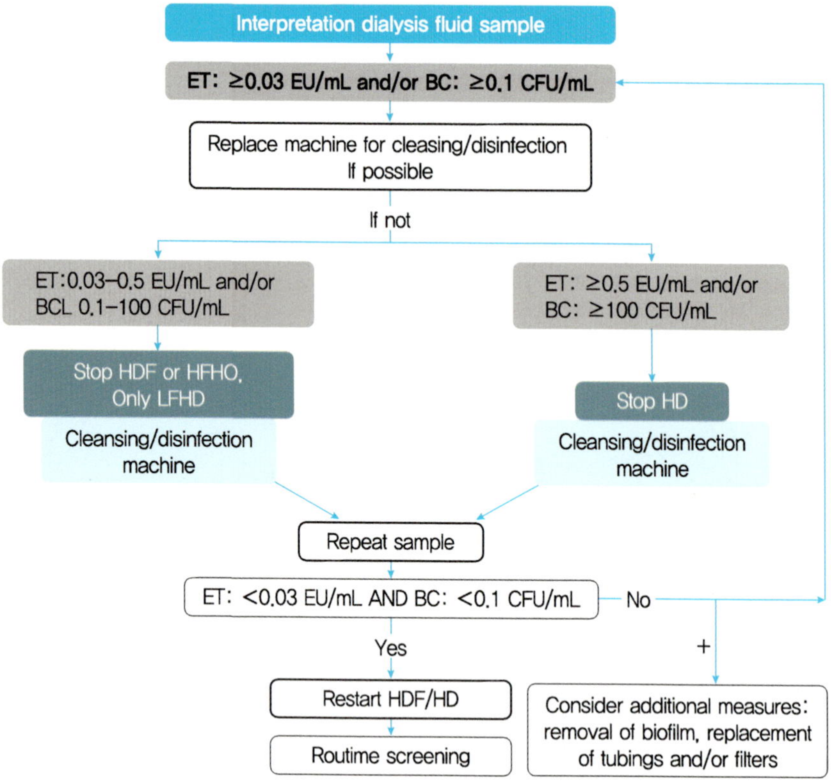


**그림 5** Interpretation of dialysis fluid sampling results. Each machine is sampled twice a year. (in centre: rotating; different machines sampled at each occasion). ET, endotoxin level; BC, bacterial culture; CFU, colony forming units; HDF, haemodiafiltration; LFHD, low-flux haemodialysis. Nephrol Dial Transplant 2012;27:4010–4021.

하였다(그림 5).

## 수질 관리가 투석환자에 미치는 영향 및 예후

- 초순수 투석액 사용은 투석환자에서 염증과 연관된 인자들을 개선시키고

영양 상태를 호전 시킨다. 항염증 효과를 통해 혈액 투석 환자의 알부민 및 헤모글로빈 수치를 높이고 조혈제 용량을 줄일 수 있다. 초순수 투석액 사용 후 CRP 감소를 보인 연구 결과를 통해 수질 관리가 염증 반응을 줄일 수 있는 임상적 근거를 제시하였다. 잔여 신기능에 대한 연구에도 초순수 투석액을 사용한 군에서 사용하지 않은 군보다 잔여신기능이 더 잘 보전되었다는 연구 결과가 있다.

- 초순수 투석액 사용은 심혈관계 합병증의 이환률 및 사망률 감소에 영향을 미친다. 초순수 투석액을 사용한 혈액투석군과 일반 정수액을 사용한 혈액투석군으로 나누어 심혈관계 합병증의 발생을 비교한 최근 연구에서는 3년 이상 오랜 기간 혈액투석을 하는 환자들에서는 초순수 투석액을 이용한 혈액투석환자에서 심혈관계 합병증의 발생률이 감소한 것으로 나타났다. 초순수 투석액과 순도가 낮은 투석액으로 다기관 무작위 대조군 연구를 진행하기에는 현실적으로 어렵기 때문에 실제로 심혈관계 사망률을 낮춘다는 증거는 현재 부족한 상태이다. 하지만 CRP 상승이 심혈관계 사망률을 유의하게 증가시킨다는 연구 결과를 볼 때, 수질 관리를 통한 초순수 투석액을 사용하는 것이 혈액 투석환자에게 심혈관계 사망률을 유의하게 감소시킬 것으로 생각된다.

## 맺음말

우리나라의 경우 혈액투석 환자의 증가와 함께 온라인 혈액투석여과 치료가 점점 증가하고 있다. 따라서 최근 수질관리에 대한 관심이 증가하고 그 중요성이 커지고 있다. 하지만, 현재까지 정부나 학회 차원에서 통일된 수질관리 지침을 마련하지 못하여 각 의료기관 별로 임의의 방식으로 정수시설 및 수질을 관리하고 있다. 조속히 우리나라의 현실을 반영한 수질 관리 표준안의 제정이 필요하고, 이에 근거한 지속적인 수질 관리와 감시가 병행되어야 할 것으로 생각된다.

## 참고 문헌


1) Glorieux G, Neirynck N, Veys N, Vanholder R. Dialysis water and fluid purity: more than endotoxin. Nephrol Dial Transplant. 2012 Nov;27(11):4010–21.
2) Masakane I, Kawanishi H, Mineshima M, Takemoto Y, Uchino J, Hoshino T, Igoshi T, Hirakata H, Akizawa T; Japanese Society for Dialysis Therapy. 2011 JSDT standard on the management of endotoxin retentive filter for dialysis and related therapies. Ther Apher Dial. 2013 Apr;17(2):229–40.
3) Nystrand R, Microbiology of water and fluids for hemodialysis. J Chin Med Assoc. 2008 May;71(5):223–9.
4) Isakozawa Y, Takesawa S, David V. Endotoxin and bacterial level of dialysate fluid quality. Contrib Nephrol. 2011;173:70–5.
5) 김형종 외; Ultrapure dialysis fliud: what, how, and why. 2013 한림대학교 신장연구소 연수강좌.
6) 이영기, 오지은. 혈액투석. 대한내과학회지: 제 86 권 제 2 호 2014.
7) Asci G, Tz H, Ozkahya M, Duman S, Demirci MS, Cirit M, Sipahi S, Dheir H, Bozkurt D, Kircelli F, Ok ES, Erten S, Ertilav M, Kose T, Basci A, Raimann JG, Levin NW, Ok E; EGE Study Group. The impact of membrane permeability and dialysate purity on cardiovascular outcomes. J Am Soc Nephrol. 2013 May;24(6):1014–23

3-5

# 혈액투석여과 치료에서의 투석 적절도

인제대학교 의과대학, 부산백병원 **강선우**

혈액여과 혹은 혈액투석여과 치료에서 투석이 적절하게 이루어지고 있는가를 평가하는 것은 매우 중요하다. 이러한 투석 적절도(dialysis adequacy)에 대해 이번 장에서 알아보기로 하자.

## 투석 적절도와 환자의 예후

요소(urea)는 다양한 요독소(uremic toxin)들의 제거를 측정하는 투석 적절도의 대리 표지인자(surrogate marker)로 사용된다. 요독소들 중에는 요소보다 큰 분자량을 가진 것들도 있다. 대류(convection)에 의한 용질 제거는 요소보다 크지만 (>5 kd), 투석막을 통과할 수 있는 용질을 체외 정화 과정 중에 이들 용질의 제거를 보다 용이하게 하기 때문에 요소 제거율에 비해 큰 분자량 독소 제거율이 훨씬 높다. 따라서, 요소 제거율에 바탕을 둔 최소 투석 적절도 지표는 혈액여과를 시행할 때는 적용하지도 못할 뿐 아니라 기존의 최소 투석 적절도 기준 수치가 혈액여과 시행 시에는 작을 수밖에 없다. 아직까지 혈액여과 연구에서 투석용량과 경성 임상 결과 간의 연관성을 제대로 규명한 연구가 없는 관계로, 혈액여과 혹은 혈액투석여과 치료 시에 요소 제거에 이용되는 권장 최소 투석 적절도 표준치로 혈액투석치료 시에 이용하는 수치를 그대로 고수할 수밖에 없다. 혈액투석여과에서는 요소 제거율이 보통은 변하지 않거나 보충액 사용으로 조금 증가된다. 그래서 혈액투석여과 시행시 최소 적절도 표준치에 대해서 논란의 여지가 있다. 그러나. KDOQI 편찬 그룹은 여태까지 연구 결과뿐 만 아니라 헤모 연구(Hemo Study)에서 요소 바탕 적절도와 대량배설(high-flux)간의 상호 작용에 관한 긍정적 증거가 부족하다는 점을 들어서 혈액투석, 혈액여과, 혈액투석여과 치료 시 동일한 최소 spKt/V를 권고한다고 하였다.

지난 20년 동안 여러 연구를 통하여 만성신부전 투석환자(CKD-5D)에서 발생하는 요독증의 독성, 염분과 물의 조절, 빈혈의 교정과 칼슘-인 대사 및 이상지질혈증과 같은 대사성 이상에 대하여 보다 깊어진 이해가 이루어졌다. 게다가, 투석 기술의 발전은 더욱 효과적이고 외부에서 조절 가능하면서 안전한 치료를 투석환자에게 제공하게 되었다. 그럼에도 불구하고 혈액투석 환자에서 임상 성적이 향상되지 않고 있다는 사실은 지난 20년 동안 이루어진 향상된 환자 진료가 생존율의 괄목한 향상으로 여전히 연결되지 않고 있음을 의미하고 있다. 혈액투석 환자에서 보통 연간사망률은 일본이 6.6%, 북미에서 21.7%, 유럽지역에서 평균 15.6%를 기록하고 있다. 다양한 원인인자들이 이러한 지역별 차이를 일으키는데, 3가지 종류로 나누어 볼 수 있다. 첫 번째로는 나이, 성별, 인종 같은 교정 불가능한 인자들과 그 외 일부 교정 가능한 당뇨병과 동반질병 등이다. 두 번째 원인인자들은 투석 처방이나 내과적 시술로 교정될 수 있는 혈압 조절, 요독증의 개선, 빈혈 치료, 칼슘-인 대사 장애, 이상지질혈증과 영양결핍-만성 염증 증후군 등이다. 마지막 인자들은 분명히 교정 가능하지만 혈중 호모시스테인 농도의 감소처럼 임상 성적의 향상으로 연결되지 않거나, 대장 세균에 의한 장내 생성 독소의 감소 같은 임상적 이득을 아직 증명하지 못한 경우 등이다. 최근 연구에 따르면 투석 환자에게 행해지는 진료 패턴이 질병 이환율과 사망률에 지대한 영향을 줄 수 있다는 것이다. 따라서, 의료인들은 만성신부전 환자에게 행하는 투석 치료 처방과 의료 행위에 보다 집중하는 것이 우선적이면서도 주요한 교정 가능 인자임을 인식해야만 한다. 최근의 한 연구에서는 북미에서 사망률이 타 지역보다 높은 이유로 보다 짧은 투석 치료 시간, 낮은 빈도의 자가 동정맥루 사용, 투석막 재사용, 투석간호사가 아닌 투석의료기사의 환자 진료 같은 다른 진료 패턴이 사망률 증가 원인으로 작용하고 있다고 하였다. 그러나, 이런 고찰이 최근에 보다 발전된 새로운 투석 방식을 어떻게 진료 현장에서 활용할 수 있는가를 포함하는 향상된 최신 혈액투석 기법의 역할을 완전히 반영하지는 못한다.

## 투석 적절도를 어떻게 향상시킬까?: 투석 치료 횟수 증가 혹은 치료 시간 연장

투석 적절도는 혈액투석 중에 달성하는 용질 질량 평형(축적된 용질의 제거)에 달려있고, 각 투석 세션의 궁극적 목표는 환자의 항상성을 회복하고 염분과 수분의 제로 평형을 달성하는데 있다. '용질 제거'(K)와 '치료 시간'(t)의 순 곱으로 정의되는 '투석 용량'은 치료 시 전달된 투석량을 측정하는 유용한 인덱스이다. Gotch는 요소 제거에 기초한 투석 치료의 정량화 개념을 발전시켰다. 제한점에도 불구하고, 체수분용적으로 표준화 시킨 '투석 용량'을 표현하는 요소 Kt/V는 실제 임상 현장에서 환자에게 전달된 투석 효과를 평가하는데 널리 이용되는 도구이다. 임상적인 측면으로 보았을 때, 위의 공식에 존재하는 K와 t는 CKD-5D 환자들의 임상 결과를 예측하는 데에 있어서 동일한 예측 값을 나타내는 변수가 아니라는 사실을 강조함이 중요하다. 다른 말로, 일정한 수치의

Kt/V를 유지하기 위해서 K를 올리고 동시에 t 수치를 줄이는 것은 질병 이환율과 사망률에 똑같은 영향을 주지 않는다. 즉, 투석 유지 시간(t)이 K(요소 제거율)보다 강하게 임상 성적을 결정하는 인자이고, 보통에 행해지는 것보다 높은 Kt/V 수치를 목표로 할 때에는 K가 아니라 t를 올리는 것을 항상 우선적으로 고려해야만 한다. 이런 측면에서 헤모 연구(HEMO study)에서 투석 용량인 Kt/V 목표 수치를 1.2 이상으로 유지하는 것이 표준적인 투석 용량을 유지하는 것에 비해서 환자의 사망률 감소에 결코 도움을 주지 못했다는 결과를 강조하는 것은 의미하는 바가 크다. 간략하게 말하면, 헤모 연구 결과는 최소 투석 용량의 역치인(single pool Kt/V=1.3)을 유지한다고 가정한다면 CKD-5D 환자의 사망률은 단순히 소분자 물질 제거량에 의존하지 않는다는 사실을 증명한 것이다. 그리고, 투석환자가 대량배설막 혈액투석치료(high-flux hemodialysis)를 받았을 때 유의성이 없는 8%의 사망률 감소를 일차적으로 보였다. 그러나, 헤모 연구의 post hoc 분석에서는 high-flux 투석막을 장기간 사용했던 하위 집단은 혈중 $\beta_2$-microglobulin 농도가 감소했고 CKD-5D 환자의 사망률이 줄었다.

$\beta_2$-microglobulin과 같은 중분자 물질과 무기성 인산염의 다중구획운동모델 분석을 적용해 봄으로써 이들 용질 제거의 애로점은 주로 그들 물질의 높은 체내질량전달 저항성에 기인한다는 것을 알 수 있다. 다르게 설명한다면, 투석치료로서 중분자물질 혹은 인산염 제거를 최적화하려면 고투과막을 이용해 대류 제거율을 향상시킬 뿐만 아니라 동시에 투석 치료 시간을 늘리거나 세션 횟수를 증가시키는 게 필요하다는 점이다.

어떤 형태의 혈액투석 치료이든지 치료 스케줄은 투석 적절성과 투석 관용을 위해서 정말 중요하다. 요즘에는 투석 시간을 연장하고 세션 횟수를 늘리는 것이 투석 효과를 늘리고, 혈관 안정성을 향상시키고, 좌심실비대를 줄이고 삶의 질을 유지하기 위해서 보다 나은 생리적 접근법으로 여겨지고 있지만, 의료 행위의 구조적 문제와 더불어 의료 수입 창출 측면과 관련된 어려움이 존재한다. DOPPS 연구에서는 투석 시간을 늘리는 것이 초여과 속도를 줄임으로써 저혈압 발생 빈도를 최소화하고 이로 인하여 투석 용량과 별개로 혈액투석 환자에서 사망률을 감소시켰다. 흥미롭게도 투석 시간을 30분 연장함으로써 비교 사망률 위험도를 7% 줄이는 효과가 있었다. 이러한 연구 결과들은 결국, 새로운 혈액투석 처방의 표준을 제시하게 되었는데, 주 3회 투석 시에(환자의 몸무게 혹은 수분용적에 따라 다를 수 있지만) 최소 투석시간을 270분(4.5시간)으로 유지하고 초여과량을 절대로 10 mL/h/kg를 넘지 않도록 해야 한다는 것을 명심해야 한다는 것이다.

## 투석 적절도의 새로운 패러다임

### 요독소

어떤 요독소를 제거할 필요가 있는지는 아직 확실하지 않다. 다양한 물질들이 생체외 실험을 거쳤고, 이 후에 임상 성적과 연관성이 증명되면서 이 물질들을 위험 인자로 분류함으로써 생체내 독성을 확인하였다. 계속 늘어나는 요독소 목록에도 불구하고 혈액투석 중에 우선적으로 제거할 필요가 있는 물질을 항목화한 권고안은 아직까지 없는 실정이다. 더욱이, 요독소는 나트륨과 인산염을 포함하는 최소 대사물질부터 주요 독소로 인식이 확장되고 있는 대분자 펩타이드와 단백질에 이르기까지 그 범주가 넓다. 최근 고찰을 보면 소분자 친수성 물질의 제거는 급성 사망(예, 고칼륨혈증, 나트륨 독성)과 관련이 깊고, 요독증에 의한 만성적 심혈관 합병증 발생은 오히려 단백질 결합 물질과 중분자 물질이 보다 필수적인 역할을 하는 것으로 보고되었다. 요소로 대표되는 소분자 친수성 물질들은 기존 혈액투석 치료로 쉽게 제거할 수 있지만, 단백질 결합 물질과 중분자 물질의 제거는 용이하지 않으며 보다 기술적으로 정교한 방법이 필요하다. Geiyo 등은 30년 전에 $\beta_2$–microglobulin이 투석관련 아밀로이드증(dialysis–related amyloidosis)을 일으키는 주요 원인 단백질임을 밝혀 내었고, 이후 현재까지 $\beta_2$–microglobulin은 만성신부전에서 중분자량 단백질(middle–molecular weight protein)중에 가장 폭넓게 연구되어온 물질이었다. 투석관련 아밀로이드증의 발생은 high–flux 투석막을 사용함으로써 예방할 수 있는데, 특히 고용량 혈액투석여과(high–volume hemodiafiltration) 치료를 이용할 때 효과적이다. 일본 혈액투석학회는 투석관련 아밀로이드증 발생 위험도를 비교 분석했다. 이 연구에서 low–flux 혈액투석 시행 시 위험도를 1로 가정하면, high–flux 혈액투석 시 0.424, 오프라인 혈액투석여과(offline HDF)시 0.104, 온라인 혈액투석여과(online HDF)시 0.039라고 보고하였다.

## 보다 효과적으로 체액 상태를 측정하고 조절하기

체액 상태를 제대로 평가하는 것은 CKD–5D 환자 치료의 핵심 요소이다. 최적화된 투석 후 건체중은 여전히 임상 양상으로 결정하고 있다. 따라서, 투석 중에 증상 혹은 저혈압 발생없이 혈액투석을 마치고 환자가 견딜 수 있는 최소 몸무게를 건체중이라고 말한다. 건체중의 더 정확한 정의는 환자가 투석 간 수분 섭취에도 불구하고, 다음 투석 날까지 항고혈압제 복용을 하지 않고도 정상 혈압을 유지하는 투석 후 몸무게라고 할 수 있다. 헤모 연구에서는 항고혈압제 복용에도 불구하고 72%의 CKD–5D 환자들이 고혈압 상태라고 보고하였다. 중증 체액 과부하 상태가 유럽 CKD–5D 환자에서 25%나 발견되고 있고, 이 정도 여분의 체액은 초여과를 통해 충분히 제거될 수 있음에도 불구하고 실정은 그렇지 못하다. 체액 과부하는 좌심실비대 발생의 주요 원인이며, CKD-5D 환자들에게 흔히 발생하고 유의한 사망인자이다. 체액 과부하와 고혈압 치료 원칙의 개선으로 인해서 이들 위험인자는 현재 효과적으로 교정 가능하다. 그러므로 좌심실비대는 잠재적으로 가역적인 위험인자로 보인다. 그러나 좋은 임상 성적을 얻어 내기가 어려운 한 가지 이유는 체액 과부하를 제대로 측정할 수 있는 도구가 적절하지 못하기 때문이다. 투석 전 후에 혈압을 측정하는 것이 일반적으로 체액 과부하 지표로 많이 사용되고 있지만 제한점이 많다. 적극적인 체액 과부하 치료가 몇 가지 종류의 고혈압을 치료할 수 있는 건 분명하지만, 여러 임상 결과들은 서로간의 인과 관계가 제대로 나타나지 않았다. 반면, 혈관 석회화에 의한 동맥 강직도 증가가 중심 수축기 혈압을 대변하는 상완혈압 수치의 유효성을 제한하는 다른 요소이다. 하대정맥(inferior vena cava) 직경, 생화학 마커 [예, 심방나트륨이뇨펩타이드, 뇌나트륨이뇨펩타이드(BNP), NT-pro BNP], 혈액 용적 모니터링, 단일-주파수 bioimpedance 등이 다양한 형태의 체액 상태를 측정하는 데 활용할 수 있다. 그러나, 현재는 몸조성 분석기술의 발전으로 보다 정확한 체액 과부하 여부 평가가 가능하게 되었다. 3.5년 이상의 중증 체액 과부하가 지속되면 사망 위험을 증가 시킨다(위험도=2.1).

## 기저 만성 염증을 측정하고 교정하기

CKD-5D에서는 만성 염증이 영양실조와 빈혈과 독립적으로 연관되어 있고, 결국 가속화된 동맥경화, 심혈관 합병증으로 사망에 이르게 된다. 다른 위험인자들(예, 요독증, 투석 치료, 투석액 균 오염, 산화성 스트레스)중에서도 혈관 접근로는 감염 혹은 진행성 염증 발생의 흔한 장소이다. 혈관 접근로는 혈액투석 환자의 임상 성과를 결정하는 아킬레스 건 같은 존재이다. 불행히도 자가 동정맥루 대신에 아직도 중심 정맥관을 많이 사용하고 있는 실정이다, European Renal Best Practice(ERBP)에서는 CKD−5D 환자에서 조기에 자가 동정맥루 수술을 시행하여 우선적으로 자연 자가 동정맥루를 사용할 것을 권고하고 있다. 환자 진료에서 진성 감염과 대비하여 혈전으로 막히거나 이식신 기능 부전으로 지속되는 무증상 염증을 감별하는 것은 임상적으로 아주 중요한 단계이다. 후향적 혹은 전향적 연구 두 가지 모두에서 합성막의 사용, 초순수 투석액과 대류(convective therapy) 혹은 혼합형(convective/diffusive therapy) 요법의 시행은 치료의 생체적합성을 향상시킴으로써 만성 염증 상태와 사망률이 감소됨을 보여주었다. 고용량 대류 치료는 CKD−5D 환자의 염증을 매개하는 기전을 조절하는데 역할을 하고 있다고 짐작되며, 더불어 투석 중 저혈압 발생을 줄임으로써 심근 기절(cardiac stunning)과 장 허혈에 의한 내독소 전위를 감소시킬 수 있다고 추정된다. 증가된 염증 지수와 에리트로포이에틴 자극제에 대한 저항성이 연관되어 있음이 밝혀졌다.

## 앞으로 신대체요법 중에서 최적화된 선택요법은 무엇인가?

특히 혈액투석 관련 임상 의학에서 시행되는 현재의 진료 모두가 대규모 무작위 임상 시험(redomized controlled trial, RCT)으로 그 효과가 확고히 입증된 것은 아니다. 현재 전 세계적으로 CKD−5D 환자들 중 3분의 2정도가 high−flux 투석막으로 치료를 받고 있는데, 이것은 더 큰 구멍을 통하여 소분자와 중분자 용질의 제거가 용이해짐으로써 임상 성적이 향상될 것이라는 믿음에서 기인한다. 그 뿐만 아니라, 장시간/매일 투석치료 혹은 온라인 혈액투석여과 치료로 도움을 받고 있는 대다수의 환자들도 RCT 이외에도 관찰연구 결과를 바탕으로 치료가 실제로 시행되고 있는 실정이다. 온라인 혈액투석여과 치료는 유럽에서는 10% 이상의 혈액투석환자들에게 일상적 임상 진료로 제공된다. 특히, 스위스는 60% 이상의 투석환자가 온라인 혈액투석여과 치료F에 의해 치료 중이며 북유럽에서도 대류 치료가 투석요법 선택 시 24%를 상회하고 있다. 1970년대 초반에 HDF가 도입되었을 때만 해도 기술적 문제, 편의성 논란, 의료비 상승에 기인한 복합 요인으로 대류요법 적용이 임상 현장에서 느리게 진행되었다. 이 후에 미생물학적으로 순수한 보충액 공급이 투석액으로부터 저가로 온라인 생산되기 시작하면서, 초기에 제기되었던 이러한 난관을 극복하고 성공적으로 임상 현장에 정착될 수 있었다.

지금은 온라인 혈액투석여과 치료의 과학적 원칙과 효능은 충분히 연구되어져서 확립되었다. 온라인 혈액투석여과 치료는 요독증에서 축적되는 대부분의 소분자 물질뿐만 아니라 모든 중대분자 물질까지도 제거가 가장 효과적으로 일어나는 체외순환 신대체요법으로 받아들이고 있다. 수많은 실험 논문에서 온라인 혈액투석여과 치료가 가지고 있는 고유한 장점인 빈혈 조절, 우수한 혈역학적 안정성, 인제거, 이상지질혈증의 개선, 전신 상태의 호전 등을 주제로 다루고 있다. 온라인 혈액투석여과 치료는 지저 질환인 만성신부전의 특성으로 나타나는 요독 독성, 만성 염증, 산화성 스트레스, 내피 기능이상 등의 영향을 유의하게 억제함으로써 말기신부전 환자의 심혈관계 합병증과 사망률을 낮추는데 기여한다고 알려져 있다. 온라인 혈액투석여과 치료의 이러한 장점들은 최신 혈액투석 장비의 우수한 기술성과 향상된 수질 관리에서 대부분 유래한다. 물론 다빈도/장시간 혈액투석치료보다는 온라인 혈액투석여과 치료를 선택하는 것이 실제 진료 측면에서도 보다 쉽고 편하다.

두 개의 무작위 대조시험인 Turkish HDF 연구와 Dutch Contrast HDF 연

구에서 low−flux 혹은 high−flux 치료 환자와 비교했을 때 HDF 환자에서 임상적 이득이 없었다. 그러나 흥미롭게도 이 두 가지 연구 모두에서 보충액량을 세션당 17−20 L 사이로 투여하는 것이 독립적인 위험인자임을 알 수 있었다. 결국 최근에 발표된 ESHOL 연구 결과를 보면, 후희석(post−dilution) 보충액량을 20 L 이상 투여함으로써 high−flux 투석환자보다 온라인 혈액투석여과 치료 환자에서 생존율을 유의하게 증가시킬 수 있음이 증명되었다. 다른 말로 말하면, 이번 무작위 대조시험은 DOPPS 연구에서 일차 결과로 보여주었던 대류용량을 대변하는 보충액의 용적이 온라인 혈액투석여과 치료를 받는 환자 생존 결정의 주요한 인자임을 입증한 것이다.

## 결론

새로운 투석적절도 패러다임은 소분자 용질의 제거는 물론이고 특이적으로 중분자 용질의 제거까지도 가능함으로써 요독증과 연관된 다양한 대사성 장애를 충분히 교정할 수 있어야 한다. 새로운 패러다임은 체액 상태의 올바른 평가, 만성 염증의 감소, 단백질 회로들(pathways) 및 친염증성(pro−inflammatory) 세포의 활성화를 억제하는 기능을 포함한다. 다빈도/장시간 혈액투석의 도입이 긍정적 평가를 받고 있는 것은 사실이지만, 실제 임상적으로 적용하기에는 극복할 난관이 남아있다. 진료 패턴을 향상시키고 진료의 질 충족을 확인하는 도구를 실행하는 것은 심혈관계 질병 이환율과 사망률을 줄이기 위해서는 필수적인 업무이다. 현존하는 최적화 신대체요법은 향상된 투석 용량 전달력, 중분자 물질의 확장된 제거능, 혈역학적 불안정성의 개선, 친염증성 반응물 생성의 최소화 등과 같은 고도로 세련된 투석 기계 개발 기술력으로부터 주로 나온다. High−flux 투석막과 보다 적합한 투석막 기하학은 새롭게 인식된 요독소의 제거를 용이하게 할 것이다. 온라인 혈액투석여과 치료가 희망적인 임상 성적을 보이는 신대체요법 중에서 가장 기술적으로 앞서 있고 다목적 플랫폼이라는 것은 객관적 사실이다. 그러나, CKD-5D 환자를 치료하는 의료인이 전문적 지식 배양을 게을리 하지 않고 개인별 맞춤 진료의 제공을 성실히 수행하는 일이 투석과 관련된 기술적 진보가 환자에게 주는 이득을 절대 대신할 수 없음을 우리는 잊어서는 안된다.

## 참고 문헌


1) National Kidney Foundation. Kidney Disease Quality Initiative Clinical Practice Guidelines. Hemodialysis and Peritoneal dialysis adequacy, 2006 and 2015 Updated.
2) Rayner HC, Pisoni RL, Bommer J et al. Mortality and hospitalization in haemodialysis patients in five European countries: results from the Dialysis Outcomes and Practice Patterns Study(DOPPS). Nephrol Dial Transplant 2004; 19: 108-120.
3) Eknoyan G, Beck GJ, Cheung AK et al. Hemodialysis (HEMO) Study Group. Effect of dialysis dose and membrane flux in maintenance hemodialysis. N Engl J Med 2002; 347: 2010-2019.
4) Tattersall J, Martin-Malo A, Pedrini L et al. EBPG guideline on dialysis strategies. Nephrol Dial Transplant 2007; 22(Suppl. 2): ii5-ii21.
5) Ok E, Asci G, Sevinc-Ok E et al. Comparison of postdilution online hemodiafiltration and hemodialysis (Turkish HDF study). ERA-EDTA 2011; LBCT2.
6) Locatelli F, Altieri P, Andrulli S et al. Hemofiltration and hemodiafiltration reduce intradialytic hypotension in ESRD. J Am Soc Nephrol 2010; 21: 1798-1807.
7) Grooteman M, Van den Dorpel R, Bots M et al. Online hemodiafiltration versus low-flux hemodialysis: effects on all-cause mortality and cardiovascular events in a randomized controlled trial. The convective transport study (CONTRAST). J Am Soc Nephrol 2012 [Epub ahead of print April 26].
8) Kawanishi H, Yamashita AC. Hemodiafiltration-A New Era. Contrib Nephrol. Basel, Karger, 2011, vol 168, pp 129-133.
9) Gotch FA. Evolution of the single-pool urea kinetic model. Semin Dial 2001; 14: 252-256.

10) Maduell F, Moreso F, Pons M et al, for the ESHOL Study Group. High–efficiency postdilution online hemodiafiltration reduces all–cause mortality in hemodialysis patients. J Am Soc Nephrol. 2013; 24: 487–497.

11) Saran R, Bragg–Gresham JL, Levin NW et al. Longer treatment time and slower ultrafiltration in hemodialysis: associations with reduced mortality in the DOPPS. Kidney Int 2006; 69: 1222–1228.

12) Culleton BF, Walsh M, Klarenbach SW et al. Effect of frequent nocturnal hemodialysis vs conventional hemodialysis on left ventricular mass and quality of life: a randomized controlled trial. JAMA 2007; 298: 1291–1299.

# 4

# 다양한
# 혈액투석여과 치료 방법

4-1
# 보충액의 공급방법에 따른 온라인 혈액투석여과의 방법들

한양대학교 의과대학, 한양대학교병원 **이창화**

## 혈액투석여과 치료에서 보충액의 주입 방법

온라인 혈액투석여과(Online HDF)는 투석과 동시에 여과와 보충액 공급을 동시에 진행한다. 보충액이 유입되는 위치를 투석막의 앞쪽에 두는 경우를 전희석법(Pre-dilution HDF)라 하고, 투석막의 뒤에 두는 방법을 후희석법(Post-dilution HDF)라고 한다(그림 1). 전희석법 및 후희석법은 고유의 장단점이 있어서 두가지 보충액 공급방법의 장점을 취하고 단점을 보완하고자 여러 가지 방법이 시도 되고 있는데 그 중 대표적인 방법이 중간희석법(mid-dilution HDF)과 혼합희

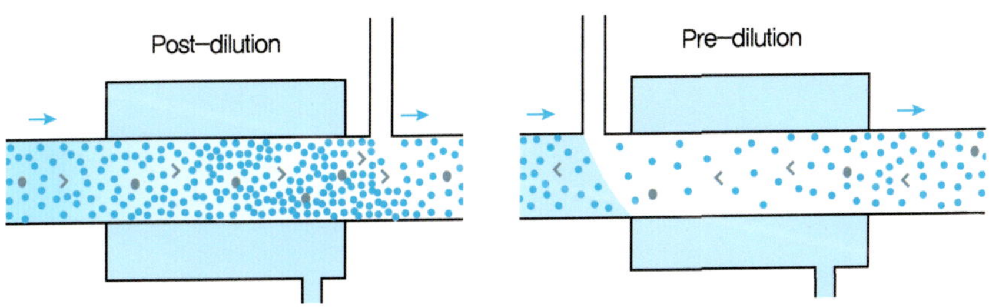


**그림 1** 전희석법(Pre-dilution HDF) 및 후희석법(Post-dilution HDF)

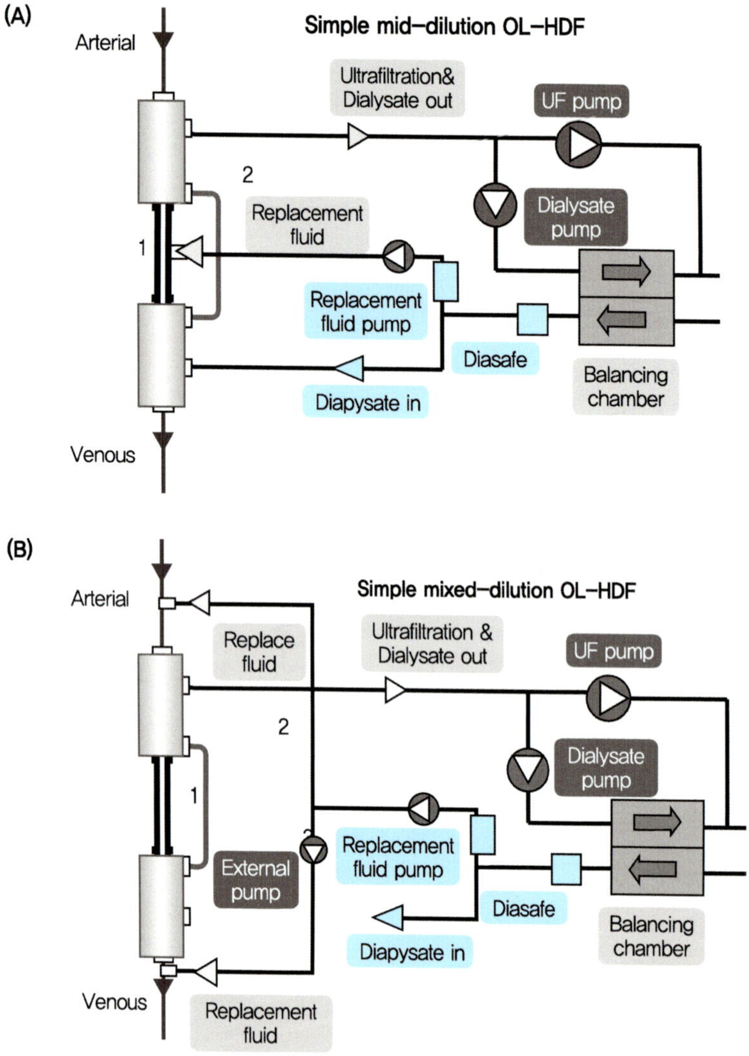


**그림 2** **(A)** 중간희석법(Mid-dilution HDF) **(B)** 혼합희석법(Mixed-dilution HDF)

석법(mixed-dilution HDF)이다(그림 2).

### 전희석법(Predilution HDF)

● **원리**

전희석법의 원리는 환자의 몸에서 나온 혈액이 투석막을 통과하기 직전에 동맥 측에서 보충액을 공급하는 치환방법이다. 동맥측에서 보충액을 공급하게 되면 환자의 혈액은 희석된 상태로 투석막으로 들어가서 반투막을 사이에 두고 확산과 여과가 일어난다. 전희석법으로 희석된 혈액은 투석막에서 여과를 거치면서 적절하게 혈액이 농축되어 정맥 측으로 돌아가게 된다.

● **장점**

후희석법에 비하여 많은 양의 여과 및 보충액 공급이 가능하다. 그리고 희석된 혈액이 투석막으로 들어가기 때문에 혈액이 지나치게 농축되면서 생기는 문제가 발생할 가능성이 적고, 투석막 사이의 압력차가 높아지는 것을 피할 수 있다는 장점이 있다. 이러한 상황은 후희석법에 비하여 투석막에서 혈액이 응고되는 빈도를 줄여주고 여과에 의하여 알부민이 소실되는 양도 적게 해준다.

● **단점**

후희석법에 비하여 노폐물제거율이 상대적으로 적다. 그리고 비슷한 여과의 효과를 보기 위하여 보충액의 양이 2배가 필요한데 이것은 장점이면서 단점이 된다. 많은 양의 보충액을 사용하기 때문에 오염의 위험이 상승하고 또한 좀더 많은 양의 투석액을 사용하기에 상대적으로 더 많은 비용이 필요하다.

### 후희석법(Postdilution HDF)

- **원리**

후희석법은 환자의 몸에서 나온 혈액이 투석막을 통과하면서 여과가 된 후에 투석막을 지난 위치에서 보충액을 공급하여 적절한 농도의 혈액이 되도록 한 후 정맥측으로 돌아가게 하는 방법이다(그림 1).

- **장점**

후희석법은 전희석법에 비하여 노폐물 제거의 효율이 높다. 그리고 전희석법에 비하며 절반의 보충액액으로도 비슷한 대류(Convection) 효과를 볼 수 있기에 보충액으로 인한 오염의 위험이 적고 비용도 적게 필요한 것이 장점이다.

- **단점**

후희석법은 먼저 여과에 의해 혈액이 농축된 후에 치환액을 공급하기에 최대로 혈액을 여과할 수 있는 한계가 있다. 일반적으로 혈액을 30% 이상 여과하면 혈액이 지나치게 농축되면서  혈구세포에 문제가 생길 수 있고 혈액응고의 위험이 높아진다. 이러한 이유로 여과할 수 있는 양에 제한이 있다. 특히 투석을 위한 혈관경로가 적절하지 못하여 충분한 혈류량을 유지하지 힘든 경우에 원하는 만큼 대류에 의한 노폐물을 제거 효과를 얻기가 힘들어진다. 막사이압력(TMP: Transmembrane pressure)도 심하게 증가할 수 있고, 전희석에 비하여 알부민의 손실이 많다.

### 혼합희석법(Mixeddilution HDF)

- **원리**

혼합희석법은 전희석법이나 후희석법의 단점을 극복하고자 시도되는 방법이다. 투석막 이전에 일정량의 보충액을 공급하여 혈액이 과도하게 농축되는

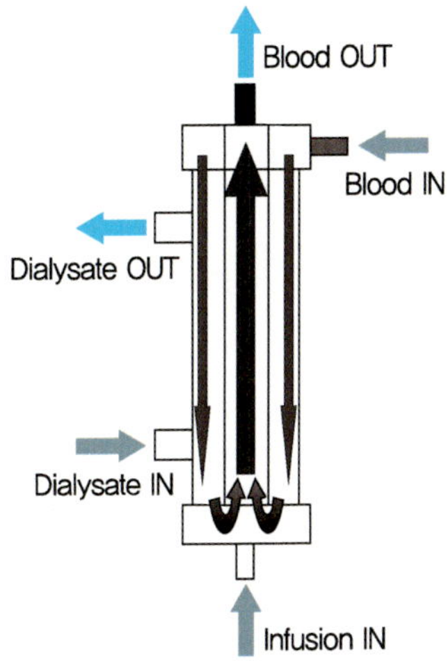


**그림 3** 중간희석법(Mid-dilution method)을 위한 투석막

것을 방지하여 좀 더 많은 보충액 공급이 가능하도록 해주고, 동시에 투석막을 지난 지점에서도 보충액을 공급하여 전희석법의 단점인 낮은 효율을 극복하고자 하는 방법이다(그림 2(B)). 이 방법은 보충액을 공급하기 위하여 두 개의 펌프가 필요하지만 투석막을 새로 만들 필요는 없어서 비교적 시도하기가 쉽고, 최근 투석기계에서 지원되는 경우도 있다.

혼합희석법과 비슷한 목적으로 중간희석법도 시도되고 있다(그림 2(A)). 이는 투석막은 2단계로 분리하여 중간 부위에서 치환액을 공급할 수 있도록 제작된 투석막이 필요하여 일반적인 투석기계에서 쉽게 적용하기가 어렵고 별도로 제작된 장비가 필요하다(그림 3).

- **장점과 단점**

전희석법과 후희석법의 중간정도가 될 것으로 예상되나 아직 충분한 경험이 부족하다.

## 희석방법이 환자의 예후에 미치는 영향

여러 연구에서 Ol–HDF가 일반투석에 비하여 생존율이나 심혈관합병증의 위험을 낮추는데 잇점이 있다는 보고도 있지만, 반대로 잇점이 없다는 보고도 있다. 이러한 부분을 자세히 분석해보면 충분한 치환액을 공급한 경우에는 잇점이 있어 보이고, 여러 가지 이유로 충분한 여과 및 치환액 공급을 하지 못한 경우에 일반적인 투석방법에 비하여 잇점이 없었다. 세계적으로 보면 유럽에서 주로 후희석법을 사용하고 일본에서 전희석법을 많이 사용한다. 우리나라의 경우는 자세한 조사결과가 부족하지만 전희석법을 좀더 많이 사용하는 경향이 있다. 일본과 우리나라의 경우에 혈관경로가 후희석법을 사용하기에 충분하기 못한 경우가 많기 때문에 전희석법을 선택하는 경우도 드물지 않은 것이 현실이다. 후희석법을 사용하기 위해서는 분당 350 ml 이상의 혈류가 바람직하지만 우리나라의 경우에는 충분하지 못한 경우가 많은 것이 현실이다. 환자의 예후에 대한 대부분의 연구가 후희석법을 사용한 지역에서 보고되었고 전희석법을 사용한 경우에 대한 자료는 아직 부족하다. 따라서 전희석법과 후희석법이 환자의 예후나 심혈관합병증 등을 줄이는데 어느 방법이 유리한지에 대한 자료는 많이 부족하다. 또한 중간희석법이나 혼합희석법이 환자에게 도움이 될지에 대한 자료도 마찬가지로 많이 부족한 것이 현실이다.

### 참고 문헌


1) Masakane I. Blood Purif. 2004;22 Suppl 2:49–54.
2) Canaud B, Bragg–Gresham JL, Marshall MR et al. Kidney Int. 2006 Jun;69(11):2087–93.
3) Santoro A, Mancini E, Bolzani R et al. Am J Kidney Dis. 2008 Sep;52(3):507–18.
4) Grooteman MP, van den Dorpel MA, Bots ML et al. J Am Soc Nephrol. 2012

Jun;23(6):1087–96. (Contrast study)

5) Ok E, Asci G, Toz H. et al. Nephrol Dial Transplant. 2013 Jan;28(1):192–202. (Turkish)
6) Maduell F, Moreso F, Pons M et al. J Am Soc Nephrol. 2013 Feb;24(3):487–97. (Eshohl study)
7) Susantitaphong P, Siribamrungwong M, Jaber BL. Nephrol Dial Transplant.2013 Nov;28(11):2859–74. (Meta–analysis)
8) Wang AY, Ninomiya T, Al–Kahwa A et al. Am J Kidney Dis.2014 Jun;63(6):968–78. (Meta–analysis)
9) Nistor I, Palmer SC, Craig JC et al. Am J Kidney Dis.2014 Jun;63(6):954–67.

4-2

# 고용량 혈액투석여과 치료

인제대학교 의과대학, 해운대백병원 **김양욱**

## 서론

기존의 혈액 투석에 비해 온라인 혈액투석여과치료는 더 효과적이면서 안전한 신대치 요법으로 알려져 있으며 또한 장기 생존율을 향상 시킬 수 있다는 연구 보고에 따라 미국을 제외한 유럽 및 아시아 특히 일본지역에서 혈액투석여과 치료는 증가 추세에 있다. 또한 최근 대류를 통한 더 많은 양의 중분자 및 대분자 요독 물질의 제거를 위하여 일반적인 혈액투석여과치료보다 대류 양을 증가시킨 고용량 혈액투석여과(high volume HDF) 치료가 환자의 생존율을 향상 시킨다는 연구 보고로 인하여 최근 점차 대류 양을 증가시키는 치료법이 시행되고 있다. 이 장에서는 이러한 고용량 혈액투석여과 치료에 대하여 기술하고자 한다.

## 혈액투석여과 치료의 배경

### 원리

- **확산**(Diffusion)

확산은 농도차이에 의하여 농도가 높은 곳에서 낮은 곳으로 반투막을 통과하여 소분자 용질이 이동하는 것으로, 투석동안의 확산은 분자의 농도가 막의 양측에서 같아 질 때까지 지속된다. 따라서 요소와 같은 소분자를 효율적으로 제거할 수 있는 방법이며, 이전부터 보편적으로 시행하고있는 저유량 혈액투석(Low-flux hemodialysis)은 확산에 의한 투석 방법이다.

- **대류**(Convection)

대류란 압력차에 의하여 물이 이동하면서 용질이 같이 이동하는 것으로 반투과막을 각 용질이 통과하는 정도는 초여과양(ultrafiltration), 막 경유압력(trans-membrane pressure), 체계수(sieving coefficient) 등에 의해 결정된다.

혈액여과법이 대류에 의한 것이며 고유량 혈액투석(High-flux hemodialysis)은 주로 확산에 의한 것이나 일부 대류작용이 작용한다. 혈액투석여과는 주로 대류에 작용에 의한 것이며 일부 확산 기전이 작용한다.

### 정의

온라인 혈액투석여과에서 대류량(convection volume)이란 투석 중 증가한 체중에 대한 제거양(체중감소)과 주입된 수분(보액량)의 제거량을 합한 것이다.

Volume Ultrafiltered Total/session
=Volume Weight gain/loss+Volume Substitution

이것은 총 한외여과량(ultrafiltration volume)과 동일한 의미이며 EUDIAL

initiative에서 온라인 혈액투석여과의 중요한 정량 척도(quantifier)로 제시되었다.

즉, 혈액투석여과에서의 총 한외여과양은 투석 중 체중증가에 대한 제거양과 주입된 보액에 대한 제거양의 합산이다. 이때의 총 한외여과양이 총 대류 량과 같다.

Ok 등[4]에 의한 무선할당 통제연구에서 평균 보액량은 17.4 L였고 이 양보다 더 많을 경우를 고용량 혈액투석여과로 하였다. 이러한 고용량 혈액투석여과의 정의는 투석 방법에 따라서 다른데 일반적으로 후 희석 치료에서는 1회 시행 당 대류양이 24 L 이상, 전 희석치료에서는 후 희석의 2배인 48 L 이상인 경우로 정의한다.

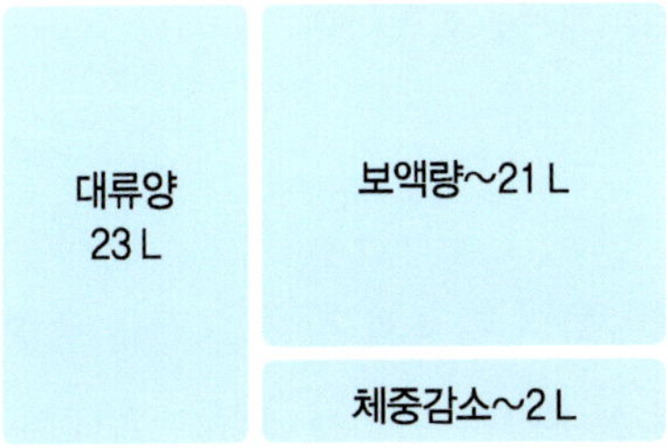


## 혈액투석여과의 종류

보액을 주입하는 위치에 따라서 크게 4가지로 구분할 수 있다. 전 세계적으로는 후 희석 혈액투석여과방법을 널리 사용하고 있다.

- 후 희석 혈액투석여과; 혈액여과필터 후에 보액 연결
- 전 희석 혈액투석여과; 혈액여과필터 전에 보액 연결
- 중간 희석 혈액투석여과; 초여과와 확산이 일어나는 부분의 중간에 보액 연결

- 혼합 혈액투석여과; 혈액여과필터 전후에 동시에 보액 연결

## 고용량 혈액투석여과 치료에 필요한 조건

고용량 혈액투석여과 치료를 시행하기 위해서는 여러 가지 설비와 조건이 필요하다.

### 무균의 비발열성 보액의 안정적, 무제한적 생산

고용량 혈액투석여과 치료법은 많은 양의 보충액이 필요하다. 이를 공급하기 위해서는 무균의 비발열성 보액을 안정적이며 무제한으로 생산해야 한다. 국제 표준에 부합하는 품질과 순도를 가진 투석액의 사용은 신대치치료를 안전하게 시행 할 수 있도록 해주는 핵심 조건이다

### 투석장비

투석장비사용이 간단해야하며 다음과 같은 요건을 충족하여야 한다.

- 혈액농축의 위험을 최소화하면서 보액량을 최대화 하기 위해 보액비 율을 자동으로 연속적으로 조절해야한다.
- 투석의 환경적 부담뿐만 아니라 물과 에너지 소비를 감소시킬 수 있도록 혈류 속도에 대한 투석액의 속도를 자동으로 조절 할 수 있어야 한다.
- 업무속도를 최적화하고 교육에 필요한 노력을 감소시키기 위하여 혈액라인 조작이 쉬워야 한다.
- 국제 기준에 맞는 보액을 온라인으로 생산해야 한다.

### 혈관통로

좋은 기능의 혈관통로는 치료 방법과 상관없이 모든 투석 치료의 필수 조건이다.

- 혈액투석여과 치료 시 적절한 보액양의 도달은 대부분 혈류 속도와 관련이 있다. 또한 혈류속도를 결정하는 데에 혈관통로의 종류 및 속도도 중요한 요인이다.
- 적당한 혈류 속도를 얻기 위해서는 혈관 통로의 속도가 600 ml/분 이상이 되어야 한다. 혈류 속도는 혈관통로 속도의 80%를 초과해서는 안 된다. 초과 시에는 혈관벽의 손상 및 재순환을 증가시킬 수 있다.
- Hagen–Poiseuille의 법칙에 따르면 바늘의 크기는 전달되는 혈류 속도에 영향을 준다. 일정한 동맥 및 정맥 압력에서는 바늘의 직경이 클수록 혈류 속도는 더 높아진다. 대부분의 권장되는 바늘의 크기는 15 G이다. 그러나 다음과 같은 경우는 예외적으로 더 작은 바늘을 사용할 수 있다.
  ① 혈관통로 속도가 400 ml/분 이하인 경우
  ② 15 G 바늘로 천자하기에 혈관이 너무 작은 경우
  ③ 동정맥루가 아직 성숙되지 않았거나 곧 동정맥루 재건술을 시행할 예정인 경우
  ④ 혈종이 있는 경우
  ⑤ 출혈시간이 길어진 경우

## 충분한 대류 양에 영향을 미치는 요소

### 혈액 농축

혈장 수분만으로 한외 여과가 이루어진다. 혈액 점도의 상승은 적혈구 용적

(hematocrit)과 관계있다. 대류 양은 적혈구 용적과는 역의관계, 알부민과 혈류 속도, 치료 시간과는 비례하여 증가한다.

### 혈관 통로

고유 샛길(native fistula)이 가장 좋다. 그러나 고령화나 당뇨 및 심혈관계 질환의 증가에 따라 사용에 제한이 있을 수도 있다. 영구 터널 카테터는 부족한 혈류 양으로 인해 대류 양이 줄게 되므로 충분한 투석 효과를 기대할 수 없다. 그러나 혈액투석여과의 절대적인 금기는 아니며 투석시간을 연장함으로서 부족한 대류 양을 보상할 수 있다.

### 혈류양

혈류 속도가 높을수록 막사이 압력(transmembrane pressure) 차를 감소시키며 더 많은 혈장 수분이 한외여과될 수 있다. 보충액의 주입속도는 혈류량에 많은 영향을 받는다. 보액의 주입속도는 혈류 양에 많은 영향을 받는다. 후 희석법의 경우, 최대 주입속도는 혈류속도의 33%이다. 혈액투석여과에서의 보통 혈류속도는 350−500 ml/min임을 감안할 때, 주입속도는 80−160 ml/min가 된다.

### 투석액 양

투석액의 양은 대류의 양에 영향을 주지 않는다.

### 투석막

혈액투석여과 치료는 최소 20 ml/mmHg/h를 초과하는 한외 상수(KUF)를 가지는 고유량(high−flux)투석막을 필요로 한다. $\beta_2$−마이크로글로불린의 체계수가 0.6 이상이며 넓은 면적(1.5-2.1 $m^2$)의 투석막이 필요하며 막 경유압력 상승의 경고 알림을 피하기 위해서는 1.7 $m^2$ 미만의 투석막은 사용을 피하는 것이 바람직하다. 투석막의 크기나 형태는 혈액 속도나 방법에 따라 선택되어야 한다. 통상적으로 $K_{UF}$40에서 100 ml/h/mmHg 의 큰 대류 능력을 가진 투석막이 사용 가능하다. 이것은 200 mmHg의 막 경유압력에서는 133−333 ml/min의 보액 주입속도가 가능함을 의미 한다.

따라서 $K_{UF}$ 45 ml/h/mmHg초과하는 투석막은 대류 양에 영향을 주지 않는다.

### 투석 시간

투석 시간의 증가는 대류 양을 증가시킨다.

혈류 속도 400 ml/min과 여과 분율 25%에서 1시간 동안 혈액투석여과를 지속한다면 약 6 L의 대류량을 증가시킬 수 있다.

## 혈액투석여과 치료 처방에 적용되는 기본 원리

### 혈액과 혈장의 수분성분

혈액의 초여과능력은 막간 압력차가 적용되었을 때 여과에 적용되는 혈액의 수분함량에 따른다. 혈액의 수분량은 총 혈액량에서 적혈구 용적과 혈장 단백 용적(protocrit)을 제외하면 구할 수 있다.

$$혈액의\ 수분량 = 총\ 혈액량 \times (1-(적혈구\ 용적+protocrit))$$

예를 들어, 10 ml의 혈액에 적혈구 용적이 40%이고 단백질이 6 g/dL라면 혈액의 수 분량은 10×(1−(0.4+0.06))으로 10 ml의 혈액에는 5.4 ml의 수분을 포함하게 되고, 만약 혈류 속도가 400 ml/min이라면 분당 216 ml의 수분이 여과에 적용된다.

또는 혈액의 수분 속도는

혈액속의 수분 속도=혈류 속도×(1−적혈구 용적)×(1−0.0107TP)

(TP: 총 단백질양 g/dL)

를 통해 구할수 있다.

### 여과 분율(Filtration Fraction, FF)

혈액투석 여과막을 통과하는 혈액 수분 공급의 정도를 의미하는 것으로 단위시간당 막을 통과하는 수분의 퍼센트로 나타낸다.

여과 분율=100×총 한외 여과 속도(Qcon, ml/min)/혈액 수분 속도(QBW, ml/min)

그러나 실제 임상영역에서는 혈액 내 수분량 보다는 총 혈액량에 근거하여 사용된다. 간단히 여과 분율(FF)을 계산할 수 있는 방법이 두 가지가 있다. 먼저 혈류 속도(QB)에 대한 대류 속도(QCON)의 비율로 아래와 같이 계산할 수 있다.

여과 분율(%)=대류 용량(mL/min)/혈류 속도(mL/min)

또는, 투석이 이행된 혈액량에 대한 대류 용량의 비율로 아래와 같이 계산할 수 있다.

여과 분율(%)=대류용량(L)/투석이 이행된 혈액량(L)

수동으로 조절하는 후 희석 혈액투석여과에서 허용치를 초과하는 막 경유

**표** Recommendations to obtain the optimal HDF dose

| 빈도 | Prescription | Recommendation |
|---|---|---|
| Vascular access | Fistula or graft<br>Catheter | First option<br>Increase dialysis duration |
| $Q_b$ | 350–500 ml/min | Maximum possible |
| Dialysate flow | 400–500 ml/min+<br>infusion flow rate | No influence on<br>convective dose |
| Infusion flow rate | 25–33% of the $Q_b$<br>90–160 ml/min | Maximum possible |
| Dialysis duration | 4.0–5.0 h/session | Maximum possible |
| Convective volume<br>(replacement volume+<br>intradialytic weight loss) | >23 liters/session | Maximum possible |
| Perdentage effective<br>convective<br>volume of the blood<br>processed | 25–30% | Maximum possible |
| Dialyzer | High–flux membrane<br>$K_{UF}$>40 ml/h/mmHg<br>SC for $\beta_2$–microglobulin>0.6 | Avoid membranes with<br>high adsorption capacity,<br>i.e.PMMA |

KUF=Ultrafiltration coefficient; SC=sieving coefficient;
PMMA=polymethyl methacrylate.

발췌 Blood Purif 2015;40(suppl 1):17 – 23

압력의 발생없이 치료를 할 수 있는 적용 가능한 대류 속도를 계산하기 위하여 일반적으로 25%의 여과 분율을 사용한다. 혈액 수분 속도의 개념에서 살펴보면 여과 분율은 45–50% 까지 상승한다. 너무 높은 여과 분율은 투석막의 응고 및 세포와 단백질의 손상을 야기 할 수 있으며 이는 혈류 속도를 높임으로서 조절될 수 있다.

### 한외 여과를 결정하는 요인

한외 여과를 조절하는 요인에는 Darcy의 법칙이 일반적으로 적용되며, 수분 통과력(hydraulic permeability, m/s/Pa)과 한외 여과 면적($m^2$)과 압력 차이(Pa)의 곱으로 결정된다. 실제 영역에서는 다음과 같이 적용될 수 있다.

- **투석막의 수분 투과정도와 면적**

  투석막의 총 한외 여과 능력은 초 여과 상수로 표현된다(KUF; ml/h/mmHg).

- **막간의 정수압력차**

  초기의 초 여과 유도는 막을 통과하는 정수압에 기인하며 막간 압력차는 막 투과도 이외에도 혈액의 구성(적혈구 용적과 단백질 용적)과 혈액 속도 등에 의해 결정된다.

  고용량 혈액투석여과에는 혈류 속도가 목표한 한외 여과율을 달성하는데 필수적이다. 또한 환자 개개인의 특성 예를 들어, 적혈구 용적, 총 단백량 농도, 피브리노겐, 지질 농도 등에 의해 영향을 받는다. 혈액 내 이러한 물질들이 증가하면 혈액 점도가 상승하게 되고 투석기내의 혈장 수분 량이 줄어들게 된다. 임상영역에서는 이러한 문제로 인해 혈액투석여과를 처방할 때 한계 막 경유압력 300 mmHg환경에서는, 높은 혈류 속도(>350 ml/min)와 후 희석모드에서 낮은 여과 분율(25-30%)로 하는 것을 선호하게 된다.

## 고용량혈액투석여과 치료의 임상적 경험

혈액투석여과와 혈액투석을 비교한 연구들의 결과에서는 빈혈의 교정이 용이하거나 낮은 입원율, 낮은 인결합제의 사용률 등의 임상적 효능을 관찰 할 수 있었다.

대류량을 증가시키는 것이 필요한 이유는 여러 연구에서 대류량의 정도와 임상 결과가 서로 관련이 있다고 알려졌기 때문이다. 다음은 임상주된 치료 목표인 생존율 향상 결과를 나타낸 대표적인 연구들이다.

### 유럽의 DOPPS 자료

관찰연구로, 보액량을 15 L이상(15-24.9 L)으로 하였을 때 혈액투석에 비해 사망의 위험률이 35% 감소되었다.

### RISCAVID

관찰연구로, 보액량을 23±3 L하였을 때 혈액투석에 비해 24%의 위험률 감소가 있었다.

### EUCLID

관찰연구로, 평균 대류량을 22.2 L로 하였을 때 33%의 사망률 감소가 있었다.

### CONTRAST(CONvective TRAnsport STudy)

총 714명을 대상으로 시행한 무작위 배정 임상 시험으로 초기 분석에서는 혈액투석과 차이가 없었다. 그러나 사후 분석(post hoc analyses)에서 21.95 L의 대류량(약 20 L의 보액량)으로 시행되었을 경우 약 39%의 생존율 이득이 있었다.

### Turkish ON-HDF trial(THDFS)

총 782명을 대상으로 시행한 무작위 배정 임상 시험으로 초기 분석에서는 혈액투석과 차이가 없었다. 그러나 THDFS 연구 역시 사후 분석에서 19.5 L의 대류량에서 약 46%의 생존율 이득이 있었다.

표 Mortality rates in randomized controlled trials and observational studies stratified and arranged by convection volumes, on-treatment analyses

| Reference | CV/ (L/treatment)[a] | SV (L/treatment)[b] | IDWL (L/treatment) | HR | 95% CI of HR |
|---|---|---|---|---|---|
| ESHOL | <23.1 | | | 0.90 | 0.61–1.31 |
| 2013[9] | 23.1–25.4 | | | 0.60 | 0.39–0.90 |
| | >25.4 | | | 0.55 | 0.34–0.84 |
| Turkish HDF study[d] | 18.8 | 16.2 | 2.6 | 1.10 | 0.68–1.76 |
| 2013[11] | 20.3 | 18.1 | 2.2 | 0.54 | 0.31–0.93 |
| CONTRAST | <18.18 | | | 0.80 | 0.52–1.24 |
| 2012[10] | 18.18–21.95 | | | 0.84 | 0.54–1.29 |
| | >21.95 | | | 0.61 | 0.38–0.98 |
| RISCAVID | | 14 | | 0.69 | |
| 2008[6] | | 23 | | 0.46 | |
| DOPPS | | 5.0–14.9 | | 0.93 | |
| 2006[S] | | 15.0–24.9 | | 0.65 | |
| EUCLID 2015[7] | 22.2 | 19.9 | | 0.62 | 0.42–0.93 |
| Imamovic et al. | | <20.4 | | 0.84 | 0.46–1.53 |
| 2014 | | >20.4 | | 0.29 | 0.13–0.68 |

[a]Sum of the intradialytic weight loss and the amount of substitution fluid.
[b]The amount of fluid infused into the bloodstream to compensate for water and solute movement from the blood to the dialysate.
[c]In ESHOL and CONTRAST, survival risks were reported by tertiles of convection volume(CV).
[d]In the Turkish HDF study and Imamovic et al., survival risks were reported for patients above and below the median SV(17.6 L).
[e]In RISCAVID, 'elative Risks'and not HRs) are reported for offline HDF treatment(mean SV 14 L) and online HDF(mean SV 23 L).
CI, confidence interval; CONTRAST, CONvective TRAnsport STudy; CV, convection volume(SV + net ultrafiltration); DOPPS, Dialysis Outcomes and Practice Patterns Study; ESHOL, Estudio de Supervivencia de Haemodiafiltration On-Line; HDF, Haemodiafiltration; HR, hazard ratio; IDWL, interdialytic weight loss; RISCAVID, RISchio
CArdiovascolare nei pazienti afferenti all'rea Vasta In Dialisi; EUCLID, European CLInical Database; SV, substitution volume.

발췌 CKJ 2015; 8(4): 368–373

ESH-OL(Estudio de Supervivencia de Haemodiafiltracion On-Line) 총 906명을 대상으로 시행한 무작위 배정 임상 시험으로 보액량 20.8 L에서 21.8 L(대류량 22.9 L~23.9 L)를 시행하였을 때 고유량 혈액투석에 비해 확연한 생존율의 이점이 있었다. 사후 분석에서는 23.1-25.5 L의 대류량에서는 약 40%, 25.4 L 이상의 대류량에서는 45%의 생존율 향상이 있었다.

고용량의 보액을 주입하는 고용량 혈액투석여과요법을 통하면 효과적으로 중분자 물질을 제거할 수 있다. 고용량 혈액투석여과요법은 환자의 예후를 향상시키고 심혈관 질환의 주요 위험 요인들에도 유익한 효과를 나타낸다. 그러나 20에서 22 L의 대류량을 유지하더라도 혈액투석에 비해 항상 임상적 우위를 유지하는 것은 아니다. 대류량은 반드시 체표면적이나 체질량지수 등에 의해 고려되어야 한다.

## 혈액투석여과 치료의 안정성

많은 양의 대류량을 위해서는 많은 양의 보충액을 필요로 하며 미생물학적 그리고 화학적인 순도가 반드시 보장되어야 한다. 따라서 경우에 따라서는 산발적인 오염이 환자에게 염증반응을 유도할 수도 있다. 반면에 인터루킨-6나 종양괴사인자-α와 같은 중분자 급성반응단백질은 대류를 통해 감소될 수 있어 말기신부전환자에서 흔히 관찰되는 만성 염증 상태를 호전시킬 수도 있다. 최근에 발표된 세 가지의 무작위 배정 임상연구가 비록 혈액투석여과의 안정성을 증명하기 위한 연구는 아니지만 안전하지 못한 투석방법이라는 증거는 없었다. 만회 이상의 치료 과정 중 CONTRAST 연구자들은 높은 수준의 보액을 계속 생산해 낼 수 있다고 보고하였고, 혈액투석여과군에서 C-반응 단백(CRP) 및 인터루킨-6의 증가가 고전적인 방법의 투석보다 적었었다. 가장 높은 평균 대류량으로 연구한 ESHOL 연구에서도 감염에 의한 합병증으로 사망할 위험은 혈액투석군에 비해 55%나 낮았다. 혈액투석여과에는 고유량 투석막과 높은 막 경유압력을 이용하므로 알부민의 소실이나 다른 영양소들의 소실이 있을 수 있다. 실제 THDFS에서는 혈액투석군에 비해 알부민의 감소가 나타났으나 CONTRAST나 ESHOL 및 다른 관찰 연구에서는 그렇지 않았다. 비타민 B12나 엽산, 아연, 셀레늄과 같은 미세 영양소의 소실 역시 혈액투석과 큰 차이는 없었다.

## 비용적 측면

2012년 전 축척된 자료를 통하여 Mazairac 등은 CONTRAST 연구를 분석하였는데 혈액투석여과 치료가 저유량 혈액투석보다 3.6% 더 비싸다. 이는 대부분 일회용 부품 및 정수 비용이었고 약 값 및 입원비용은 유사하였다(각각 €88622±19272 versus €86086±15945/year, P=ns). 그러나 사회적인 측면에서 분석 할 때는 혈액투석여과는 비용 대비 효과적 치료이며 현재는 고유량 및 저유량 투석기의 가격이 거의 비슷하고 기타 운영 경비가 낮아져 혈액투석여과 비용이 다른 투석기법에 근접하고 있다.

### 참고 문헌


1) Bowry S.K., Canaud B. Achieving high convective volumes in on-line hemodiafiltration. Blood Purif 2015;35(1):23-28
2) Marcelli D, Scholz C, Canaud B et al. High-volume postdilution hemodiafiltration is a feasible option in routine clinical practice. Artificial Organs 2015;39(2):142-149
3) Mostovaya I.M., Basile C, Blankestijn P.J. et al. High convection volume in online post-dilution haemodiafiltration: relevance, safety and costs. Clin Kidney J 2015:1-6

4) Ok E. Asci G, Toz H, et al. Mortality and cardiovascular events in online haemodiafiltration(OL-HDF) compared with high-flux dialysis: results from the Turkish OL-HDF Study. Neprhol Dial Transplant 2013;28:192-202
5) Penne E.L., van der Weerd NC, Blankestijn P.F. et al. patient- and treatment-related determinants of convective volume in post-diltion haemodiafiltration in clinical practice. Nephrol Dial Transplant 2009;11:3493-3499
6) Ronco C., Kawanishi H. Yamachita A.C. Hemodiafiltration-a new era. Contributions to nephrology vol.168
7) Panichi V. Scatena A. Pizzarelli F. High-volume online haemodiafiltration improves erythropoiesis-stimulating agnet(ESA) resistance in comparison with low-flux bicarbonate dialysis: results of the REDERT study. Nephrol Dial Transplant 2015;30:682-689
8) Chapdelaine I., Zuijdewijn CL.M.deR.V., Grooteman MP.C. et al. Optimization of the convection volume in online post-dilution haemodiafiltration: practical and technical issues. Clin Kindey J 2015;8:191-198
9) Maduell F. Is there an 'Optimal Dose' of hemodiafiltration?. Blood Purif 2015;40(1):17-23
10) Imamovic G, Hrvacevic R, Canaud B. et al. Survival of incident patients on high-volme online hemodiafiltration compared to low-volume online hemodiafiltration and high-flux hemodialysis. Int Urol Nephrol 2014; 46(6): 1191-2000
11) Ira M. Mostovaya, Muriel P.C. Grooteman, Carlo Basile, Andrew Davenport et al. High convection volume in online post-dilution haemodiafiltration: relevance, safety and costs. CKJ 2015; 8(4): 368-373

4-3

# 그 밖의 치료방법들

건국대학교 의학전문대학원, 건국대학교병원 **박정환**

## Paired Hemodiafiltration(PHF)

온라인 혈액투석여과 방법의 문제점 중 하나는 재주입액의 순도를 치료 중에 평가할 수 없고 이후에 알 수 있다는 점이다. PHF는 이 문제를 해결하기 위한 새로운 온라인 혈액투석여과 방법이다. 이 방법에서는 두 단계의 고효율 투석막을 가진 필터를 이용한다. 큰 체임버에서는 확산과 대류가 일어나고 일부의 투석액은 주입펌프에 의해 작은 체임버로 들어가 역여과에 의해 환자에게 주입된다(그림 1).

PHF의 첫번째 특징은 초여과가 마지막 단계의 투석기(dialyzer) 안에서 일어나고 이후 주입구 등이 없는 것이 오염의 가능성을 줄여준다는 것이다.

둘째로는 투석막의 완전성을 알아볼 수 있는 점이다. 주입펌프의 회전 방향을 반대로 하면 여과액을 얻을 수 있고 혈액감지기로 적혈구의 여부를 확인하여 마지막 여과가 일어나는 투석막의 완전성을 검사할 수 있다. 투석막의 완전성 검사는 치료 시작 시기나 치료 중에도 언제나 할 수 있다.

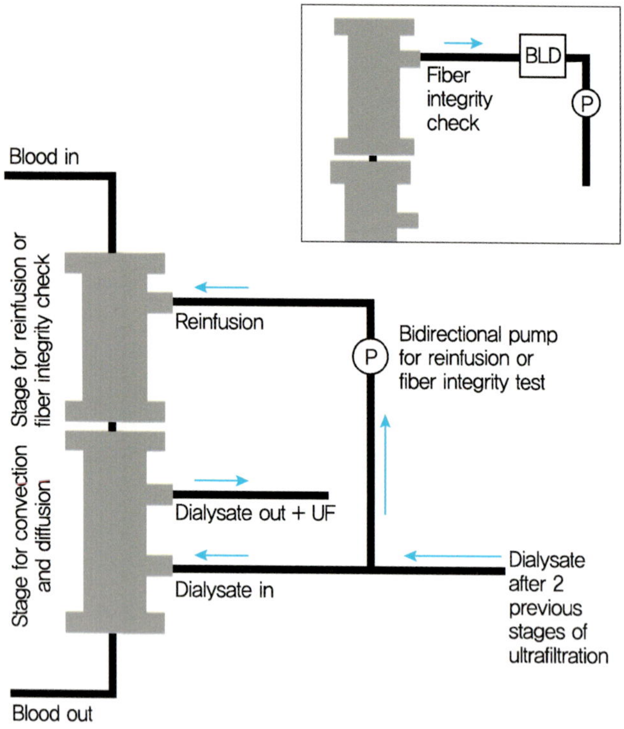


**그림 1** Paired Hemodiafiltration 의 구조

## Mid-Dilution Hemodiafiltration

이전 장에서 HDF의 두가지 방법인 전주입법과 후주입법의 단점을 알아보았다. 후주입법에서는 혈액농도가 높아져 응고의 위험이 증가하고 막 횡단압력(transmembrane pressure, TMP)이 높아진다. 전주입법에서는 혈액이 희석되어 저분자 물질의 제거가 줄어든다. 두 가지 방법을 복합하여 사용하는 것이 Mid-dilution HDF이다. 처음 고안된 것은 두 개의 투석기를 연결하여 첫 단계에서는 후주입, 다음 단계에서는 전주입을 하는 방식이었다(그림 2).

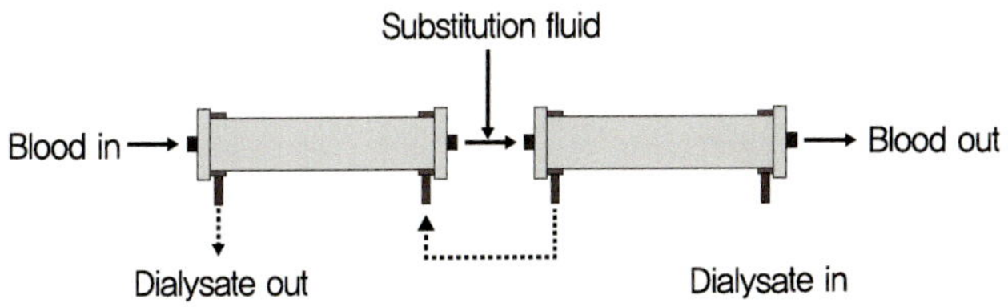


**그림 2** Mid-dilution HDF의 모식도.
재주입을 두 개의 고효율 투석기 사이에서 하여 첫 번째 후주입 HDF, 이후 전주입 HDF 단계로 된다.

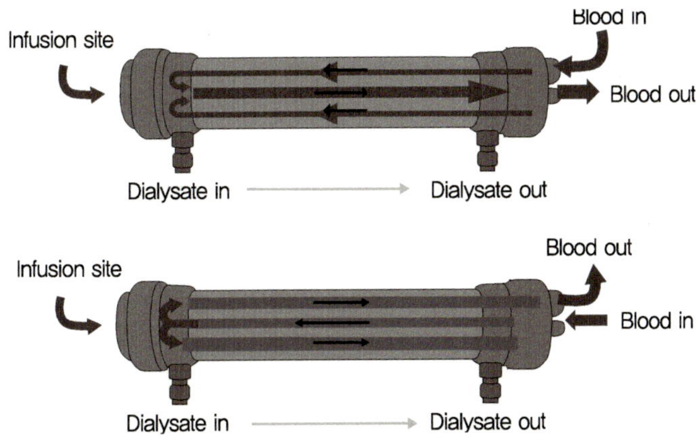


**그림 3** Mid-dilution HDF를 위한 투석기.
**A.** 혈액은 주위환 지역의 섬유집합체(fiber bundle)를 통해 투석액과 반대로 흘러 갔다가 끝에서 후주입이 되고 방향을 바꾸어 재주입액과 섞여서 투석액과 같이 중앙지역을 통해 흐른다. **B.** 후주입이 중앙지역의 섬유집합체에서 이루어지는데 혈액이 이쪽으로 먼저 흘러간다. 이후 주위환 지역에서 전주입이 되고 투석액과 같은 방향으로 흘러간다.

이후 전주입 단계를 뒤집어서 하나의 투석기에서 이루어지도록 하였다(그림3, A). 이렇게 고안된 투석기를 임상에 적용해 보았을 때 투석기 안의 압력이 불안정하여 TMP가 높게 되어 전체 대류량이 감소하게 되었다. 이후 변형하여 혈액연결 부위를 반대로 하였다. 이렇게 했을 때 전주입부가 후주입부가 되고 후주입부는 전주입부가 된다(그림3, B). 이 때 투석기 안의 혈역동학이 개선되어 재주입액의 주입 속도를 200 ml/min 이상으로 할 수 있었다.

일반적으로 저분자물질의 확산에 의한 제거는 혈류속도와 혈액과 투석액 사이의 농도차에 따른다. 동시에 일어나는 대류는 후주입부에서 더 효율적으로 일어나고 전주입부에서는 혈액희석에 의해 효율성이 떨어진다.

중분자 물질의 제거는 주로 대류에 의해 결정되고 막표면도 적지만 영향을 미치는데 후주입부가 더 유리하다.

Mid-dilution HDF의 효과를 볼 때 일반적인 권장량보다 대류량이 많으므로 정화 효율이 매우 좋은데 특히 중분자 물질이 잘 제거 된다.

## Double High-Flux Hemodiafiltration

여기서도 2개의 고효율 투석기를 이어서 이용한다. 여과는 전반부에서 일어나고 역여과는 후반부에서 일어난다(그림 4). 이 방법에서는 많은 혈류량을 이용하는데, 효율이 좋아서 세션당 2시간 이하로 치료가 가능하다.

## Push/Pull Hemodiafiltration

Push/pull HDF는 무균의 투석액을 혈액여과 투석기로 흘려보내는 동안 여과와 역여과를 교대로 일어나게 하는 것을 특징으로 한다. 여과가 일어나는 동안에는 요독 물질이 확산과 대류에 의해 제거된다. 역여과가 일어날 때는 투석액이 혈액쪽으로 밀려 들어가 여과 기간 동안 일어난 체액의 과다한 소실을 보충한다.

push/pull 기계의 핵심적 요소는 이중 실린더 피스톤 펌프이다(그림 5). 이 양방향 펌프는 투석액을 끌어 당겨 혈액투석여과기 안에서 여과가 일어나도록

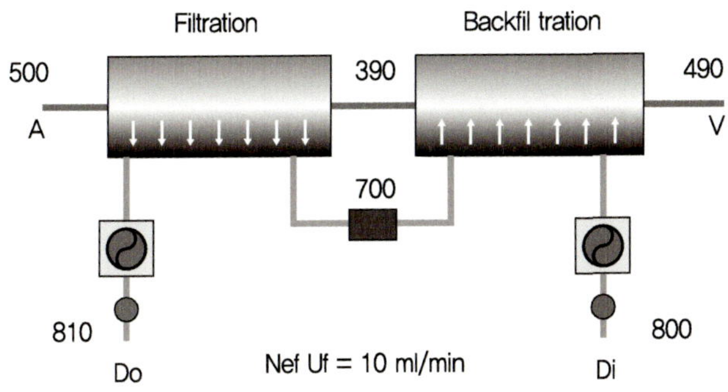


**그림 4** Double High-Flux HDF

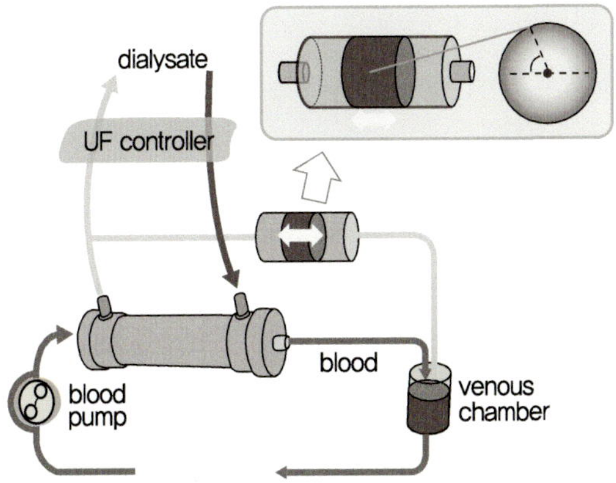


**그림 5** Push/Pull HDF and Double-Cylinder Pump

하면서 동시에 공기를 정맥 체임버에 밀어 넣어 공기액체층을 낮춘다. 다음에는 펌프가 투석액을 투석액제거로 쪽으로 밀어서 역여과가 일어나게 하면서 정맥 체임버에서 공기를 당겨 공기액체층이 높아지게 한다. 이런 식으로 push/pull HDF이 이루어지면서 여과와 역여과가 교대로 일어나 환자에게 돌아가는 혈류량의 변화가 발생하는데 정맥 체임버의 공기액체층의 높이를 조절하여 이를 일정하게 한다.

여과와 역여과의 시간이 혈액이 혈액투석여과기를 지나는 시간에 비해 매우 짧기 때문에 혈액이 투석기에서 나가기 전까지 여러 번 농축과 희석 과정을 겪는다. 그러므로 push/pull HDF는 기능적으로 전주입 혈액투석여과와 비슷하다.

통상의 혈액투석에 비해 push/pull hemodiafiltration에서 $\beta_2$-microglobulin의 제거율이 훨씬 높다. 최근 사용하는 투석기는 발전되어 투석만으로도 많은 양의 $\beta_2$-microglobulin을 제거할 수 있어 제거율의 차이는 줄어들었지만 하지불안증이나 불면증, 소양증 등의 증상이 혈액투석에서 push/pull HDF로 바꾼 후 줄어들었다. 이는 이런 증상들이 $\beta_2$-microglobulin 보다 큰 요독 물질들에 의해 발생한다는 것을 시사한다.

## Internal Hemodiafiltration

섬유관을 이용한 투석기에서 물의 흐름은 전반부 여과와 후반부 역여과로 나타난다. 이는 전반부에서는 막을 사이에 두고 양압이 걸리고 후반부에서는 음압이 걸리기 때문이다. 어떤 경우에는 섬유관의 중간을 죄어서 전반부 물의 흐름을 증가시킬 수 있다. 이 때 여과량은 1.8 $m^2$ 투석기에서 40–50 mL/min까지 증가할 수 있다. 초여과 조정 장치를 통해 역여과량을 늘려서 체액 균형을 유지시킬 수 있다. 이런 형태의 것을 internal HDF라 한다.

### 참고 문헌

1) Ronco C, Canaud B, Aljama P (eds). Hemodiafi ltration. Contrib Nephrol. Basel, Karger,

2007, vol 158, pp 131–184

2) Krieter DH et al.: Clinical cross–over comparison of mid–dilution hemodiafiltration using a novel dialyzer concept and post–dilution hemodiafiltration. Kidney Int. Jan;67(1):pp 349–56, 2005 .
3) Luciano A. et al.: Optimization of mid–dilution haemodiafiltration: technique and performance. Nephrol Dial Transplant. Sep;24(9): pp 2816–24. 2009
4) Kyungsoo Lee. Push/Pull Based Renal Replacement Treatments. In Hiromichi Suzuki (ed). Hemodialysis. InTech, 2013
5) Claudio Ronco et al.: Hemodiafiltration History, Technology, and Clinical Results. Advances in Chronic Kidney Disease. 14(3): pp 231–243, 2007

# 5

# 혈액투석여과 치료의 임상적인 장점 및 고려사항들

## 5-1

# 빈혈에 미치는 영향

건국대학교 의학전문대학원, 건국대학교병원 신장내과 **조영일**

투석 치료를 하는 환자의 사망률(mortality)이 일반인에 비해 현저하게 높다는 사실은 아주 잘 알려져 있다(그림 1). 투석 환자의 높은 mortality의 가장 중요한 원인은 심혈관계 질환(cardiovascular disease)인데, 빈혈(anemia)를 비롯한 여러 가지 요인들이 투석 환자의 cardiovascular mortality에 관여를 한다. 그런데, 만

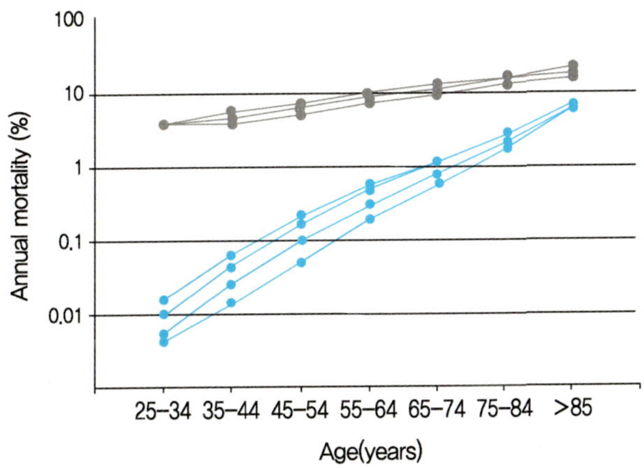


**그림 1** Annual mortality of hemodialysis patients and general populations.

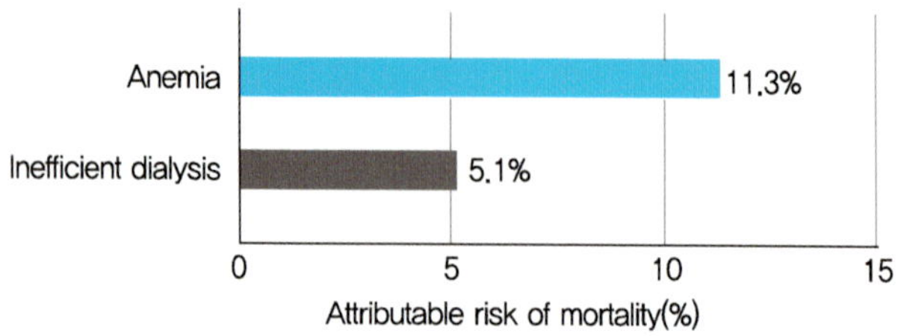


**그림 2** Attributable risk of mortality in hemodialysis patients.

성 콩팥병(chronic kidney disease, CKD)의 초기부터 나타나기 시작하여 stage 5 CKD에서는 거의 대부분의 환자에서 발생하는 매우 흔한 합병증인 anemia가 투석 환자의 morality에 미치는 영향은 생각보다 적지가 않다. 부적절한 투석(inefficient dialysis)가 CKD 환자의 mortality에 대한 attributable risk가 5.1%인 반면, anemia에 의한 attributable risk는 11.3%나 된다(그림 2). 그러므로, 투석 환자에서 anemia를 적절하게 치료하고 교정하는 것은 매우 중요한 일이 아닐 수 없다. 다행히 CKD 환자의 anemia는 erythropoiesis stimulating agent(ESA) 및 iron 치료 등으로 비교적 쉽게 조절할 수 있다. 물론, ESA에 잘 반응을 하지 않는 hyporesponsiveness가 문제가 되기도 하지만, 대부분의 환자는 적절한 ESA 치료로 mortality의 개선 효과를 얻을 수 있는 것이다.

이처럼 ESA 및 iron 투여가 CKD 환자의 anemia의 치료에 중요한 역할을 하지만, 최근 CKD에서 anemia의 발생기전에 대해 새로운 사실들이 알려지면서 anemia의 치료에서 투석의 역할에 대한 관심이 높아지고 있다. 특히, 대류치료(convective therapy)를 기반으로 하는 온라인 혈액투석여과(online hemodiafiltration) 치료가 anemia의 치료에 중요한 역할을 할 것이라는 기대와 관심이 높아지고 있다. 이에 본 강의에서는 온라인 혈액투석여과 치료가 CKD 환자의

anemia에 어떤 효과를 나타내는지를 고찰하고자 한다.

## CKD에서 anemia의 발생기전

온라인 혈액투석여과가 anemia의 치료에 어떤 효과를 보이는지를 알려면 우선 CKD에서 anemia가 어떤 기전에 의해 발생하는지를 이해해야 한다. 적혈구형성인자의 부족(erythropoietin deficiency)와 철분 결핍(iron deficiency) 외에도 uremic inhibitor, 염증(inflammation), hepcidin, 부갑상선기능항진증(hyperparathyroidism), 적혈구 생존기간 단축(shortened RBC life span)등이 CKD에서 anemia의 발생에 관여를 한다. 요약하면, 요독소(uremic toxin)과 inflammation이 아래 그림에서 보는 바와 같이 여러 과정을 통해 골수에서의 erythropoiesis를 저하시키고 RBC의 life span을 단축시키는 것이 CKD에서 anemia가 발생하는 주요 기전이다(그림 3).

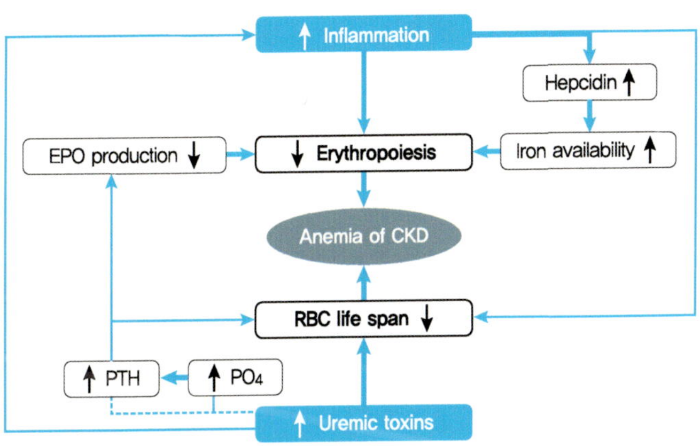


**그림 3** Pathogenesis of Anemia in CKD.

Uremic toxicity and inflammation both exacerbate anemia of CKD, affecting bone marrow erythropoiesis and erythrocyte survival. Dialysis therapies that curb the effects of both uremic toxins and inflammatory mediators enable anemia correction.

## 온라인 혈액투석여과 치료가 CKD에서 빈혈에 미치는 효과

투석 치료가 erythropoiesis deficiency나 iron deficiency를 해결할 수는 없지만, CKD에서 anemia의 발생에 관여하는 다른 요소들, 즉 uremic toxin과 inflammation 등을 개선시킬 수는 있다. 특히 conventional low-flux hemodialysis(LF-HD)와는 달리 온라인 혈액투석여과 치료는 분자량이 큰 물질도 제거가 가능하므로 uremic toxin을 제거하고 inflammation을 개선시키는 효과가 conventional low-flux dialysis보다 훨씬 우수하다. 따라서, 온라인 혈액투석여과 치료가 anemia의 개선에 긍정적인 역할을 하리라는 것을 충분히 기대해 볼 수 있는 것이다.

### 온라인 혈액투석여과가 골수에서의 조혈작용에 미치는 효과

온라인 혈액투석여과 치료는 erythropoiesis를 억제하는 uremic inhibitor를 제거하고 iron homeostasis를 개선시킴으로써 골수에서의 erythropoiesis를 호전시킨다.

- Uremic inhibitor의 제거

Uremic toxin들은 anemia를 악화시키는데, CKD 환자에서 erythropoietin과 iron이 부족하지 않더라도 심한 anemia가 관찰되는 점, 그리고 골수세포를 uremic serum에 노출시키면 culture가 억제되는 점 등이 그 증거라고 할 수 있다(그림 4). Erythropoiesis를 억제시키는 이러한 uremic inhibitor들은 대부분이 고분자량 물질(large-molecular-weight substances)들이므로, 온라인 혈액투석여과와 같은 convective therapy에 의해 일정 부분 제거가 될 수 있다. Conventional low-flux hemodialysis와 비교하였을 때, 온라인 혈액투석여과는 EPO dose를 줄이더라도 Hb을 target level로 유지할 수 있어서 CKD 환자

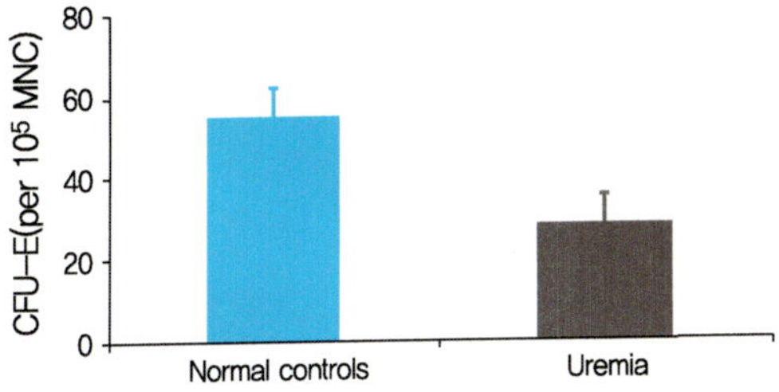


**그림 4** Uremic serum inhibits erythroid colony development.

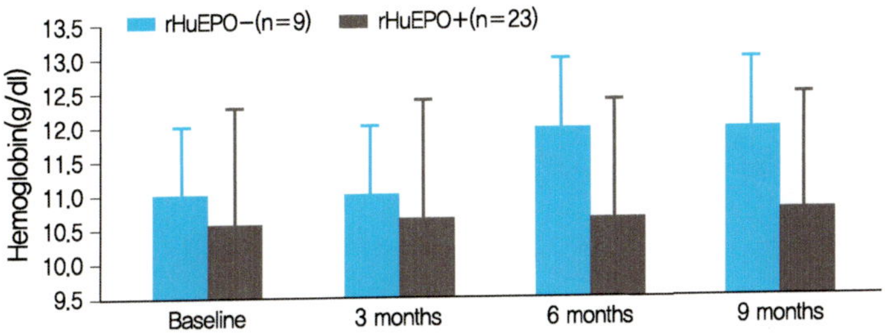


**그림 5** Hemoglobin values during the first 9 months of OL-HDF.(*$p<0.05$ vs. baseline)

**표 1** Studies examining or reporting the direct influence of OL-HDF therapy on various aspects of anemia of CKD

| Reference | Study design/features | Patients | Observed anemia-related effects attributed to HD therapy |
|---|---|---|---|
| Bonforte et al. | 9-month observation after switch from LF-HD to OL-HDF | 32 | Higher Hb and reduced EPO doses |
| Lin et al. | Prospective, switch from conventional HD to OL-HDF | 92 | Reduced EPO resistance and dose; higher Hct<br>Improved iron utilization with OL-HDF |
| Maduell et al. | Switch from conventional HD to OL-HDF over 1-year period | 37 | Increase in Hb and Hct<br>Decrease in EPO doses<br>Higher MM removal |

의 anemia 교정에 더 효과적이었다(그림 5). Conventional low−flux hemodialysis를 온라인 혈액투석여과로 switching한 교차연구에서도 온라인 혈액투석여과 치료시에 Hb이 더 높게 유지되었다(표 1). 이러한 효과는 erythropoiesis를 저해하는 고분자량의 uremic inhibitor들이 온라인 혈액투석여과에 의해 제거되기 때문으로 생각이 된다.

한편, polyamines, polyaminated peptides, parathyroid hormone등이 골수에서의 erythropoiesis를 저해하는 uremic inhibitor로 작용할 것으로 생각이 된다. 특히, PTH는 renal anemia를 유발하는 중요한 uremic toxin으로 작용을 한다. PTH는 endogenous EPO synthesis, bone marrow erythroid progenitors, 그리고 RBC survival을 직접적으로 억제하는 작용을 하며, exogenous ESA에 대한 response를 저해하기도 한다. 실제로 Vaslaki 등이 70명의 환자를 대상으로 하여 low−flux hemodialysis와 온라인 혈액투석여과 치료를 비교한 prospective crossover study에서 온라인 혈액투석여과 치료를 시행하는 동안 PTH가 유의하게 많이 제거되었고, 더 낮은 EPO dose에도 불구하고 Hct 농도는 더 높게 유지되었다. 고인산혈증(hyperphosphatemia)이 PTH를 증가시키는데, 온라인 혈액투석여과는 hyperphosphatemia를 개선하는 효과가 우수하므로 온라인 혈액투석여과에 의한 hyperphosphatemia의 교정은 CKD 환자에서 renal anemia의 교정에도 도움이 된다.

● Iron Availability의 개선

혈액투석 환자에서는 만성적인 혈액 소실(blood loss)에 의해 iron deficiency가 발생할 뿐만 아니라 여러 가지 요인에 의해 iron metabolism이 저해되는데, 이러한 철분 대사(iron metabolism)의 이상이 anemia를 더욱 조장하게 된다. 특히, CKD에서 iron−regulatory hormone인 hepcidin이 증가하는 것이 iron

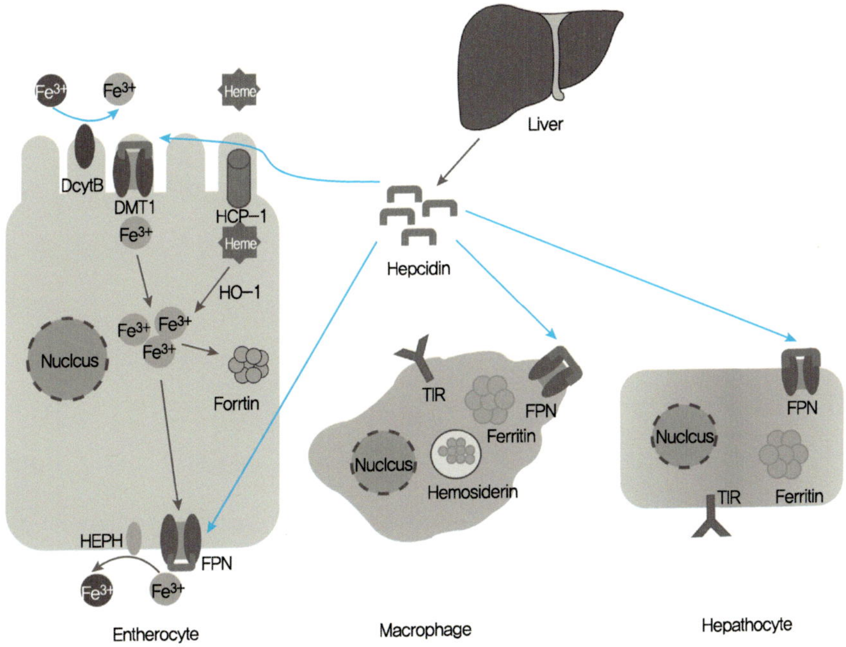


**그림 6** Iron metabolism and hepcidin.

The iron is present in the diet as either heme iron (Fe) or nonheme iron (Fe3+). Nonheme iron must first be reduced to Fe2+, by duodenal cytochrome B (DcytB), before it can be transported by the divalent metal iron transporter1 (DMT1). Once inside the enterocyte, the newly absorbed iron enters the intracellular iron pool. If the iron is not required by the body, it is loaded onto the iron storage protein ferritin. Iron required by the body is transferred across the basolateral membrane by ferroportin (FPN). The export of iron also requires the ferroxidase hephaestin (HEPH). Heme carrier protein (HCP1) can transport heme the enzyme heme-oxigenase1 (HO-1) is required for releasing iron from heme. Hepcidin expression in the liver inhibits iron absorption from the diet and the release of iron from its storage.

homeostasis의 이상에 중요한 역할을 한다. Liver에서 생성이 되고 kidney에서 배설이 되는 hepcidin의 주요한 생리학적 기능(physiologic role)은 십이지장에서의 철분 흡수를 억제하는 것, 그리고 iron의 cellular exporter인 ferroportin

에 결합하여 hepatocyte나 macrophage 등의 cell로부터의 철분의 유리(release)를 억제하는 것이다(그림 6). 결국, CKD 환자에서 증가된 hepcidin은 anemia를 더욱 조장하게 되는 것이다. Hepcidin의 분자량은 약 2,789 Da이므로 high-flux membrane에 의해 잘 제거가 된다. 따라서, 온라인 혈액투석여과에 의한 hepcidin의 효과적인 제거가 anemia의 교정에 도움이 될 것으로 기대할 수 있겠다.

- **온라인 혈액투석여과가 적혈구의 생존에 미치는 효과**

정상인에서는 적혈구의 life span이 약 120일 정도이지만 CKD 환자에서는 약 60-90일에 불과하다. 이렇게 짧은 life span이 renal anemia의 발생에 기여한다. CKD 환자에서 적혈구의 life span이 짧은 이유는 uremia, inflammation, oxidative stress 등에 의해 적혈구의 membrane이 변화되고 파괴가 되기 때

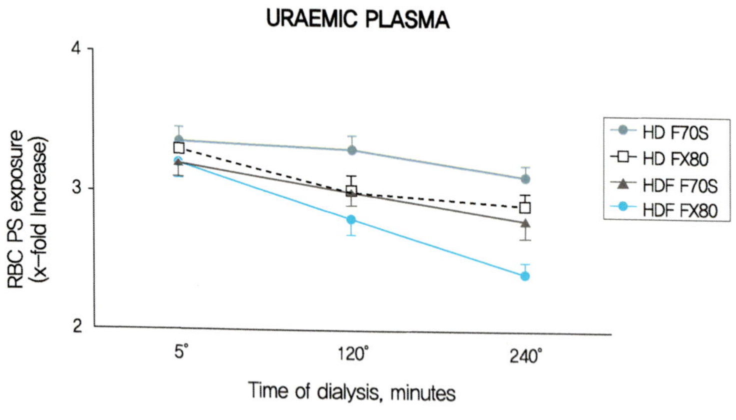


**그림 7** Ability of uraemic plasma to increase the exposure of phosphatidylserine in erythrocytes from healthy subjects.
Uraemic plasma was added to erythrocytes from the same healthy person per set of experiment. Results are expressed as an x-fold increase in PS-positive erythrocytes over values obtained by incubating normal RBCs with autologous plasma.

문이다. 특히, uremic toxin들이 적혈구 membrane 안의 phosphatidylserine (PS)이 막 바깥쪽으로 expression되는 것을 증가시키는데, 이처럼 phosphatidylserine이 membrane 밖으로 externalization된 적혈구들은 macrophages에 의해 circulation으로부터 제거가 된다. 그런데, Bonomini 등은 온라인 혈액투석여과와 혈액투석 치료 종료 후에 얻은 serum이 정상인의 RBC의 PS externalization에 미치는 효과를 비교한 연구에서 온라인 혈액투석여과 환자들에서 PS expression이 유의하게 적었다고 보고하였다(그림 7). 따라서, 온라인 혈액투석여과가 효과적으로 uremic toxin을 제거함으로써 uremia에 의해 단축된 적혈구의 life span을 개선시킬 수 있을 것으로 기대할 수 있겠다.

### 온라인 혈액투석여과가 inflammation에 미치는 효과

CKD에서 inflammation이 anemia를 조장한다는 사실은 잘 알려져 있다. Chronic inflammation과 acute-phase response는 erythropoiesis의 여러 단계에 작용하여 조혈작용을 방해하고, RBC의 파괴(destruction)를 증가시키고, 저산소증(hypoxia)에 의한 RBC 생성 반응을 저해한다. 실제로 Il-1, Il-6, TNF-α 등의 cytokine들은 erythropoiesis의 여러 단계에서 precursor cell들을 억제하는 작용을 한다. 한편, inflammation은 hepcidin 농도를 증가시킴으로써 iron availability를 방해하여 renal anemia를 심화시킨다. 이러한 inflammatory mediator들은 온라인 혈액투석여과에 의해 비교적 효과적으로 제거가 되므로, anemia 개선에 도움이 될 수 있는 것이다.

### 온라인 혈액투석여과가 EPO responsiveness에 미치는 효과

위에서 살펴 본 바와 같이 온라인 혈액투석여과는 erythropoiesis를 저해하는

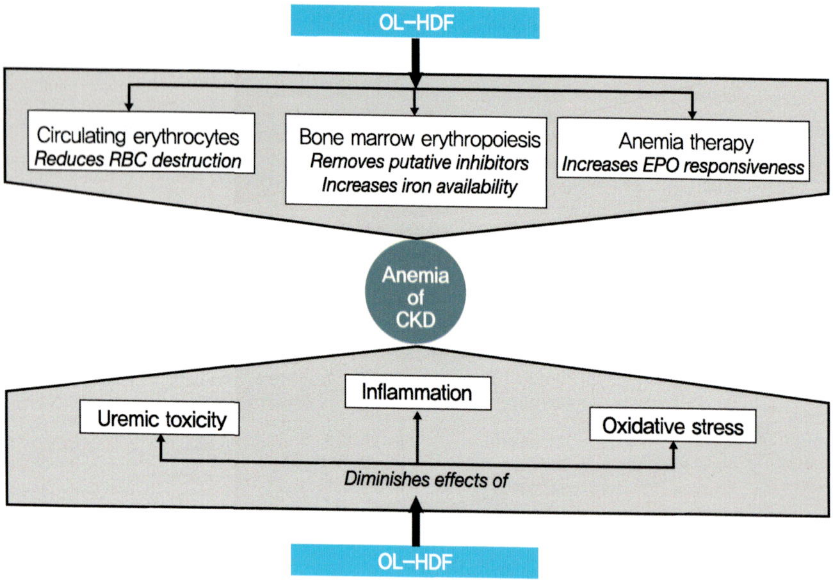


**그림 8** Mechanisms by which OL-HDF could provide benefits in terms of anemia control. Published data show that OL-HDF favorably impacts anemia of CKD by not only removing putative inhibitors that suppress erythropoiesis, reducing red cell destruction and increasing iron availability, but also by restricting underlying conditions affecting anemia therapy.

고분자량의 uremic toxin들을 혈액투석 보다 더 효과적으로 제거하므로, EPO resistance와 iron utilization을 개선하는데 효과를 보인다(그림 8). 실제로, conventional low-flux hemodialysis를 온라인 혈액투석여과로 바꾸어 시행한 여러 prospective crossover study에서 온라인 혈액투석여과 치료에 의해 EPO 요구량은 줄어들고 Hb은 상승하는 것으로 나타났다. 따라서, EPO resistance에 대해 모든 연구들이 일치된 결과를 보이고 있지는 않지는 않지만, 온라인 혈액투석여과 치료가 inflammatory mediator들을 효과적으로 제거하는 등의 작용에 의해 EPO response를 개선하는 것으로 생각된다.

## 온라인 혈액투석여과가 정말로 anemia 치료에 도움이 되는가?

CKD에서 renal anemia의 발생기전을 고려하면 온라인 혈액투석여과가 anemia의 치료에 도움이 되리라는 것은 자명해 보인다. 그런데, 이를 뒷받침하는 evidence들은 대규모의 RCT에 의한 것이 아니라 observational study나 epidemiological study, 그리고 소규모의 prosepctive randomized crossover trial에서 나온 것들이다. 사실 온라인 혈액투석여과가 anemia의 치료에 미치는 효과를 연구한 대규모의 RCT는 많지가 않다.

그런데, 최근 Pedrini 등은 8개의 center에서 69명을 대상으로 하여 12개월 동안 각각 6개월씩 LF-HD와 온라인 혈액투석여과를 교차치료한 multicenter prosepctive randomized study 결과를 발표한 바 있다. 이 연구에서 Hb은 HD와 온라인 혈액투석여과에서 Hb은 각각 11.8±1.1 g/dL와 11.7±1.2 g/dL로 차이가 없었으나, EPO의 유지용량은 온라인 혈액투석여과에서 유의하게 적었고(5,510±3,671 vs 6,348±3,585 U/week), erythropoietin resistance index(ERI)도 온라인 혈액투석여과에서 유의하게 낮았다(7.69±4.90 vs 8.34±4.90 U/week/kg per g/dL).

## 요약 및 결론

온라인 혈액투석여과 치료는 erythropoiesis를 억제하는 고분자량의 uremic inhibitor를 제거하고 iron homeostasis를 개선시킴으로써 골수에서의 erythropoiesis를 호전시킬 수 있고 EPO resistance의 개선에도 효과가 있다. 따라서, CKD 환자에서 anemia의 management에 유의한 도움을 줄 것으로 기대가 된다.

## 참고 문헌


1) Ayli D, Ayli M, Azak A et al. The effect of high–flux hemodialysis on renal anemia. *J Nephrol*. 2004;17:701–706.

2) Bonforte G, Grillo P, Zerbi S, Surian M. Improvement of anemia in hemodialysis patients treated by hemodiafiltration with high–volume on–line–prepared substitution fluid. *Blood Purif*. 2002;20:357–363.

3) Bonominil M, Ballone E, Stante SD et al. Removal of uraemic plasma factor(s) using different dialysis modalities reduces phosphatidylserine exposure in red blood cells. *Nephrol Dial Transplant* 2004;19:68–74.

4) Bowry SK, Gatti E. Impact of Hemodialysis Therapy on Anemia of Chronic Kidney Disease: The Potential Mechanisms. *Blood Purif*. 2011;32:210–219.

5) Locatelli F, Martin–Malo A, Hannedouche T et al. Effect of Membrane Permeability on Survival of Hemodialysis Patients. *JASN* 2009;20: 645–654.

6) Panichi V, Rosati A, Bigazzi R et al. Anaemia and resistance to erythropoiesis–stimulating agents as prognostic factors in haemodialysis patients: results from the RISCAVID study. *Nephrol Dial Transplant* 2011; 26:2641–2648.

7) Pedrini LA, De Cristofaro V, Comelli M, Casino FG, Prencipe M, Baroni A, Campolo G, Manzoni C, Colì L, Ruggiero P, Acquistapace I, Auriemma L. Long–term effects of high–efficiency on–line haemodiafiltration on uraemic toxicity. A multicentre prospective randomized study. *Nephrol Dial Transplant*. 2011;26:2617–2624.

8) Vaslaki L, Major L, Berta K et al. On–Line Haemodiafiltration versus Haemodialysis: Stable Haematocrit with Less Erythropoietin and Improvement of Other Relevant Blood Parameters. *Blood Purif*. 2006;24:163–173.

## 5-2

# 염증성 반응에 미치는 영향

인하대학교 의과대학, 인하대학교병원 **김문재**

만성 콩팥병에서 동맥경화와 이에 따른 심혈관질환은 사망의 가장 중요한 요인이며, 동맥경화는 이들 환자들에게 내재되어있는 염증반응과 밀접하게 관련되어 있다. 이들 환자에서는 이미 투석 전단계부터 부터 존재하는 혈관질환이 투석치료를 개시하면 호전되는지의 여부는 아직까지는 확실하지는 않지만, 투석치료법은 사용막의 생체 적합성(biocompatibility)이나 대분자 요독물질의 효율적인 제거 기능 차원에서는 기술적면으로나 질적인 면으로 많은 발전을 이루어 왔다.

HDF는 소분자 뇨독물질에서 중분자 뇨독물질까지 가장 효율적으로 제거하는 방법이다. 이밖에도 On-line(OL) HDF는 정수된 물을 대체용액으로 저렴하게 대량 사용할 수 있기 때문에 더 많은 요독 제거율을 갖게 된다.

## HDF와 염증반응

염증반응은 손상에 대한 조직 통합성 유지를 위한 생리적 반응 현상이다. 그러나 염증반응이 부적절하게 적게 생기거나 과하게 나타나는 경우에는 오히려 손해보는 결과들이 나타난다. 실제로 일반 정상인들에서는 염증에 따른 급성반응 지표들은 심혈관계 질환의 예측인자 역할을 하기도 한다.

만성콩팥병은 높은 심혈관계 유병률이 상당히 높은 편이다[1]. 그러나 이들 환자에서는 요독물질이나 염증반응의 비중이 고혈압, 고지혈증, 비만, 흡연 등의 일반인들에서 보이는 전통적인 위험인자들 보다 더 높다. 여러 연구에서 단핵세포들로 부터 유래된 염증반응이나 동맥경화 유발 전구물질 Cytokine들의 혈중 농도가 높고 장기간 유지됨이 관찰되었다. CRP나 각종 Cytokine과 같은 염증지표들이 심혈관계 사망요인의 독립적인 지표가 된다[2, 3].

그러나 대류이동에 따른 혈액여과법이 염증반응의 완화와 내피세포의 기능개선과 재생과정에 미치는 영향은 매우 중요한 의문사항이다. 대류법에 의한 초여과(ultrafiltration)의 대분자물질 제거와 확산(diffusion)에 의한 소분자물질의 제거 원리가 결합된 HDF는 매우 효율적인 투석 방법이다. 더구나 대량의 대체액을 사용할 수 있는 온라인 혈액투석여과에서는 대분자 요독물질이 용이하게 제거된다[4, 5].

## HDF와 급성 염증반응의 표식자 변화

CRP(분자량 107kDa)는 전신의 염증반응의 신뢰할 수 있는 지표이며 말기신부전 환자에서 심혈관질환과 사망률의 예측인자이다. 또한 interleukin−6(IL−6)는 염증반응의 전구물질이며 간에서의 급성기 단백질(acute phase protein)의 생성을 조절하며 동맥경화가 진행되는 혈관에서는 그렇지 않은 혈관보다 IL−6 mRNA의 수준이 10 – 40배 높다.

염증반응의 현증이 없는 HDF 치료의 신부전 환자에서는 단핵구에서 유래된 CD14+, CD16+와 같은 수지상세포(dendritic cell)들의 개체수와 세포내에서

**표 1** HF-HD와 온라인 혈액투석여과에서 내피세포의 손상과 회복을 대표하는 생체지표의 비교

| | EMP | EPC | CD14+CD16+cells |
|---|---|---|---|
| Healthy subjects | 9±4.3 | 5.8±4.7 | 5±3 |
| HF-HD | 21.2±6.8[a] | 13.2±3.4[b] | 23±7.8[a] |
| OL-HDF | 14.9±3.6[a,b] | 9.7±1.9[a] | 12±9.2[a,b] |
| n=16. [a] $p<0.05$ versus healthy sublects, [b] $p<0.05$ versus HF-HD | | | |

생성되는 TNF, IL-6 등의 염증반응의 전구반응이 확연히 감소되는 것이 관찰되었다. 따라서 일반적인 혈액투석법(hemodialysis, HD)에 비해서 HDF에서는 CRP, IL-6, albumin의 변화와 단핵구에서 유도되는 CD 14+, CD 16+와 같은 염증 유발세포의 안정화가 나타난다[6].

## HDF의 내포세포 기능 개선 효과

최근 전향적 연구에 의하면 온라인 HDF 치료를 받는 환자에서는 혈관 내피세포의 손상이 덜하고 손상에 대한 회복이 빠르다는 보고가 있다. 고효율 혈액투석(high-flux hemodialysis, HF-HD)에 비해서 온라인 혈액투석여과는 말초혈액 중의 내피세포의 미세 알갱이(endothelial microparticles, EMP)가 줄어들고 내피세포 전구세포(endothelial progenitor cells, EPC)들의 비율이 증가하여 내피세포의 기능이 증가됨이 확인 되었다(표 1). 이러한 결과들은 요독물질의 대류이동(convective transport) 제거방식으로 인해서 만성 미세염증 반응이 줄어들고 내피세포의 재생이 원활해짐으로 내피세포의 기능 개선과의 연관성이 강력히 제시되었다. 향후 추가적인 연구에서 온라인 혈액투석여과 치료를 받는 환자들에서 이와 같은 면역학적 기전과 이들의 상관성에 대해서 평가할될 것이다[7].

## 보충액으로 사용하는 정수의 질과 염증반응

다수의 온라인 혈액투석여과 연구에서 대류(convection) 원리에 따른 HDF가 일반 전통적인 HD보다 확연히 염증반응의 완화와 내피세포의 기능개선이 우수하다. 그러나 대체액으로 대량 사용하는 정수의 질이 떨어진다면 염증반응과 내피세포의 지표들은 오히려 저하될 수도 있다. 따라서, 온라인 혈액투석여과에서는 수시로 이들 지표들의 모니터링과 수질관리 감시 작업이 각별히 필요하다.

### 참고 문헌


1) Reiss AB, Glass AD: Atherosclerosis: Immune and inflammatory aspects. J Invest Med 2006;54:123–131.
2) Roberts MA, Hare DL, Ratnaike S, Ierino FL: Cardiovascular biomarkers in CKD: pathophysiology and implications for clinical management of cardiac disease. Am J Kidney Dis 2006;48:341–360.
3) Zoccali C: Traditional and emerging cardiovascular and renal risk factors: an epidemiologic perspective. Kidney Int 2006;70:26–33.
4) Ward RA, Schmidt B, Hullin J, Hillebrand GF, Samtleben W: A comparison of on-line hemodiafiltration and high-flux hemodialysis: a prospective clinical study. J Am Soc Nephrol 2000;11:2344–2350.
5) Locatelli F, Manzoni C, Di Filippo S: The importance of convective transport. Kidney Int 2002;61(suppl 80):S115–S120.
6) Carracedo J, Merino A, Nogueras S, Carretero D, Berdud I, Ramirez R, Tetta C, Rodriguez M, Martin-Malo A, Aljama P: On-line hemodiafiltration reduces the proinflammatory CD14² &CD16² monocyte-derived dendritic cells: a prospective, crossover study. J Am SocNephrol 2006;17:2315–2321.
7) Panchi V, Rizza GM, Paoletti S, Bigtazzi R, Aloisi M,Barsotti G, Rindi P, Donati G, Antonelli A, Panicucci E, Tripepi G, Tetta C, Palla R: Chronic inflammation and mortality in hemodiaysis: effect of renal replacement therapies. Results from the RISCAVID study. Nephrology Dialy Tansplant 2008:23:2337–2343

5-3

# 심혈관계에 미치는 영향

계명대학교 의과대학, 동산의료원 **황은아**

## 투석환자에서 심혈관계 질환의 역학

만성콩팥병 환자에서 심혈관계 질환은 그 발생위험도가 일반인에 비해 수십 배 높을 뿐만 아니라, 이들 환자의 사망률 및 이병률을 증가시키는 주요 원인으로 지목되고 있다. 2014년 USRDS 보고서에 따르면, 투석환자 사망원인의 절반 이상이 심혈관계 질환과 관련이 있었으며 그 중 부정맥과 심정지가 사망원인의 37%를 차지하였다고 하였다. 특히, 고령의 투석환자 뿐만 아니라, 20–44세 사이의 젊은 연령의 투석환자에서도 심혈관계 질환 유병율이 높았음을 보고하면서 투석환자에서 심혈관계 질환 예방의 중요성을 강조하였다. 국내의 경우도 비슷하여 2014년 현재 투석환자의 약 35%가 심혈관계 질환으로 사망하고 있음이 보고되어 있다. 심혈관계 질환은 투석환자의 단기 및 장기 예후에 영향을 미칠 뿐 아니라, 뇌혈관 질환, 말초혈관 질환 등과 같이 다른 여러 가지 합병증의 발생과도 연관이 있으므로 심혈관계 합병증의 철저한 관리가 투석환자 치료에 매우 중요한 부분을 차지한다고 할 수 있다.

## 심혈관계 위험인자

만성콩팥병 환자는 심혈관계 질환의 위험인자로 알려진 당뇨병, 고혈압, 고지질혈증 등과 같은 질병을 같이 가지고 있는 경우가 드물지 않으며, 요독증 자체가 심혈관계 질환의 위험인자로 작용하기 때문에 일반 인구에 비해 심혈관계 합병증의 발생위험이 매우 높다. 그 외, 염증/산화(inflammation/oxidation) 유도 인자의 축적, 빈혈, 혈관석회화, 미네랄 대사장애 등과 같이 주로 만성콩팥병 환자에서 흔히 동반되는 합병증 등이 심혈관계 질환의 발생과 밀접한 관련성을 가지고 있음이 알려져 있다.

## 온라인 혈액투석여과 치료의 장점 및 한계

### 온라인 혈액투석여과 치료가 심혈관계 지표에 미치는 영향

고식적 혈액투석치료 중 발생하는 혈역동학적 불안정(Hemodynamic instability)은 임상에서 흔히 접하는 문제들 중 하나이다. 고혈압과 같은 심혈관계 위험인자의 조절을 위해서는 체내에 과다 축적된 수분을 제거하여야 하는 데, 이때 보충액(Substitution fluid)을 사용하지 않고 수분을 제거하는 혈액투석치료 중에는 혈압의 변화폭이 크기 때문에 증상이 동반되는 저혈압이 흔히 발생한다. 투석 중 저혈압(Intradialytic hypotension)은 다른 장기에 허혈 손상을 유발하게 되므로, 혈액투석 치료 중 혈압 등을 안정적으로 유지하는 것이 중요하다. 온라인 혈액투석여과 치료는 고식적 혈액투석치료에 비해 혈역동학적으로 안정된 치료를 제공한다는 연구결과들이 꾸준히 보고되어 왔다. Pizzarelli 등은 6년간 온라인 혈액투석여과 치료를 받은 환자를 대상으로 한 후향적 연구에서 고식적 혈액투석치료 보다 온라인 혈액투석여과 치료에서 심혈관계 안정성이 우수하였음을 보고하였다. Locatelli 등은 다기관, 무작위 배정 연구에서 장기간 혈액투석을 받은 환자에서 고식적인 혈액투석치료에 비해 혈액여과치료 또는 온라인 혈액투석여과 치료를 받은 경우 증상이 동반되는 투석 중 저혈압의 빈도가 유의하게 낮았다고 보고하였다(그림 1).

Paolo 등은 혈액투석여과 치료를 하면 혈액투석 치료 때보다 투석전 및 투석후의 평균혈압이 유의하게 높으며, 투석 중 저혈압의 빈도도 유의하게 낮다고 보고하였다(그림 2).

온라인 혈액투석여과 치료에서 우수한 혈역동학적 안정성을 보이는 기전에 대해서는 아직 명확히 밝혀진 바는 없다. Lin 등은 온라인 혈액투석여과치료를 자주 시행한 환자에서 투석 중 저혈압 빈도와 치료 중 생리식염수 주입의 횟수가 유의하게 감소하였다고 보고한 바 있는 데, 이들 연구에서 흥미로운 점은 온라인 혈액투석여과 치료를 받은 환자에서는 투석 전 혈중 나트륨 농도가

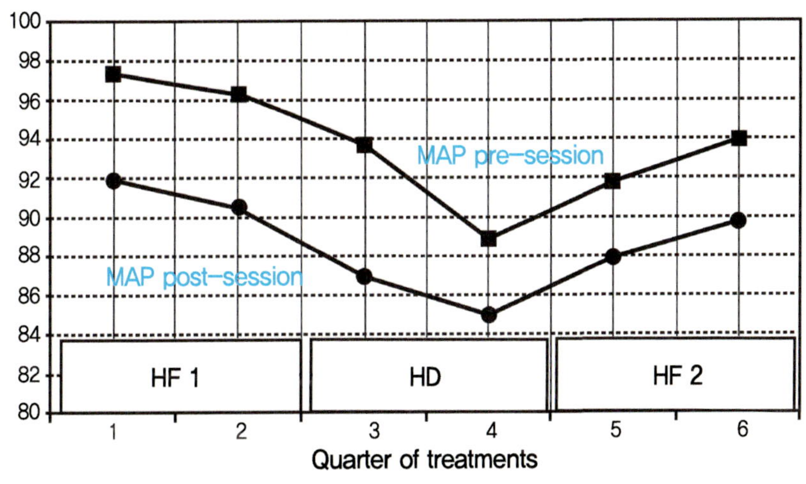


**그림 1** Average MAP, subdivision in quarters(Paolo Altieri et al. Nephrol. Dial. Transplant. 2001;16:1207-1213).

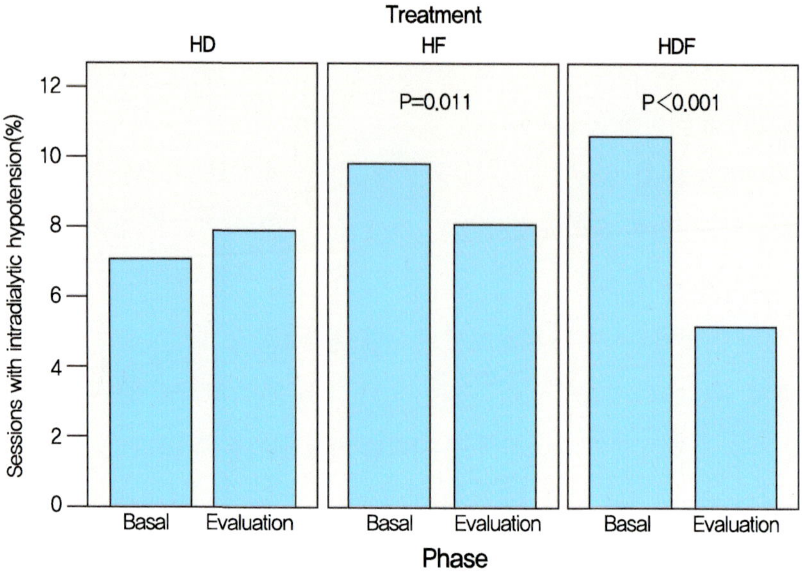


**그림 2** Hemodiafiltration reduce intradialytic hypotension in ESRD. 7.5% of all of the 28,950 sessions were complicated by intradialytic symptomatic hypotension(ISH). In the evaluation period compared with the basal run-in, there was a statistically significant decrease of sessions with ISH in HF(9.8 to 8.0%, decrease of 18.4%; P=0.011) and in HDF (10.6 to 5.2%, decrease of 50.9%; P 〈0.001) compared with low-flux 혈액투석 group(7.1 to 7.9%, increase of 9.9%). (Ref. Locatelli F et al. JASN. 2010;21:1798-1807)

낮게 측정되었다는 점이다. 즉, 온라인 혈액투석여과 치료를 받은 환자에서는 투석 전 혈중 나트륨 농도가 낮기 때문에 투석치료 동안 혈중 나트륨 경사가 완만하게 나타나게 되고, 이는 곧 투석 중 혈압을 좀 더 안정적으로 유지하는 기전일 것으로 제시되었다. Lin 등의 연구 뿐만 아니라 Maduell 등도 이와 유사한 연구 결과를 보고한 바가 있다. 또 다른 기전으로는 온라인 혈액투석여과 치료에서 체외순환을 거쳐 환자에게 주입되는 혈액의 온도가 체온보다 낮아지기

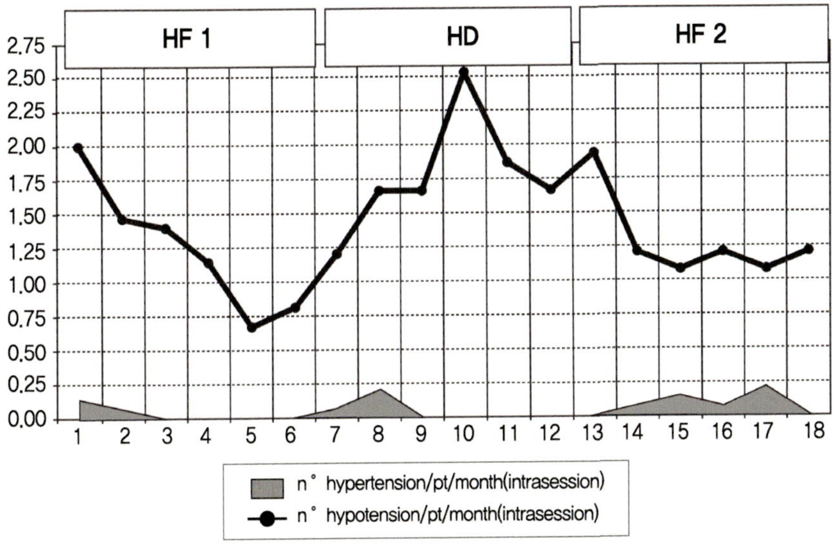


**그림 3** Hypotensive and hypertensive episodes; monthly outcomes(Ref. Paolo Altieri et al. Nephrol. Dial. Transplant. 2001;16:1207-1213).

때문에 치료 중 혈압이 좀 더 안정적으로 유지된다는 것이다. 일반적으로 혈액투석치료시 투석액 온도를 37-38℃에서 35℃로 낮추었을 때 투석 중 저혈압의 발생빈도가 낮아진다고 알려져 있다. 온라인 혈액투석여과 치료의 경우 체외순환을 통한 열량 소모량이 증가되기 때문에 투석액이나 보충액의 온도를 체온과 같이 유지하더라도, 체내로 되돌아가는 정맥혈의 온도가 낮아지게 되고 이는 저체온-혈액투석치료(cooler temperature-controlled HD)와 같은 효과를 가진다고 알려져 있다.

투석 중 혈동학적 안정성 이외에도 온라인 혈액투석여과 치료가 심혈관보호 효과 및 동맥경화증의 예방 효과를 보인다는 연구보고도 있다. Ohtake 등은 혈액투석 치료 또는 온라인 혈액투석여과 치료를 1년간 시행한 후 심혈관계 지표들의 변화를 조사하였는데, 온라인 혈액투석여과 치료를 받은 환자에서 좌심실질량지수(left ventricular mass index, LVMI)가 1년 추적검사에서 유의하게 감소하였으나 고식적 혈액투석환자에서는 유의한 변화를 보이지 않았다고 하였다. 동맥경화증을 나타내는 상완발목동맥 맥파 속도의 변화는 혈액투석환자에서는 기저 검사에 비해 1년 추적검사에서 유의하게 증가하였던 반면, 온라인 혈액투석여과 치료 환자에서는 유의한 차이를 보이지 않아 동맥경화증의 진행정도가 거의 나타나지 않음을 시사하였다. 그 외 Panichi 등은 750명의 환자를 대상으로 30개월간 혈액투석치료, 오프라인 혈액투석여과 치료 및 온라인 혈액투석여과 치료를 시행한 후 만성염증지표의 변화를 조사하여 보고하였다(RISCAVID 연구). 이들 연구에서 환자의 C-반응단백 농도와 인터루킨-6 농도가 환자사망을 예측하는 가장 강력한 위험인자였으며, 온라인 혈액투석여과 치료를 받은 환자에서 인터루킨-6의 농도가 유의하게 낮았다. 이는 온라인 혈액투석여과 치료가 고식적 혈액투석치료에 비해 좀 더 생체적합한 치료임을 시사하는 소견이라 하겠다.

## 온라인 혈액투석여과 치료의 한계

온라인 혈액투석여과 치료는 앞서 기술한 장점들 이외에도 빈혈의 교정, 중분자, 단백결합 요독물질 및 인 제거율의 향상과 같은 장점들을 가지고 있어 투석환자에서 심혈관계 사망률을 향상시키는 데 도움이 될 것으로 기대되어 왔다. 그러나 최근 발표된 대규모 임상연구들에서 심혈관계 사망률을 낮추는 효과는 아직 명확히 증명되지 않았다. 714명 환자들을 대상으로 저유량-혈액투석치료(low-flux 혈액투석)와 후희석 온라인 혈액투석여과 치료를 무작위 배정한

다국가 다기관 전향적 연구(CONTRAST 연구)에서 전체 사망률 및 심혈관계 사망률이 두 치료군에서 유의한 차이를 보이지 않았다. 비슷한 시기에 시행된 터키의 다기관 연구에서도 고유량-혈액투석치료(high-flux 혈액투석)와 후희석 온라인 혈액투석여과 치료 간에 환자 사망률 및 심혈관계 사망률에 유의한 차이를 보이지 않았다. 또한 900명 이상의 환자를 포함한 대규모 임상연구(ESHOL 연구)에서도 후희석 온라인 혈액투석여과 치료를 받은 환자군에서 고유량-혈액투석 치료를 받은 환자군에 비해 전체 사망률과 감염에 의한 사망률, 뇌경색에 의한 사망률은 유의하게 낮았으나 심혈관계 질환의 의한 사망률에는 유의한 차이를 보이지 않았다.

다만, 이들 세 연구를 온라인 혈액투석여과 치료 중 주입되는 대류량(convection volume)에 따라 나누어 비교하였을 때는 심혈관계 사망률에 긍정적인 효과를 보이는 것으로 나타났는데, CONTRAST 연구의 경우는 치료 당 20리터 이상의 고유량 온라인 혈액투석여과 치료를 받은 환자군에서 전체 사망률이 유의하게 낮아지는 결과를 보였다. 터키 연구의 경우 치료 당 17.4리터를 초과하는 고유량 온라인 혈액투석여과 치료를 받은 환자에서 심혈관계 사망의 비교위험도가 71% 감소하는 효과를 보였으며, ESHOL 연구는 앞서 두 연구에 비해 대류량이 더 높아 23.2리터 이상의 고유량 온라인 혈액투석여과 치료를 받았을 때 사망률의 호전을 보였다. 앞서 두 연구에 비해 ESHOL 연구에서 심혈관계 사망률에 차이를 보이기 위해 더 높은 대류량을 필요로 했던 이유로는 연구에 포함된 환자들의 연령이 낮고, 남성의 비율이 높았던 반면에 당뇨병 유병율이 낮은 등 질병이환지수가 다른 연구들에 비해 낮았기 때문으로 생각된다.

## 요약

온라인 혈액투석여과 치료는 생체적합, 고효율 투석막과 초순수 투석액을 사용하여 치료가 이루어지므로 혈역동학적으로 좀 더 안정적이고, 인을 포함한 요독물질을 효율적으로 제거할 수 있으며, 투석 중 염증반응의 발생 위험이 낮아 심혈관계 질환의 발생위험을 줄여줄 수 있는 치료로 생각된다. 다만, 현재까지의 임상연구들에서는 온라인 혈액투석여과 치료를 통한 심혈관계 질환 발생률 및 사망률의 호전에 대한 근거(evidence)가 빈약한 데, 이는 온라인 혈액투석여과 치료시 투석전 달량이 충분하지 못했던 점이 가장 큰 원인이라 할 수 있겠다. 따라서 향후 고유량 온라인 혈액투석여과 치료를 이용한 대규모의 임상연구를 통해 심혈관계 질환에 미치는 영향을 규명하는 것이 필요할 것으로 생각한다.

### 참고 문헌

1) Foley RN, Parfrey PS, Sarnak MJ. Clinical epidemiology of cardiovascular disease in chronic renal disease. Am J Kidney Dis 1998;32(Supple 3):S112-9
2) US Renal Data System. USRDS 2014 Annual Data Report: Atlas of chronic kidney disease in the United Stats. usrds.org [online], 2014
3) ESRD Registry Committee, Korean Society of Nephrology. Current renal replacement therapy in Korea: Insan memorial dialysis registry [online], 2014
4) Schiffrin EL, Lipman ML, Mann JFE. Chronic kidney disease effects on the cardiovascular system. Circulation 2007;116:85-97
5) Santoro A, Mandreoli M. Chronic renal disease and risk of cardiovascular morbidity-mortality. Kidney Blood Press Res 2014;39:142-6
6) Pizzarelli F, Cerrai T, Dattolo P, et al. Convective treatments with on-line production of replacement fluid: a clinical experience lasting 6 years. Nephrol Dial Transplant 1998;13:363-369
7) Locatelli F, Altieri P, Andrulli S, et al. Hemofiltration and hemodiafiltration reduce intra-

dialytic hypotension in ESRD. J Am Soc Nephrol 2010;21:1798–1807
8) Lin CL, Huang CC, Chang CT, et al. Clinical improvement by increased frequency of on-line haemodiafiltration. Ren Fail 2001;23:193–206
9) Maduell F, del Pozo C, Garcia H, et al. Change from conventional haemodiafiltration to online haemodiafiltration. Nephrol Dial Transplant 1999;14:1202–7
10) Maggiore Q, Pizzarelli F, Sisca D, et al. Blood temperature and vascular stability during haemodialysis and hemofiltration. Trans Am Soc Artif Intern Organs 1982;28:523–37
11) Donauer J, Schweiger C, Rumberger B, et al. Reduction of hypotensive side effects during online–haemodiafiltration and low temperature haemodialysis. Nephrol Dial Transplant 2003;18:1616–22
12) Ohtake T, Oka M, Ishioka K, et al. Cardiovascular protective effects of on–line hemodiafiltration: comparison with conventional hemodialysis. Ther Apher Dial 2012;16(2): 181–8
13) Panichi V, Rizza GM, Paoletti S, et al. Chronic inflammation and mortality in haemodialysis: effect of different replacement therapies. Results from RISCAVID study. Nephrol Dial Transplant 2008;23:2337–43
14) Grootemann M, Van den Dorpel MA, Bots ML, et al. Effect of online hemodiafiltration on all–cause mortality and cardiovascular outcomes. J Am Soc Nephrol 2012;23:1087–96
15) Ok E, Asci G, Toz H, et al. Mortality and cardiovascular events in online haemodiafiltration(OL–HDF) compared with high–flux dialysis: results from the Turkish OL–HDF. Nephrol Dial Transplant 2013; 28:192–202
16) Maduell F, Moreso F, Pons M, et al. High–efficiency postdilution online hemodiafiltration reduces all–cause mortality in hemodialysis patients. J Am Soc Nephrol 2013;24:487–98
17) Paolo Altieri et al. Predilution haemofiltration—the Second Sardinian Multicentre Study: comparisons between haemofiltration and haemodialysis during identical Kt/V and session times in a long–term cross–over study. Nephrol Dial Transplant. 2001;16:1207–1213.

5-4

# 영양학적 고려

인하대학교 의과대학, 인하대학교병원 **이승우**

## 단백질-에너지 소모(protein-energy wasting)의 원인과 진단

투석중인 말기신부전(end-stage renal disease, ESRD) 환자에서 신장질환 및 투석과 관련된 문제로 인해 영양상태의 저하의 징후를 보이는 환자의 빈도가 30-50%나 된다[1]. 말기신부전 환자에서 관찰되는 이러한 영양적인 문제가 불충분한 음식 섭취 이외 많은 다른 원인들이 있어 영양실조 대신 단백질-에너지 소모(protein-energy wasting, PEW)란 용어를 사용할 것을 권장한다[2, 3]. ESRD 환자에서 불충분한 음식물 섭취 및 식이제한 이외 안정시 에너지 소비(resting energy expenditure)의 증가, 만성 염증, 대사성 산증, 인슐린 저항성과 같은 다양한 내분비 장애, 투석 자체 등에 의해 PEW가 유발될 수 있다(표 1)[4].

ESRD 환자에서 단백질-에너지 소모(PEW)의 진단은 다음 4가지 중 3가지 특징이 있으면 가능하다(표 2). 즉 ① 혈액검사에서 혈청 알부민, 콜레스테롤, prealbumin 의 감소, ② 체질량(body mass)의 감소, ③ 근육량의 감소, 그리고 ④ 식이섭취량의 감소이다[3].

표 1 Causes of PEW in ESRD patients

1. Decreased protein and energy intake
   1) Anorexia
      (1) Dysregulation in circulating appetite mediators
      (2) Hypothalamic amino acid sensing
      (3) Nitrogen–based uremic toxins
   2) Dietary restrictions
   3) Alterations in organs involved in nutrient intake
   4) Depression
   5) Inability to obtain or prepare food
2. Hypermetabolism
   1) Increased energy expenditure
      (1) Inflammation
      (2) Increased circulating proinflammatory cytokines
      (3) Insulin resistance secondary to obesity
      (4) Altered adiponectin and resistin metabolism
   2) Hormonal disorders
      (1) Insulin resistance of chronic kidney disease
      (2) Increased glucocorticoid activity
3. Metabolic acidosis
4. Decreased physical activity
5. Decreased anabolism
   1) Decreased nutrient intake
   2) Resistance to GH/IGF–1
   3) Testosterone deficiency
   4) Low thyroid hormone levels
6. Comorbidities and lifestyle
   1) Comorbidities(diabetes mellitus, CHF, depression, coronary artery disease, peripheral vascular disease)
7. Dialysis
   1) Nutrient losses into dialysate
   2) Dialysis–related inflammation
   3) Dialysis–related hypermetabolism
   4) Loss of residual renal function

**표 2** Criteria for a clinical diagnosis of PEW in ESRD patients

| |
|---|
| 1. Serum chemistry<br>1) Serum albumin < 3.8 g/dL(Bromcresol Green)<br>2) Serum prealbumin < 30 mg/dL<br>3) Serum cholesterol < 100 mg/dL<br>2. Body mass<br>1) Body mass index < 23 kg/$m^2$<br>2) Unintentional weight loss over time : 5% over 3 months or 10% over 6 months<br>3) Total body fat percetnage < 10%<br>3. Muscle mass<br>1) Muscle wasting : reduced muscle mass 5% over 3 months or 10% over 6 months<br>2) Reduced mid–arm muscle circumference area:<br>reduction > 10% in relation to $50^{th}$ percentile of reference population<br>4. Dietary intake<br>1) Unintentional low dietary protein intake < 0.8 g/kg/day for at least 2 months<br>2) Unintentional low dietary energy intake < 25 kcal/kg/day for at least 2 months |

## ESRD 환자의 영양상태에 대한 온라인 혈액투석여과 치료의 효과

혈액투석에 비해 온라인 혈액투석여과의 중분자량이상의 요독물질들의 제거율이 향상됨에 따라 단백질–에너지 소모(PEW)를 유발하는 원인들 중 친염증성 사이토카인과 같은 분자량이 큰 요독물질과 관련된 원인들이 호전될 수 있게 되었다. Panichi 등은 25예의 ESRD 환자에서 4개월간 HD와 온라인 혈액투석여과를 교차연구한 결과 저유량(low flux) HD에 비해 온라인 혈액투석여과를 하였을 때 생체적합성이 뛰어나고 친염증성 표지자들이 유의하게 감소함을 보고하였다[5]. Carracedo 등은 31예의 ESRD 환자에서 16개월 동안 각각 4개월간 고유량(high flux) HD와 온라인 혈액투석여과 교차연구를 하였을 때 HD

에 비해 온라인 혈액투석여과 시 친염증성 CD14+CD16+ 세포의 수와 TNFα, IL−6의 생산이 유의하게 줄어듦을 보고하였고[6], den Hoedt 등은 많은 수의 환자를 대상으로 한 3년간의 전향적 연구결과 저유량 HD군에서 온라인 혈액투석여과 군에 비해 CRP(C−reactive protein)와 IL−6가 시간이 감에 따라 증가하였으나, 온라인 혈액투석여과 군에서는 연구시작시와 비슷하였다고 보고하였다[7]. 그러나 온라인 혈액투석여과는 고유량의 인조투석막을 사용하고 초순수 투석액을 사용함으로 대류 자체의 효과인지 투석막 또는 초순수 투석액의 효과인지 구분하기 어렵다[8, 9].

또한 온라인 혈액투석여과의 장점을 고려할 때 온라인 혈액투석여과를 할 경우 HD에 비해 영양상태가 더 좋을 것으로 추정되나 대부분의 연구에서 온라인 혈액투석여과와 HD를 비교하였을 때 영양상태가 양 군사이에 차이가 없음이 보고되었다[10, 13]. 대규모 환자를 대상으로 HD와 온라인 혈액투석여과의 생존율을 비교한 전향적 연구들에서도 추적하는 동안 영양상태의 지표가 양 군사이에 유사한 결과를 보였다[14−16].

온라인 혈액투석여과시 고투과도의 투석막을 이용하고 고유량의 대류를 이용함으로써 오히려 알부민과 다른 영양소의 소실을 유발할 수 있다고 보고되었고[17, 18], 실제로 터키의 연구에서 온라인 혈액투석여과군이 HD 군에 비해 혈청알부민 농도가 낮았다[15]. 그러나 다른 연구들에서는 온라인 혈액투석여과와 HD 군사이에 혈청 알부민 정도가 비슷하였다[14, 16, 19]. 이외 온라인 혈액투석여과 시 비타민 C의 소실이 더 증가할 수 있다[20]. 그러나 비타민 B12, 엽산, 아연, 셀레니움의 소실정도는 온라인 혈액투석여과와 HD 군사이에 비슷하였다[21].

## 요약

이상의 결과를 요약하면 대류(convection)를 이용한 온라인 혈액투석여과가 HD에 비해 중분자량 이상의 요독물질을 제거하는 효과가 뛰어나서 이론적으로는 HD에 비해 온라인 혈액투석여과를 하는 ESRD 환자의 영양상태가 더 좋을 것으로 추정되나, 아직까지는 양 군에 차이가 없는 것으로 보인다.

### 참고 문헌


1) Fouque D, Pelletier S, Mafra D, Chauveau P. Nutrition and chronic kidney disease. Kidney Int. 2011;80:348–57.
2) Mitch WE. Malnutrition: a frequent misdiagnosis for hemodialysis patients. J Clin Invest. 2002;110:437–9.
3) Fouque D, Kalantar–Zadeh K, Kopple J, Cano N, Chauveau P, Cuppari L, et al. A proposed nomenclature and diagnostic criteria for protein–energy wasting in acute and chronic kidney disease. Kidney Int. 2008;73:391–8.
4) Carrero JJ, Stenvinkel P, Cuppari L, Ikizler TA, Kalantar–Zadeh K, Kaysen G, et al. Etiology of the protein–energy wasting syndrome in chronic kidney disease: a consensus statement from the International Society of Renal Nutrition and Metabolism(ISRNM). J Ren Nutr. 2013;23:77–90.
5) Panichi V, Manca–Rizza G, Paoletti S, Taccola D, Consani C, Filippi C, et al. Effects on inflammatory and nutritional markers of haemodiafiltration with online regeneration of ultrafiltrate(HFR) vs online haemodiafiltration: a cross–over randomized multicentre trial. Nephrol Dial Transplant. 2006;21:756–62.
6) Carracedo J, Merino A, Nogueras S, Carretero D, Berdud I, Ramírez R, et al. On–line hemodiafiltration reduces the proinflammatory CD14+CD16+ monocyte–derived dendritic cells: A prospective, crossover study. J Am Soc Nephrol. 2006;17:2315–21.
7) den Hoedt CH, Bots ML, Grooteman MPC, van der Weerd NC, Mazairac AHA, Penne EL, et al. Online hemodiafiltration reduces systemic inflammation compared to low–flux hemodialysis. Kidney Int. 2014;86:423–32.
8) Basile C. The effect of convection on the nutritional status of haemodialysis patients. Nephrol Dial Transplant. 2003;18 Suppl 7:vii46–9; discussion vii58–9.
9) Schiffl H, Lang SM, Stratakis D, Fischer R. Effects of ultrapure dialysis fluid on nutrition-

al status and inflammatory parameters. Nephrol Dial Transplant. 2001;16:1863–9.

10) Altieri P, Sorba G, Bolasco P, Asproni E, Ledebo I, Cossu M, et al. Predilution haemofiltration––the Second Sardinian Multicentre Study: comparisons between haemofiltration and haemodialysis during identical Kt/V and session times in a long–term cross–over study. Nephrol Dial Transplant. 2001;16:1207–13.

11) Wizemann V, Lotz C, Techert F, Uthoff S. On–line haemodiafiltration versus low–flux haemodialysis. A prospective randomized study. Nephrol Dial Transplant. 2000;15 Suppl 1:43–8.

12) Maduell F, del Pozo C, Garcia H, Sanchez L, Hdez–Jaras J, Albero MD, et al. Change from conventional haemodiafiltration to on–line haemodiafiltration. Nephrol Dial Transplant. 1999;14:1202–7.

13) Locatelli F, Mastrangelo F, Redaelli B, Ronco C, Marcelli D, La Greca G, et al. Effects of different membranes and dialysis technologies on patient treatment tolerance and nutritional parameters. The Italian Cooperative Dialysis Study Group. Kidney Int. 1996;50:1293–302.

14) Grooteman MPC, van den Dorpel MA, Bots ML, Penne EL, van der Weerd NC, Mazairac AHA, et al. Effect of online hemodiafiltration on all–cause mortality and cardiovascular outcomes. J Am Soc Nephrol. 2012;23:1087–96.

15) Ok E, Asci G, Toz H, Ok ES, Kircelli F, Yilmaz M, et al. Mortality and cardiovascular events in online haemodiafiltration(OL–HDF) compared with high–flux dialysis: results from the Turkish OL–HDF Study. Nephrol Dial Transplant. 2013;28:192–202.

16) Maduell F, Moreso F, Pons M, Ramos R, Mora–Macià J, Carreras J, et al. High–efficiency postdilution online hemodiafiltration reduces all–cause mortality in hemodialysis patients. J Am Soc Nephrol. 2013;24:487–97.

17) Combarnous F, Tetta C, Cellier CC, Wratten ML, Custaud null, De Catheu T, et al. Albumin loss in on–line hemodiafiltration. Int J Artif Organs. 2002;25:203–9.

18) Gupta BB, Jaffrin MY. In vitro study of combined convection–diffusion mass transfer in hemodialysers. Int J Artif Organs. 1984;7:263–8.

19) Vilar E, Fry AC, Wellsted D, Tattersall JE, Greenwood RN, Farrington K. Long–term outcomes in online hemodiafiltration and high–flux hemodialysis: a comparative analysis. Clin J Am Soc Nephrol. 2009;4:1944–53.

20) Morena M, Cristol J–P, Bosc J–Y, Tetta C, Forret G, Leger C–L, et al. Convective and diffusive losses of vitamin C during haemodiafiltration session: a contributive factor to oxidative stress in haemodialysis patients. Nephrol Dial Transplant. 2002;17:422–7.

21) Cross J, Davenport A. Does online hemodiafiltration lead to reduction in trace elements and vitamins? Hemodial Int. 2011;15:509–14.

5-5

# 전해질에 미치는 영향

한양대학교 의과대학, 한양대학교구리병원 **한상웅**

온라인 혈액투석여과 치료(OL-HDF)가 혈액여과(hemofiltration, HF), 저유량혈액투석(Low-flux HD) 또는 고유량혈액투석(High-flux HD)에 비하여 소분자 또는 중분자 이상의 물질을 효과적으로 제거할 수 있다고 보고하고 있다[1, 2]. 그러나, 대류량의 정도와 보충액을 주입하는 희석 방법 등 온라인 혈액투석여과 연구에 적용된 투석 기법이 동일하지 않기 때문에 연구결과의 해석에 주의가 필요하다[3].

Low-flux HD 또는 high-flux HD에서 온라인 혈액투석여과로 전환하면 일반적으로 소분자 용질의 청소율(clearance)이 증가한다. 청소율의 증가는 그리 크지 않은데 이는 소분자 용질 제거가 주로 확산에 의해 일어나고 혈액투석 동안 이미 효과적으로 이루어지기 때문이다[1, 2, 3].

## 나트륨, 칼륨, 칼슘, 요산 및 중탄산염의 변화

전향적으로 온라인 혈액투석여과군과 high-flux HD군으로 무작위 배정하여 진행된 소규모 연구(n=25, 12개월)에서 평균 투석 전 혈청 전해질 농도는 표 1

**표 2** Average predialysis serum electrolyte over the 12-mo study period in on-line hemidiafiltration versus high-flux hemodialysis groups(Data adapted from reference 1)

| | On-line HDF (n=24) | High-flux HD (n=21) | P |
|---|---|---|---|
| Sodium(mEq/L) | 139±1 | 139±1 | 0.238 |
| Potassium(mEq/L) | 5.8±0.1 | 5.8±0.1 | 0.740 |
| Calcium(mg/dL) | 9.2±0.1 | 9.1±0.1 | 0.616 |
| Phosphorus(mg/dL) | 4.8±0.2 | 4.9±0.3 | 0.767 |
| Bicarbonate(mEq/L) | 21.3±0.3 | 19.6±0.3 | 0.001 |

HDF; hemodiafiltration, HD; hemodialysis

과 같았다. 혈청 나트륨, 칼륨, 칼슘, 인 농도는 두 군에서 차이를 보이지 않았다. 투석 전 혈청 중탄산염은 온라인 혈액투석여과군에서 의미 있게 높게 관찰되었다[1].

대규모 무작위 배정 연구들에서 전해질 농도를 살펴보면 Turkish 온라인 혈액투석여과 연구(n=782, 2년)에서도 혈청 나트륨, 칼륨, 칼슘은 온라인 혈액투석여과군과 high-flux HD군에서 차이가 없었고 혈청 중탄산염은 23±1.8 mEq/L vs 22±2.0 mEq/L로 온라인 혈액투석여과군에서 높게 관찰되었다. 소집단 분석에서 보액량(substitution volume) 중앙값인 17.4 L 이상인 온라인 혈액투석여과군에서만 high-flux HD군에 비해 혈청 중탄산염 농도가 높았다[4]. 임상적 의의에 대하여는 추가 연구가 필요하다. ESHOL 연구(n=906, 2년)에서도 유사하게 혈청 나트륨, 칼륨, 요산, 칼슘 농도는 온라인 혈액투석여과군과 HD군에서 차이를 보이지 않았다[5].

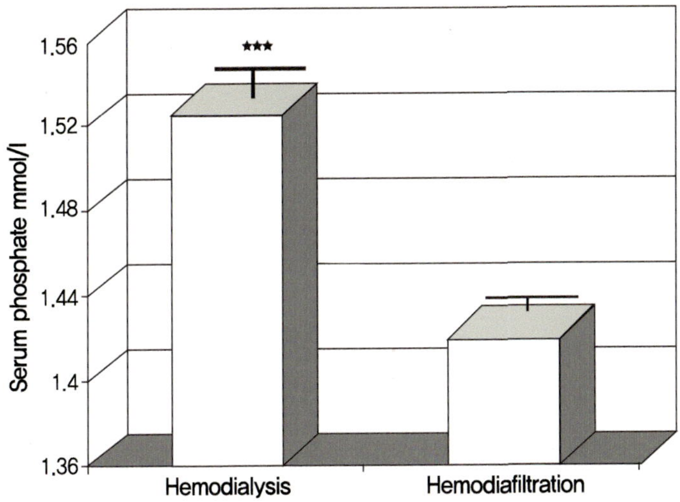


**그림 1** Serum phosphate in hemodialysis and hemodiafiltration cohorts. Data expressed as mean(SEM). ***P 〈 0.001. (Ref. Davenport A et al. NDT 2010;25:897–901)

## 온라인 혈액투석여과 치료에서 인 청소율

인산염 이온은 작지만 물 분자에 둘러싸여 중분자 물질 청소율 패턴을 보인다. 사용된 투석액과 초미세과여량에서 인 농도측정을 통해 시행된 인 제거량 연구에서 high–flux HD군에 비해 HDF군에서 20% 이상 인 제거량이 증가되었다. HDF군에서 24 L의 보액 주입 외에 다른 조건은 동일하게 시행되었다. 혈청 인 농도가 5–5.5 mg/dL일 때 HDF군에서 HD군 보다 더 많은 인이 제거되었다. 혈청 인 농도가 7 mg/dL 이상에서는 인 제거량의 차이가 관찰되지 않았다[6]. 일부 소규모 연구에서 HD군과 비교하여 온라인 혈액투석여과군에서 인의 청소율이 높게 보고되었다[2, 7].

온라인 혈액투석여과와 HD 사이의 사망률이나 심혈관질환 비교를 위해 시행된 대규모 무작위 연구를 살펴보면 CONTRAST 연구(n=493, 6개월; n=714, 3년)는 장단기 연구 모두에서 온라인 혈액투석여과군에서 인 농도가 낮게 관찰되었다[8, 9]. low-flux HD군에 비해 온라인 혈액투석여과군에서 더 넓은 표면적과 더 높은 in vivo인 청소율을 가진 투석막이 사용되고 평균 혈류량 또한 더 높았던 점이 지적되었다. Turkish 온라인 혈액투석여과 연구(n=782, 2년)에서는 High-flux HD군과 비교하여 높은 대류량(보액>17.4 L/세션) 온라인 혈액투석여과군에서만 낮은 인 농도를 보였다[4]. ESHOL 연구(n=906, 2년)에서는 HD군과 비교하여 온라인 혈액투석여과군에서 인 농도나 인 결합제 약제 숫자 등에서 차이를 보이지 않았다. 앞 두 연구의 평균 대류량(convection volume)(CONTRAST 연구 20.7 L/세션, Turkish 온라인 혈액투석여과 연구 20.7 L/세션) 및 결과와 비교하여 ESHOL 연구에서의 높은 평균 대류량(23.7 L/세션) 및 온라인 혈액투석여과군의 30% 사망률 감소에도 불구하고 이와 같은 결과를 보였다[5].

## 요약

온라인 혈액투석여과 치료를 시행하면 전해질 청소율의 증가를 관찰할 수 있다. 그러나 소분자인 전해질이 주로 확산에 의해 기존 혈액투석 방법으로 효과적으로 제거되므로 대부분 뚜렷한 혈청 농도의 차이를 보이지 않는다. 대류량의 증가를 통해 중탄산염 농도 및 인 청소율을 증가시킬 수 있으며 그 임상적 의의에 대해 추가 연구가 필요하다.

### 참고 문헌

1) Ward RA, Schmidt B, Hullin J et al. A comparison of on-line hemodiafiltration and high-

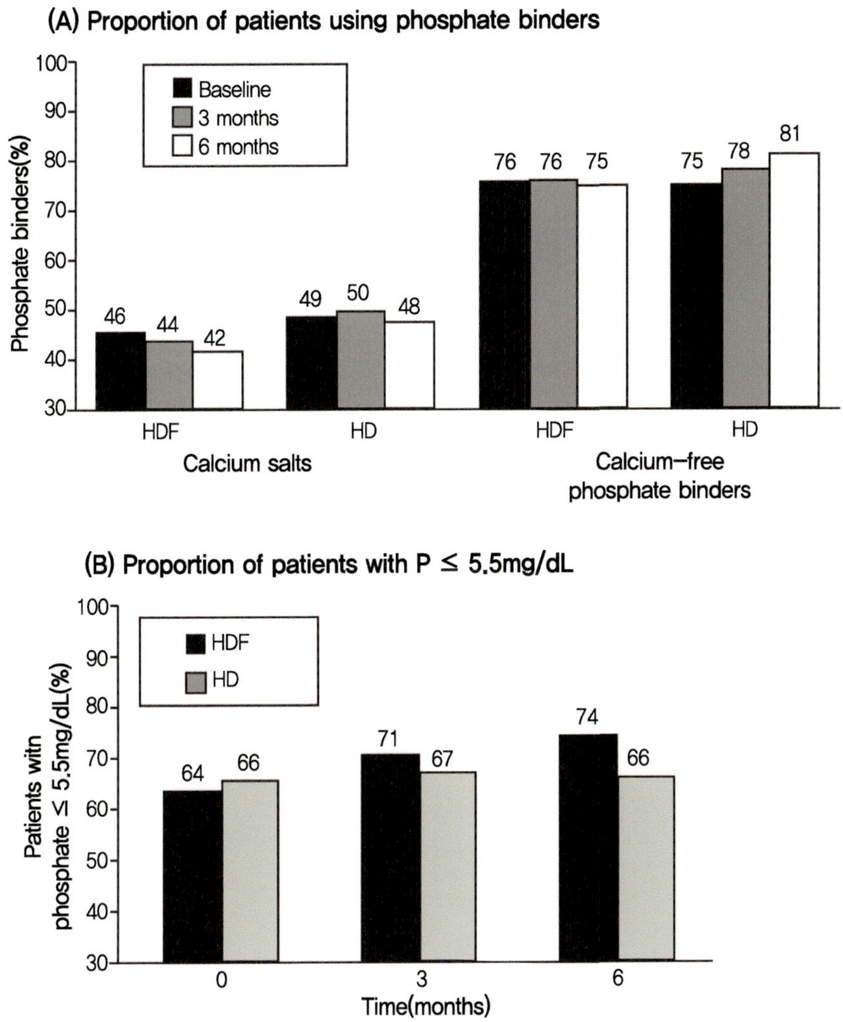


**그림 2** (A) Proportion of patients using calcium salts and calcium-free phosphate binders at baseline and after 3 or 6 months of follow-up. Numbers above bars represent percentages. (B) Proportion of patients achieving phosphate treatment targets at baseline and after 3 or 6 months of follow-up. Numbers above bars represent percentages. (Ref. Am J Kidney Dis. 2010;55:77-87).

flux hemodialysis: a prospective clinical study. J Am Soc Nephrol. 2000;11:2344–50.

2) Schiffl H. Prospective randomized cross–over long–term comparison of online haemodiafiltration and ultrapure high–flux haemodialysis. Eur J Med Res. 2007;12:26–33.

3) Blankestijn PJ, Ledebo I, Canaud B. Hemodiafiltration: clinical evidence and remaining questions. Kidney Int. 2010;77:581–7.

4) Ok E, Asci G, Toz H et al. Mortality and cardiovascular events in online haemodiafiltration (OL–HDF) compared with high–flux dialysis: Results from the Turkish OL–HDF Study. Nephrol Dial Transplant. 2013;28:192–202.

5) Maduell F, Moreso F, Pons M et al. High–efficiency postdilution online hemodiafiltration reduces all–cause mortality in hemodialysis patients. J Am Soc Nephrol. 2013;24:487–97.

6) Lornoy W, De Meester J, Becaus I et al. Impact of convective flow on phosphorus removal in maintenance hemodialysis patients. J Ren Nutr. 2006;16:47–53.

7) Zehnder C, Gutzwiller JP, Renggli K. Hemodiafiltrationa new treatment option for hyperphosphatemia in hemodialysis patients. Clin Nephrol. 1999;52:152–9.

8) Penne EL, van der Weerd NC, van den Dorpel MA. Short term effects of online hemodiafiltration on phosphate control: results from the randomized controlled CONvective TRAnsport Study (CONTRAST). Am J Kidney Dis. 2010;55:77–87.

9) Grooteman MP, van den Dorpel MA, Bots ML, Penne EL et al. Effect of online hemodiafiltration on all–cause mortality and cardiovascular outcomes. J Am Soc Nephrol. 2012;23:1087–96.

5-6

# 중분자물질의 제거

충남대학교 의학전문대학원 내과학교실 **나기량**

## 요독(Uremic toxin)

만성 콩팥병의 진행에 따른 신기능의 감소에 따라 인체 내의 대사산물을 포함한 수 많은 요독 물질이 체내에 축적이 되는 것으로 알려져 있다. 이러한 요독물질은 분자량에 따라 구분되어 지는데[1], 저분자량 요독(MW<500 Da)으로 혈액요소질소, 크레아티닌, 요산 등이 있고, 중분자량 요독(500–15,000 Da)으로 $\beta_2$–microglobulin, 부갑상선호르몬(PTH), 최종당화산물(advanced glycation end–product), leptin, fibroblast growth factor–23(FGF–23) 등이 있고, 고분자량 요독(>15,000 Da)으로 고분자량 단백 등으로 구분된다. 임상적으로 일반적인 혈액투석에 의해 제거되는 노폐물은 저분자량 요독으로 대표되는 BUN, Cr 등이 있고 이러한 지표의 제거 정도를 수학적으로 표현한 값이 Kt/V로 나타내는 투석의 적절도(dialysis adequacy)로 표현하여 임상적인 증상과 함께 투석의 적절성을 평가하는 객관적인 중요한 지표로 사용되고 있지만 실제로 환자의 생존에 미치는 영향을 정확히 평가하기에는 한계가 있다. 저분자량 요독 이외에 중분자량의 요독 중에 대표적인 $\beta_2$–microglobulin는 투석연관성 유전분증과 관련이 있다는 것은 너무나 많은 증거들이 제시되고 있고 또한 투석 환자의 생존률에도 관계가 있음이 보고되고 있다. 따라서 $\beta_2$–microglobulin는 저분자량 요독에서 BUN처럼 중분자량 요독의 대표적인 표식자의 역할을 한다. 최근에는 고분자량 요독과 단백질과 결합된 형태의 요독 물질이 말기신부전환자의 심혈관질환에 기여한다는 증거들이 보고되고 있다[2, 3].

## 요독의 제거 기전

일반적인 투석의 과정에서 용질이 제거되는 3가지 기전에 의해 일어난다.

- 수동적 확산(Passive diffusion) – 농도차이에 의해 발생
- 대류(Convection) – 분획으로 가해지는 힘에 의해 수분과 용질이 함께 제거되며(Solvent drag), 이 과정에서 저분자량 물질과 중분자, 대분자량 물질이 같이 제거된다.
- 흡착(Adsorption) – 투석막에 용질이 흡착되어 제거되는 기전, 투석막의 포화상태가 발생한다.

일반적인 투석방법에서는 용질의 청소율은 투석막사이의 농도차이와 함께 분자량에 의해 결정되며 용질의 분자량이 증가할수록 제거율은 반비례하여 감소하게 된다. 중분자 이상의 용질의 경우 혈청 농도, 분자량, 단백질과의 결합, 투석치료시간, 투석막의 투과도 및 대류의 기전에 의해 결정된다. 그러므로 중분자이상의 크기가 커진 용질의 제거는 대류를 이용한 투석에 의해 가능하다.

## 혈액투석여과 치료에서 생화학적 효과

혈액투석여과 치료에서는 대류에 의해 고분자량 용질의 제거 증가하며, 고유량

(high flux) 생체적합 투석막의 사용에 의해 cytokine 분비가 감소되고, 초순수 투석액의 사용에 따른 cytokine 분비 감소 효과 등이 생긴다.

- **용질의 제거**
  - 요소질소와 크레아티닌: 통상적인 혈액투석이나 혈액투석여과와 비교하여 혈액여과에서는 저분자량 용질의 제거가 초여과량의 제한 때문에 더 적다. 이와 비교해보면 고효율 on-line 혈액투석여과의 사용에 따라 저분자량의 용질제거가 증가하며 보충액의 양에 따라 혈액투석에서보다 더 높아질 수 있다.
  - $\beta_2$-microglobulin: 통상적인 혈액투석보다 대류에 의한 물질제거가 이루어지는 혈액투석여과에서 $\beta_2$-microglobulin의 제거율이 높다. 이는 메타 분석에서도 증명되었다[4].
  - 인: 통상적인 혈액투석치료에서 보다 혈액투석여과법에서 인의 제거가 더 많이 된다는 여러 가지 보고들이 있다. 그러나 혈액투석여과를 받더라도 인결합 제거제의 사용은 필요하다.
  - 기타 분자: Homocysteine과 complement D factor의 수치가 혈액투석여과에서 감소한다[5, 6].

## 대류의 기전을 이용한 치료에서 임상적인 효과

- **심혈관계 효과**
  - 혈역동학적 안정성 – 대류를 이용한 투석치료를 지지하는 여러 가지 장점중에 혈역학적 안정성을 내세우고 인정하는 몇 가지 보고[7]들이 있다. 그러나 확실한 개선효과에 대한 논란의 여지가 있는 실정이다. 혈역학적 안정성을 보여주는 기전으로 생각되는 것은 다음과 같다.

- 보충액의 투여에 따른 소디움 부하(Salt loading)
- 다량의 수분보충에 따른 체내 심부온도의 감소에 따른 혈관수축
- 초순수 투석액의 사용에 따른 혈역학적 개선효과(염증반응 감소)
- 고혈압 – 혈압조절이 용이하다는 보고가 있으나 객관적인 근거는 부족한 실정이다.
- 심근비대 – 투석 방법에 의한 것 보다는 체수분 조절을 얼마나 잘하는지에 따라 결정되는 것으로 보인다.
- 혈액학적 소견 – 빈혈조절에 유리하다고 하는 보고가 있지만 무작위 연구에서 입증에 실패 하였다. 이에 대한 확실한 대규모연구가 필요한 실정이며 이러한 주장을 설명하는 기전으로는 초순수 투석액 사용에 따른 염증반응 감소가 조혈인자에 대한 감수성을 향상 시키는데 기인하는 것으로 설명할 수 있다.

- **삶의 질**

일부보고에서 일반적인 투석에 비해 삶의 질을 묻는 척도에서 우월하다고 보고하였다.

- **영양상태**

영양상태에 대한 호전에 대한 보고도 있지만 그렇지 않은 결과를 보이는 경우도 있어서 이에 대한 추가적 검증이 필요 하다.

- **투석관련 아밀로이도증**(dialysis-related amyloidosis, DRA)

현재까지는 후향적 연구에서 저혈량 투석에 비해 고혈량 투석이 시간경과에 따른 손목터널증후군의 빈도를 감소시킨다는 보고[8]가 있고 이에 근거하여 손목터널증후군이 있는 경우 고혈량 투석으로 전환해서 투석치료를 제공해주는 것이 현재의 방침이다.

- **입원율**

입원율에 대한 보고들도 일관적인 결과를 보이지는 않고 있지만 적어도 나쁘다는 보고는 없고 좋은 결과를 보인다는 보고들이 약간 우세한 실정이다. 이에 대한 대규모 비교임상연구를 통한 검증이 필요하다.

- **환자 생존율**

환자들의 생존을 향상시키는지 여부에 대한 보고는 논란의 여지가 있는 실정이다. 대부분의 보고들에서의 방법은 관찰연구이며 이중에 대표적인 전향적, 무작위 대조연구가 세 가지 있다.

- CONTRAST 연구[9]는 714명의 환자를 무작위로 혈액투석여과법(평균 보충액량이 19 L) 과 저유량 혈액투석법으로 나누어 3년간 진행하였는데 양군에서 사망률의 차이는 보이지 않았지만 post hoc 분석에서 보충액의 양이 20 L 이상인 경우 사망률이 39% 감소하는 효과를 보인다고 하였다.
- Turkish 온라인 혈액투석여과 연구[10]에서는 782명의 환자를 무작위로 혈액투석여과법과 고유량 혈액투석으로 나누어 2년간 진행하였고 양군 간의 사망률에는 차이가 없었다. 그러나 상기연구에서도 post–hoc 분석에서 보충액의 양이 17 L 이상인 환자군에서는 사망률이 30% 감소하는 것으로 보고 하였다.
- ESHOL 연구[11]에서는 906명의 환자를 무작위로 고유량혈액투석(450명)과 온라인 혈액투석여과 치료(456명: 20 L 이상의 고유량 대류치료)군으로 나누어 3년간 분석하였는데 온라인 혈액투석여과군에서 저혈압 빈도 및 입원률의 감소와 함께 30%의 사망률 감소가 있었고, 심혈관 위험도가 33% 감소하였다.

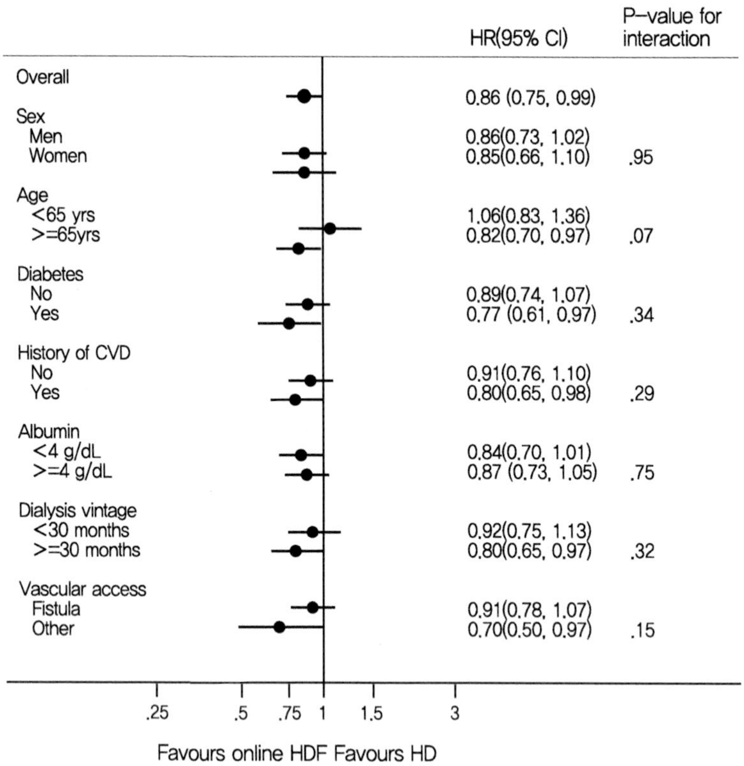


HRs (boxes) and 95% CI (bars) for all-cause mortality in patients receiving online HDF versus HD, overall and in subgroups. Nephrol. Dial. Transplant. (2015) doi: 10.1093/ndt/gfv349

상기의 연구에서도 환자의 선택적인 문제나 여러 가지 분석에 객관성에 문제를 제기하는 의견도 많아서 아직까지 혈액투석여과 치료에 대한 권고안을 확정적으로 만들기에는 혈액투석여과로 대표되는 대류를 이용한 치료에 대한 결론이 나지는 않은 상태로 향후 대규모의 다기관 무작위 비교분석연구가 필요한 실정이다. 그러나 최근 Sanne 등이 보고한[12] 혈액투석여과 치료에 대한 위

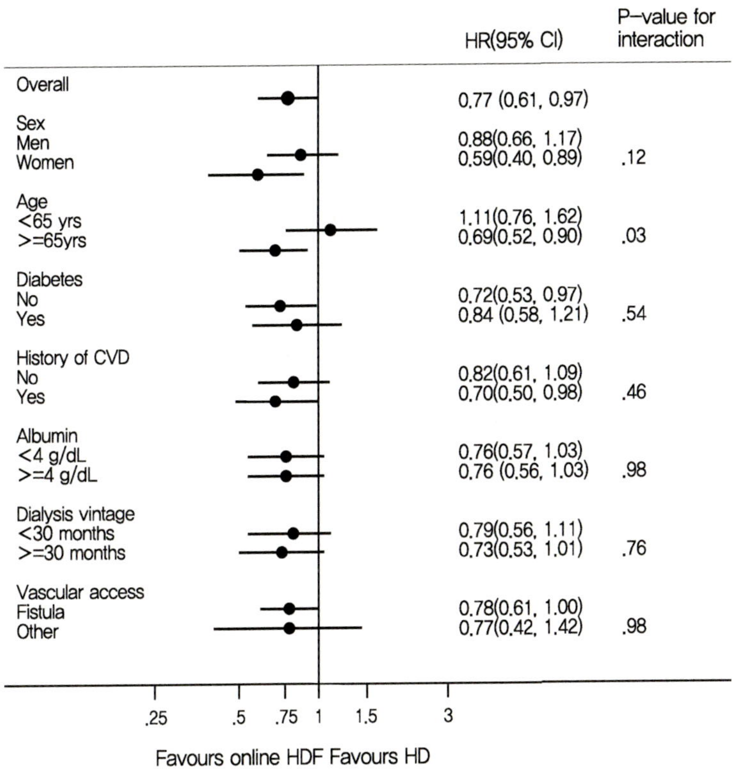


HRs (boxes) and 95% CI (bars) for cardiovascular mortality in patients receiving online HDF versus HD, overall and in subgroups. Nephrol. Dial. Transplant. (2015) doi: 10.1093/ndt/gfv349

세가지 무작위연구와 프랑스에서의 연구를 대상으로 개별 참여환자의 자료를 모아서 분석한 연구에서 2.5년의 추적기간동안 혈액투석여과 치료는 모든원인에 의한 사망률을 14% 감소시켰고 심혈관 사망률도 23% 감소시켰다. 이중에서 가장 커다란 생존률의 이득을 보인 군은 대류의 양을 23 L 이상으로 시행받은 환자군에서 보였다고 하였다. 결론적으로 혈액투석여과법에서 대류치료의 임상적인 효과를 보기 위해서는 다량의 대류가 일어나도록 많은양의 대류 치료를 해야만 된다는 의견이 힘을 얻고 있고 임상적인 근거로 제시되고 있다.

## 참고 문헌


1) Vanholder R, De Smet R, Glorieux G, Argilés A, Baurmeister U, Brunet P, Clark W, Cohen G, De Deyn PP, Deppisch R, Descamps-Latscha B, Henle T, Jörres A, Lemke HD, Massy ZA, Passlick-Deetjen J, Rodriguez M, Stegmayr B, Stenvinkel P, Tetta C, Wanner C, Zidek W, European Uremic Toxin Work Group (EUTox) : Review on uremic toxins: classification, concentration, and interindividual variability. Kidney Int. 2003;63(5):1934.
2) Yavuz A, Tetta C, Ersoy FF, D'intini V, Ratanarat R, De Cal M, Bonello M, Bordoni V, Salvatori G, Andrikos E, Yakupoglu G, Levin NW, Ronco C : Uremic toxins: a new focus on an old subject. Semin Dial. 2005;18(3):203
3) Vanholder R, Glorieux G, Lameire N, European Uremic Toxin Work Group : Uraemic toxins and cardiovascular disease. Nephrol Dial Transplant. 2003;18(3):463.
4) Wang AY, Ninomiya T, Al-Kahwa A, Perkovic V, Gallagher MP, Hawley C, Jardine MJ: Effect of hemodiafiltration or hemofiltration compared with hemodialysis on mortality and cardiovascular disease in chronic kidney failure: a systematic review and meta-analysis of randomized trials. Wang AY, Ninomiya T, Al-Kahwa A, Perkovic V, Gallagher MP, Hawley C, Jardine MJ . Am J Kidney Dis. 2014;63(6):968.
5) Ward RA, Schmidt B, Hullin J, Hillebrand GF, Samtleben W. : A comparison of on-line hemodiafiltration and high-flux hemodialysis: a prospective clinical study. J Am Soc Nephrol. 2000;11(12):2344
6) Beerenhout CH, Luik AJ, Jeuken-Mertens SG, Bekers O, Menheere P, Hover L, Klaassen L, van der Sande FM, Cheriex EC, Meert N, Leunissen KM, Kooman JP: Pre-dilution on-line haemofiltration vs low-flux haemodialysis: a randomized prospective study. Nephrol Dial Transplant. 2005;20(6):1155.
7) Susantitaphong P, Siribamrungwong M, Jaber BL : Convective therapies versus low-flux hemodialysis for chronic kidney failure: a meta-analysis of randomized controlled trials. Nephrol Dial Transplant. 2013 Nov;28(11):2859-74. Epub 2013 Sep 29
8) Cheung AK, Rocco MV, Yan G, Leypoldt JK, Levin NW, Greene T, Agodoa L, Bailey J, Beck GJ, Clark W, Levey AS, Ornt DB, Schulman G, Schwab S, Teehan B, Eknoyan G : Serum beta-2 microglobulin levels predict mortality in dialysis patients: results of the

HEMO study. J Am Soc Nephrol. 2006;17(2):546.

9) Grooteman MP, van den Dorpel MA, Bots ML, Penne EL, van der Weerd NC, Mazairac AH, den Hoedt CH, van der Tweel I, Lévesque R, NubéMJ, ter Wee PM, Blankestijn PJ, CONTRAST Investigators : Effect of online hemodiafiltration on all-cause mortality and cardiovascular outcomes. J Am Soc Nephrol. 2012;23(6):1087.

10) Ok E, Asci G, Toz H, et al, Mortality and cardiovascular events in online haemodiafiltration (OL-HDF) compared with high-flux dialysis: results from the Turkish OL-HDF Study. Nephrol Dial Transplant 2013; 28:192.

11) Maduell F, Moreso F, Pons M, et al. High-efficiency postdilution online hemodiafiltration reduces all-cause mortality in hemodialysis patients. J Am Soc Nephrol 2013; 24:487.

12) Peters SA1, Bots ML2, Canaud B3, Davenport A4, Grooteman MP5, Kircelli F6, Locatelli F7, Maduell F8, Morena M9, Nubé MJ5, Ok E6, Torres F10, Woodward M11, Blankestijn PJ12; HDF Pooling Project Investigators : Haemodiafiltration and mortality in end-stage kidney disease patients: a pooled individual participant data analysis from four randomized controlled trials. Nephrol Dial Transplant. 2015 Oct 22

## 5-7
# CKD-MBD에 미치는 영향

이화여자대학교 의과대학 내과학교실 **류동열**

## 만성콩팥병-무기질 뼈 질환(CKD-MBD)

### 정의 및 임상적 의미

2009년 KDIGO에서 발간된 만성콩팥병-무기질 뼈질환(CKD-MBD) 임상진료 지침에 따르면, CKD-MBD는 만성콩팥병에 의하여 무기질과 뼈의 전신적 대사에 변화가 발생함으로써, ① 칼슘, 인, 부갑상선호르몬(PTH), 또는 비타민 D 대사 이상, ② 뼈의 전환(turnover), 무기질침착(mineralization), 용적(volume), 선형 성장(linear growth), 또는 강도(strength) 이상, 또는 ③ 혈관 또는 기타 연부조직의 석회화(calcification) 중 하나 이상이 있는 경우로 정의된다[1]. 그리고, 이전에 흔히 사용되던 용어인 신성골이영양증(renal osteodystrophy)은 만성콩팥병 환자에서 동반되는 뼈의 형태학적 변화로 정의되며, 이는 CKD-MBD의 한 부분으로써 뼈생검을 통해 병리학적으로 진단될 수 있다고 하였다.

만성콩팥병에서 동반되는 무기질 조절 이상은 성장기에서는 뼈 성장 장애와 저성장을 유발할 수 있고, 성인에서는 뼈 재형성 과정에 문제를 유발하여 골절의 빈도를 높인다. 그리고, 투석환자뿐만 아니라 투석전 단계의 만성콩팥병 환자에서도 혈관 석회화로 인한 심혈관계 합병증 발병과 사망률의 증가와 관련된다.

## 만성콩팥병 진행에 따른 뼈 관련 지표의 변화

만성콩팥병이 진행되는 과정에서 가장 초기부터 나타나는 뼈 관련 지표의 변화는 인산염배설 호르몬인 fibroblast growth factor−23(FGF−23)와 활성 비타민D의 혈중 농도 변화이며, 이어서 PTH가 증가하고 만성콩팥병 4기 이후가 되면 혈중 인 농도의 증가가 관찰되는데 이에 비하여 혈중 칼슘 농도는 말기가 될 때까지 비교적 유지된다.

FGF−23는 인의 혈중 농도를 유지하도록 하는데 핵심적인 역할을 하는 호르몬으로서 만성콩팥병 2단계부터 증가하는데 콩팥에서 인 배설을 촉진하고 비타민D 활성화를 억제하여 소장에서 칼슘과 인 흡수를 억제함으로써 인의 혈중 농도 증가를 방지한다. 그러나, FGF−23의 증가에도 불구하고 콩팥기능이 점점 저하됨에 따라 혈중 인 농도가 증가하게 된다.

식사를 통해 섭취된 비활성형 비타민D는 간과 신장에서 한 군데씩의 수산화(hydroxylation) 과정을 거쳐 활성화되므로, 만성콩팥병에서는 필연적으로 활성 비타민D 농도가 저하된다. 활성 비타민D는 소장에서 칼슘과 인의 흡수를 증가시키고 콩팥에서 칼슘과 인의 배설을 감소시키는데, 만성콩팥병 2단계에서부터 활성 비타민D 농도가 감소되기 시작하므로 만성콩팥병에서 혈중 칼슘 저하를 유발할 수 있다. 그러나, 혈중 칼슘 저하를 방지하기 위해서 만성콩팥병 3단계 부터 PTH 분비가 증가하게 되고, 이로 인하여 혈중 칼슘 농도는 유지되지만 이차성 부갑상선 기능항진증이 동반되게 된다.

PTH는 저칼슘혈증에 의해 분비가 증가하며, 만성콩팥병에서는 PTH 분비의 지속적인 증가로 인하여 부갑상선의 미만성 또는 결절성 증식과 함께 비타민D 수용체와 칼슘 수용체의 발현이 감소한다. PTH의 증가는 뼈에서 칼슘 유리를 촉진시켜 혈중 칼슘 농도를 유지하는데 기여하지만 뼈흡수의 증가로 인하여 뼈강도가 약해지는 고전환(high-turnover) 뼈질환을 유발하게 된다.

## CKD-MBD의 임상양상

- **뼈질환**

만성콩팥병에서 흔하게 발생하는 뼈질환은 뼈의 재형성 속도가 증가되는 고전환(high-turnover) 뼈질환과 재형성 속도가 저하되는 저전환(low-turnover) 뼈질환으로 크게 분류된다. PTH가 증가된 이차성부갑상선기능항진증에서는 뼈모세포(osteoblast)와 뼈파괴세포(osteoclast)의 활동성이 동시에 증가됨으로써 비정상적인 유골조직(osteoid), 골수 섬유화와 뼈 낭종성 변화 및 출혈성 병변으로 인한 갈색종(brown tumor)을 특징으로 하는 낭성섬유뼈염(osteitis fibrosa cystica)이 발생한다.

뼈 전환이 저하된 저전환 뼈질환에는 뼈 무기질 침착이 저하된 뼈연화증(osteomalacia)과 무력성 뼈질환(adynamic bone disease)이 속한다. 뼈연화증은 알루미늄 축적과 관련되어 유골조직은 증가되어 있으나 무기질화가 되지 않는 특징을 보이며, 혈액투석의 정수 기술이 발전하고 알루미늄 기반의 인결합제 사용 빈도가 낮아짐에 따라 뼈연화증은 발생 빈도가 저하되고 있다. 그러나, 무력성 뼈질환은 점점 유병율이 높아지고 있는데, 특히 당뇨병 환자와 고령 환자에서 잘 발생하며 비타민D 제제 사용 후 과도한 PTH의 억제나 만성 염증과 관련되어 발생한다. 이 질환에서는 뼈 부피와 무기질 침착이 감소하고 뼈 생성과 흡수가 함께 감소되어 있다.

- **혈관 석회화**

혈관 석회화는 크게 내막(intima) 석회화와 중막(media) 석회화로 분류된다. 투석 환자에서 내막 석회화는 총사망률 및 심혈관 사망률을 증가시키며, 중막 석회화도 내막 석회화에 비하여 정도는 약하지만 사망률을 증가시킨다. 내막 석회화는 죽상경화증(atherosclerosis)에 의해 발생한 죽종(atheroma) 내에서 발생하는데, 심혈관질환의 위험인자 동반시 빈도가 발생 증가하고 대식세포 침윤 등 염증반응과 관련되며 심혈관질환 이환 및 사망을 예측할 수 있어 컴퓨터 단층촬영을 이용하여 관동맥(coronary artery) 석회화 점수를 평가하기도 한다. 중막 석회화는 만성콩팥병, 당뇨병, 노화 등에 의해 혈관 평활근세포가 뼈/연골세포와 유사한 기능을 가지도록 변화하면서 혈관 중막 내에 칼슘이 침착된다.

## CKD-MBD의 치료

CKD-MBD의 치료에는 혈중 인 농도를 적절하게 유지하는 것이 근간이 된다. 그런데, 각국의 권고안에서 혈중 인 농도의 목표치는 다소 차이가 있다(표 1). 혈중 인 농도 조절은 만성콩팥병 3기부터 인 섭취를 제한하는 식이요법으로 시작한다. 그러나, 콩팥 기능이 점점 저하됨에 따라 혈중 인 수치가 높을 경우 경구로 섭취된 인이 위장관에서 흡수되지 않도록 인결합제를 식사 직후 복용해야 한다. 인결합제는 알루미늄 기반의 제제, 칼슘 기반의 제제, 그리고 비 알루미늄-비칼슘 제제로 분류되는데, 알루미늄 기반의 인결합제는 부작용(뼈연화증, 작은적혈구 빈혈, 뇌병증 등) 우려로 잘 사용되지 않고 있으며, 칼슘 기반 인결합제 역시 혈관 석회화 발생과의 관련성 때문에 일일 칼슘 복용량 1500 mg 이하를 사용하도록 권장하고 있다. 비 알루미늄-비칼슘 인결합제인 Sevelamer 또는 Lanthanum carbonate도 주요 인결합제로 사용되고 있다. 각 인결합제의

**표 1** 각국의 권고안에 포함된 CKD-MBD 관련 혈중 지표의 목표치

Abbreviations: CARI, Caring for Australians with Renal Impairment; ERBP, European Renal Best Practice; JSDT, Japanese Society for Dialysis Therapy; KDIGO, Kidney Disease: Improving Global Outcomes; KDOQI, Kidney Disease Outcome Quality Initiative; KSN, Korean Society of Nephrology; UKRA, United Kingdom Renal Association.

| | Phosphorus(mg/dL) | Calcium(mg/dL) | iPTH(pg/mL) |
|---|---|---|---|
| KSN Working group2, 2015 | 2.4-5.0 | 8.4-9.6 | 100-300 |
| KDIGO, 2009 | Towards normal range, Avoid hyperphosphatemia | Towards normal range, Avoid hypercalcemia | 2-9 x normal range (135-585) |
| JSDT, 2013 | 3.5-6.0 | 8.4-10.0 | 60-240 |
| UKRA, 2011 | 2.78-4.64 | 8.8-10.0 | N/A |
| ERBP, 2010 | 2.4-4.5 | Towards normal range | 100-800 |
| CARI, 2006 | -4.95 | 8.5-10.5 | 100-470 |
| KDOQI, 2003 | 3.5-5.5 | 8.4-9.5 | 150- 300 |

**표 2** 매일 300 mg의 인 섭취를 증가시킬 때 혈중 인 농도를 유지하기 위해 추가적으로 필요한 인결합제의 용량 및 비용

| | Binding capacity, mg/g (Phosphorus mg/tablet) | Daily dose (mg/day) | Pills/Month, n | Cost/Month, ₩ |
|---|---|---|---|---|
| Calcium acetate, 667 mg/pill | 50 mg/g (33 mg/667 mg pill) | 6,000 | 270 | 22,140 |
| Sevelamer carbonate, 800 mg/pill | 33 mg/g (26 mg/800 mg pill) | 9,090 | 341 | 246,543 |
| Lanthanum carbonate, 1,000 mg/pill | 115 mg/g (58 mg/500 mg pill) | 2,610 | 157 | 199,039 |

Phosbine◆ 677 mg, ₩82/pill; Renvela◆ 800 mg, ₩723/pill; Phosrenol◆ 500 mg, ₩1,271

Modified from Benini et al[3].

효과와 비용을 비교하면 표 2와 같다.

혈중 PTH 치가 높은 이차성 부갑상선 기능항진증에서는 PTH를 저하시키기 위하여 혈중 칼슘 및 인 수치를 면밀하게 관찰하면서 비타민D 또는 칼슘수용체 작용 약물(calcimimetics)인 Cinacalcet를 사용하기도 한다.

## 말기신부전 환자에서 혈중 인 농도의 균형

혈액투석 환자에서 혈중 인 농도는 단백질 이화 과정에서 생성되는 인의 양과 제거되는 인의 양의 균형에 의하여 결정된다. 체내로부터 제거되는 인은 ① 인 결합제에 흡착되어 위장관에서 제거되는 양, ② 투석을 통해 제거되는 양, 그리고 ③ 잔여신기능이 있는 경우 콩팥을 통해 배설되는 양의 총 합이다. 만약, 체내에서 생성되는 인의 양이 제거되는 인의 양보다 많은 경우 혈관을 포함한 뼈 외 조직에 석회화가 발생할 수 있다.

인은 전통적으로 육류 단백질(20–30%), 우유 및 유제품(20–30%), 그리고 곡식류(20–30%)와 같은 음식을 통해 체내 흡수되어 왔다. 그러나, 최근 인이 포함된 식품첨가제가 다량 들어 있는 재가공된 육류(치킨 너겟, 핫도그 등), 가공 치즈, 인스탄트 식품, 냉장 판매 식품, 음료수 등의 소비가 늘어나면서 인 섭취량이 폭발적으로 늘어나고 있다. 또한, 식품에 포함된 인의 60% 이하가 체내로 흡수되는 자연 식품에 비하여 식품 첨가제에 포함된 인은 거의 100%가 체내 흡수된다. 따라서, 혈액투석 환자에서 단백 섭취를 적절하게 하여 단백–에너지 영양실조를 예방하면서도 혈중 인 농도를 적절하게 유지하기 위해서는 가공식품 섭취를 줄이려는 노력부터 선행되어야 한다.

혈액투석 환자의 예를 보자. 일반적으로 권고되는 단백질 섭취량인 일일 1.0–1.2 g/day를 섭취하는 성인의 경우 단백 1 g에 포함된 인은 평균 ~15 mg

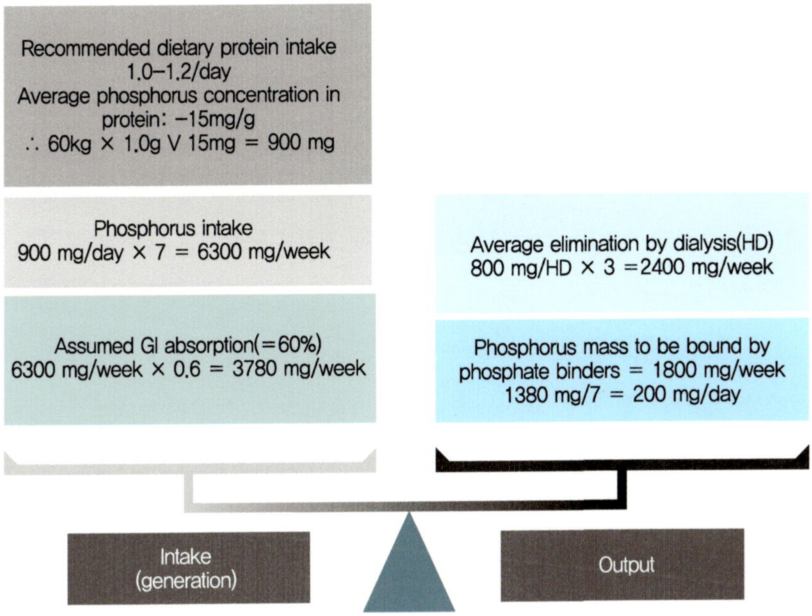


**그림 1** 혈액투석 환자에서 혈중 인 농도의 항상성 유지

이므로, 60 kg 성인은 대략 하루에 900 mg 정도의 인이 포함된 음식을 먹게 된다. 가공식품을 섭취하지 않는다고 가정하면 자연식품에 포함된 인의 위장관 흡수율을 60%라고 할 때 체내 흡수되는 인의 양은 540 mg/day이며 1주일에는 3,780 mg/week가 된다. 평균적으로 혈액투석을 통해 제거되는 인의 양은 투석 회당 800 mg 정도이므로 주 3회 혈액투석을 하는 경우 2,400 mg/week가 투석을 통해 제거되며, 나머지 1,380 mg/week(200 mg/day)은 인결합제를 통해 제거되어야 생성과 제거의 균형을 유지할 수 있게 된다. 따라서, 혈액투석 환자에서 인 대사의 균형을 유지하기 위해서는 투석을 통한 인 제거율을 더 높이거나, 부작용이 없고 간편하며 저렴한 인결합제를 복용해야만 한다(그림 1).

그러나, 현재 시판중인 인결합제로는 매일 인 200 mg을 제거하기 위해서 복용해야 할 약 알의 수는 매우 많은 실정이다(표 2).

## 투석치료에 따른 혈중 인 농도의 역동학(kinetics)

인산염은 분자량이 120 Da로 저분자물질로 분류되므로, 총 체내 수분량을 분포 체적(distribution volume)으로 가지는 다른 저분자 요독물질과 비슷하게 투석을 통해 제거될 것으로 생각되었으나, 전통적인 수용성 저분자 물질로서 투석 적절성을 평가할 때 대리 표지인자(surrogate marker)로 사용되는 요소(urea)와는 투석 중 제거 역동학이 매우 다르다.

혈중 요소질소(BUN) 수치는 투석 중 지속적으로 저하되고 투석 직후에 짧은 시간 동안 반등(rebound)을 보인 후 다음 투석 시간까지 단백질 섭취량과 요소 생성율(urea generation rate)에 따라 점진적으로 증가한다.

체내 존재하는 인의 대부분은 뼈와 치아에 존재하며, 혈액 중에는 불과 1% 정도가 존재한다. 혈청 인 농도는 투석 시작 후 점진적으로 감소하지만 투석 2–2.5시간 후 부터 투석 전 혈중 인 농도의 40% 수준에서 정점지속(plateau)을 보이고, 그 뒤에는 더 이상 감소되지 않거나 약간 증가되기도 하며, 불과 투석 몇 시간 후에 투석 전 수준으로 회복된다. 따라서, 인은 투석으로 쉽게 제거될 수 있는 구획(compartment) 이외에 두 개의 추가적인 구획에 저장되어 있을 것으로 추정되며, 그 중 하나는 체내 최대 인 저장고인 뼈일 것이다. 혈중 인 수치가 급격하게 저하되는 경우 호흡근육 마비 등으로 인하여 치명적인 결과가 야기될 수도 있으므로, 이와 같은 추가 인 저장 구획이 존재함으로써 혈중 인 농도의 급격한 저하가 방지된다. 그러나, 혈액투석을 받는 말기신부전 환자의 경우 투석을 통해 인 제거를 증가시키기 쉽지 않은 문제가 동반되게 된다.

## 인 제거에 영향을 미치는 인자

### 혈액투석여과(hemodiafiltration)

확산 이외에 대류(convection)가 용질 제거 원리로 추가되는 혈액투석여과 치료는 인 제거량을 증가시키고 장기적으로는 혈중 인 농도를 감소시킬 수 있을 것이다. 그러나, 일반적으로 혈액투석여과에서 사용되는 용질제거 원리인 대류는 저분자물질보다는 중분자물질이나 대분자물질의 제거에 좀 더 중요한 의미를 가진다. 그럼에도 불구하고, 후희석 방법의 혈액투석여과 치료 후에 인 제거량이 800 mg에서 1170 mg으로 증가되고, 6개월의 관찰기간 동안 투석전 혈중 인 농도가 점진적으로 저하되었다고 보고된 바 있다[4]. 그리고, 혈액투석여과 치료시 기존의 저유량 투석에 비하여 인 청소율이 32%에서 41%로 증가되었다고 한다[5].

저유량 혈액투석과 혈액투석여과 치료의 효과를 비교한 CONTRAST 연구에서는 혈액투석여과 치료군의 연구 시작 당시 혈중 인 농도가 5.18±0.10 mg/dL에서 6개월 후 4.87±0.10 mg/dL으로 유의하게 감소되었다[6]. 혈액투석과 혈액투석여과 치료군 사이에 혈중 인 농도의 차이는 −0.24(P=0.08)이었으나, 인결합제 사용을 보정하고 난 뒤에는 통계적으로 의미있는 차이를 보였다(−0.36, P=0.02). 이에 비하여 투석전 칼슘과 PTH 수치는 양 군 사이에 차이가 없었고 연구기간중에도 큰 변화가 없었다. 이 연구에서 혈액투석여과 치료는 후희석으로 진행되었고, 사용된 투석막은 다음 표 3과 같으며, 인결합제 사용은 연구자의 판단에 따라 필요시 적절하게 사용되었다.

그 뿐만 아니라 그 동안의 연구를 종합하여 시행한 메타분석에서는 인산염 청소율이 혈액투석여과 치료에 의하여 20.8 mL/min 증가되었다고 한다[7]. 이 분석에는 혈액투석과 혈액투석여과 치료의 효과를 비교하였던 65개의 연

**표 3** CONTRAST 연구에서 사용된 투석막의 종류와 특성

| Dialyzer[a] | Membrane | Effective Surface Area($m^2$) | Ultrafiltration Coefficient[b] (mL/h/mmHg) | Phosphate Clearance[c] (mL/min) | Urea Clearance[c] (mL/min) |
|---|---|---|---|---|---|
| **Online Hemodiafiltration** | | | | | |
| FX80(FMC) | PS | 1.8 | 59 | 239 | 275 |
| FX100(FMC) | PS | 2.2 | 73 | 248 | 279 |
| Optiflux F200NR(FMC) | PS | 2.0 | 55 | 216 | 246 |
| Polyflux 170H (Gambro) | PAES/PA | 1.7 | 70 | 200 | 263 |
| Polyflux 210H (Gambro) | PAES/PA | 2.1 | 85 | 218 | 276 |
| **Low-Flux Hemodialysis** | | | | | |
| F6(FMC) | PS | 1.3 | 13 | 145 | 223 |
| F8(FMC) | PS | 1.8 | 18 | 165 | 239 |
| FX8(FMC) | PS | 1.0 | 12 | 194 | 255 |
| Optiflux 18NR(FMC) | PS | 1.8 | 12 | 188 | 265 |
| 14 L(Gambro) | PAES/PA | 1.4 | 10 | 183 | 251 |
| 17 L(Gambro) | PAES/PA | 1.7 | 13 | 200 | 263 |
| 21 L(Gambro) | PAES/PA | 2.1 | 15 | 218 | 276 |

Abbreviations: PA, polyamide; PAES, polyarylethersulfone; PS, polysulfone.
[a]FMC=Fresenius Medical Care, Bad Homburg, Germany; Gambro=Gambro, Lund, Sweden.
[b]Ultrafiltration coefficients as given by the manufacturer, measured in vitro at 37 ℃ with bovine blood(hematocrit 32% and protein 60 g/L).
[c]For hemodialysis treatment as given by the manufacturer, measured in vitro at 37 ℃ with dialysate flow 500 mL/min, blood flow 300 mL/min, and ultrafiltration 0 mL/min.
Modified from Penne et al[6].

구가 포함되었으며, 총 대상환자 수는 12,182명이었다. 혈액투석여과를 시행한 군에서 심혈관계 사망률과 치료 중 저혈압 발생빈도가 유의하게 낮았고, 인 이외에도 요소와 크레아티닌 등의 저분자물질과 $\beta_2$–microglobulin과 렙틴 등의 중분자물질, 그리고 단백질과 결합된 호모시스틴, 최종당화산물(advanced glycation end–product)의 제거율이 증가되었다.

영국의 대규모 코호트 연구에서도 혈액투석을 받는 환자군(4.7±1.6 mg/dL)에 비하여 혈액투석여과를 받는 환자군(4.4±1.9 mg/dL)의 혈중 인 농도가 유의하게 낮았다[8]. 이 연구에서는 5,366명의 영국 말기신부전 환자의 주 중간 투석일의 투석 전 혈중 칼슘 및 인 농도를 조사하였으며, 혈액투석여과의 시간이 유의하게 짧았음에도 불구하고(3.68±0.44 vs. 3.92±0.49시간, $P<0.001$) 혈중 인에 의미있는 차이가 있었고 이에 따라 칼슘–인의 곱도 유의한 차이를 보였으나, 부갑상선 수치에는 의미있는 차이가 없었다. 그러나, 혈액투석과 혈액투석여과 치료 사이에 인 제거량이나 혈중 인 농도에 차이가 없었다는 연구 보고들도 있다[9, 10].

## 투석 시간

현재로서는 투석 시간이 인 제거에 가장 중요한 결정인자로 알려져 있다. 투석 시간을 주당 12시간에서 주당 15시간으로 증가시키면 혈류속도를 감소시켜 요소 Kt/V를 일정하게 유지시키더라도 인산염 제거량을 13% 증가시킬 수 있다고 한다. 혈액투석은 투석막을 통한 확산(diffusion)에 의하여 저분자물질이 제거되기 때문에 혈중 농도가 투석 후반부에도 떨어지지 않고 일정한 인은 투석 후반부에도 혈액 – 투석액 사이의 인 농도 차이를 유지함으로써 인 제거율이 저하되지 않는 특성을 보이므로, 투석시간을 증가시킬수록 인 제거량을 증가시킬 수 있다.

### 투석막의 표면적

모든 혈액투석막에서 요소 청소율보다 인 청소율이 낮은데, 인은 세포막을 자유롭게 통과하지 못 하므로 혈액 세포들이 확산의 장벽으로 작용하기 때문이다. 그러나, 혈액투석과 혈액투석여과 모두에서 투석막의 표면적을 증가시키는 경우 인 제거율이 증가된다[11]. 그러나, 저유량 투석막과 고유량 투석막 사이에서는 인 제거에 차이가 없다. 따라서, 인 제거량을 향상시키기 위해서는 투석막의 표면적을 증가시켜야 한다.

### 혈류 속도 및 투석액 속도

일반적으로 혈류 속도를 증가시키면 저분자물질의 제거율이 증가되어 요소와 칼륨 청소율은 높아지게 되지만, 혈류속도 250 mL/min 이상에서는 인 청소율에 미치는 영향은 미미하다. 그러나, 투석액의 속도를 증가시키면 인 청소율이 증가되는데, 투석액 속도를 300 mL/min에서 500 mL/min으로 증가시키면 약 10%의 인 청소율이 높아지게 되며, 그 이상의 투석액 속도에서 인 청소율의 변화에 대해서는 보고된 바 없다.

### 헤마토크릿

용질 제거는 그 용질의 유효 분포 체적(effective distribution volume)과 관련된다. 요소는 세포막을 자유롭게 통과할 수 있기 때문에 요소의 유효 분포 체적은 총 혈액량이 되지만, 크레아티닌은 약간 제한이 되므로 혈장 수분량과 적혈구 체적의 61%를 합한 값이다. 이에 비하여 인은 세포막을 통한 이동이 어렵기 때문에 단지 혈장 수분량만이 유효 분포 체적이 된다. 따라서, 적혈구량이 많아 헤마토크릿이 높을수록 인 청소율은 낮아지게 된다.

### 신체 활동

투석 직전 및 투석 중에 신체 활동을 하게 되면 근육 관류량이 증가하면서 요소 Kt/V가 증가하게 되는데, 이와 유사하게 투석전 활동량 증가는 인 제거량을 6% 증가시키고 투석중 활동은 9%를 증가시킨다는 보고가 있다.

### 투석 횟수

주당 투석 횟수를 증가시키면 여러 임상지표들 뿐만 아니라 삶의 질이 개선되고 임상예후가 호전된다. 인 제거율도 역시 주당 투석횟수에 영향을 받는다. 소규모 연구에서 매일 야간 투석을 시행하는 경우 인 제거율이 높아져서 인결합제 사용을 중단해도 된다고 한다. 매일 짧은 시간동안 투석을 하는 경우에도 투석시간에 따라 인제거율이 증가될 수 있어서, 6일간 3시간씩 투석을 하면 체내 인 균형을 유지하기 위해서 인결합제를 사용하지 않아도  된다고 한다. 3시간을 '짧은' 시간으로 부를 수 있는지에 대해서는 논란이 있겠지만, 한 연구에서는 매주 6일간 3시간 혈액투석을 진행한 환자군에서 연구 시작시 혈중 인 농도 6.3±2.6 mg/dL에서 6개월 뒤 4.6±0.6 mg/dL, 1년 뒤 4.0±1.2 mg/dL로 호전되었고, 73%의 환자가 인결합제 복용을 중단하였다.

## 요약

투석치료를 받는 만성콩팥병 환자에서 발생하는 CKD-MBD는 뼈질환 뿐만 아니라 혈관 및 뼈외 석회화를 유발하여 심혈관질환 사망률과 총사망률을 증가시키는 합병증이다. 이의 진행을 억제하기 위해서는 인, 칼슘, 그리고 PTH의 혈액 지표들에 대한 목표치를 잘 유지하도록 지속적으로 관리하는 것이 필요하며, 이 중에서 적절한 혈중 인 농도 유지가 치료의 근간이 되고 있다. 콩팥 기능이 저하됨에 따라 경구 흡수되는 인의 양에 비하여 콩팥을 통한 배설량이 적어지게 되어 혈중 인 농도가 높아지게 되는데, 이의 균형을 유지하기 위해서는 단백 섭취량을 유지하면서도 인 섭취를 효율적으로 줄이도록 하고, 적절한 인결합제를 사용하여 위장관 흡수를 줄이며, 투석치료를 최적화하여 인 제거량을 증가시켜야 한다. 혈관 석회화를 방지하기 위하여 칼슘 기반의 인결합제는 용량을 제한하여 사용하도록 권장되므로 비알루미늄-비칼슘 기반의 인결합제 사용이 증가하고 있는 추세이지만 낮은 인결합 효율, 높은 비용, 위장관 불편감, 복용약 수 증가에 따른 부담 등으로 인하여 이상적인 인결합제의 개발이 필요한 실정이다. 인은 저분자물질이지만 요소와는 다른 제거 역동학을 가지고 있다는 점을 이해하여야 하며, 투석과 관련해서 인 제거량을 증가시키기 위하여 투석시간과 빈도를 증가시키고, 투석막 체표면적을 큰 것을 사용할 수 있다. 또한, 혈액투석여과 치료는 많은 연구에서 인 제거량을 증가시켜 혈중 인 농도를 저하시킬 수 있는 것으로 알려져 아직까지 CKD-MBD의 임상양상인 혈관석회화와 뼈질환에 대한 직접적 효과가 검증되지는 않았지만 향후 CKD-MBD의 치료 방법의 하나로서 긍정적인 효과가 기대된다.

## 참고 문헌


CKD-MBD Work Group.

1) Kidney Disease: Improving Global Outcomes CKDMBDWG. KDIGO clinical practice guideline for the diagnosis, evaluation, prevention, and treatment of Chronic Kidney

Disease–Mineral and Bone Disorder(CKD–MBD). Kidney Int Suppl. 2009(113):S1–130.

2) Hwang E, Choi BS, Oh KH, Kwon YJ, Kim GH. Management of chronic kidney disease–mineral and bone disorder: Korean working group recommendations. Kidney Res Clin Pract. 2015;34(1):4–12.

3) Benini O, D'Alessandro C, Gianfaldoni D, Cupisti A. Extra–phosphate load from food additives in commonly eaten foods: a real and insidious danger for renal patients. J Ren Nutr. 2011;21(4):303–308.

4) Minutolo R, Bellizzi V, Cioffi M, et al. Postdialytic rebound of serum phosphorus: pathogenetic and clinical insights. J Am Soc Nephrol. 2002;13(4):1046–1054.

5) Zehnder C, Gutzwiller JP, Renggli K. Hemodiafiltration––a new treatment option for hyperphosphatemia in hemodialysis patients. Clin Nephrol. 1999;52(3):152–159.

6. Penne EL, van der Weerd NC, van den Dorpel MA, et al. Short–term effects of online hemodiafiltration on phosphate control: a result from the randomized controlled Convective Transport Study(CONTRAST). Am J Kidney Dis. 2010;55(1):77–87.

7) Susantitaphong P, Siribamrungwong M, Jaber BL. Convective therapies versus low–flux hemodialysis for chronic kidney failure: a meta–analysis of randomized controlled trials. Nephrol Dial Transplant. 2013;28(11):2859–2874.

8) Davenport A, Gardner C, Delaney M, Pan Thames Renal Audit G. The effect of dialysis modality on phosphate control : haemodialysis compared to haemodiafiltration. The Pan Thames Renal Audit. Nephrol Dial Transplant. 2010;25(3):897–901.

9) Cornelis T, van der Sande FM, Eloot S, et al. Acute hemodynamic response and uremic toxin removal in conventional and extended hemodialysis and hemodiafiltration: a randomized crossover study. Am J Kidney Dis. 2014;64(2):247–256.

10) Jean G, Hurot JM, Deleaval P, Mayor B, Lorriaux C. Online–haemodiafiltration vs. conventional haemodialysis: a cross–over study. BMC Nephrol. 2015;16:70.

11) Mandolfo S, Malberti F, Imbasciati E, Cogliati P, Gauly A. Impact of blood and dialysate flow and surface on performance of new polysulfone hemodialysis dialyzers. Int J Artif Organs. 2003;26(2):113–120.

## 5-8

# 건강 관련 삶의 질(HRQOL)에 미치는 영향

CHA 의과대학교, 구미차병원 **김준철**

### 건강의 정의

1948년 세계 보건 기구(WHO)는 건강을 질병이 없고 허약하지 않을 뿐만 아니라, 신체적으로 건강한 몸, 정신적으로 건강한 마음, 사회적으로 건강한 관계와 만남을 유지하는 안녕한 상태로 정의하였다. 이러한 건강 개념을 바탕으로 건강 관련 삶의 질(health-related quality of life, HRQOL)에 대한 관심은 질병 관리 영역과 이와 관련된 여러 연구 분야에서 그 중요성이 꾸준히 증가되고 있다. 현대에 건강 관련 삶의 질(이하 HRQOL)의 개념은 일상생활에서의 신체적, 심리적, 인지적 그리고 사회적 기능에서의 건강에 대한 영향과 함께 질병 자체 그리고 그에 따른 치료와 관련된 영향을 모두 포함하여 다루게 된다.

### HRQOL의 임상적 의의

이러한 관점에서 볼 때 말기신부전 환자에게 필수적인 투석 치료 또한 단순히 생존 기간 증가만을 목표로 하는 것 뿐 만이 아니라, 투석 관련 합병증 없이 더 나은 건강 관련 삶의 질을 달성하거나 혹은 유지하는 것이 중요하게 고려되고 또한 추구되어야 하는 궁극적인 목표라 할 수 있다. 그러나 우리가 매일의 임상 현장에서 만나는 현실은 투석 치료를 받고 있는 말기신부전 환자들에게는 말기신부전의 질병 상태 자체로 인한 수많은 불편감 그리고 합병증과 함께 투석이라는 치료 형태 자체로 인한 신체적 그리고 정신적인 부담들로 인하여 HRQOL에 심각한 위협을 받고 있는 상황이다. 실제로 혈액 혹은 복막 투석 치료를 받는 말기신부전 환자의 HRQOL 관련 연구들을 보면 삶의 질의 정도가 성별과 나이를 짝지어 고려한 일반 인구 대조군과의 비교에서 현저히 저하된 결과를 일관되게 보일 뿐만 아니라, 다른 만성 질환자(예. 만성 폐질환, 울혈성 심부전, 당뇨, 관절염, 종양 등)들과 비교해서도 그 저하 정도가 매우 심각하다 할 수 있다. 이러한 투석 환자에서의 저하된 삶의 질은 결국 투석 치료의 순응도 및 영양 상태를 저하시키고 입원율, 입원기간 그리고 사망률의 증가와 관련성이 있어 임상적으로도 더욱 중요한 의미를 가지고 있다.

## HRQOL 측정 도구

상기한 바와 같이 건강 관련 삶의 질은 매우 중요한 치료 목표이지만 입원율이나 사망률과 같이 쉽게 측정할 수 있는 단일 지표가 아닐 뿐만 아니라 객관적으로 표현될 수 있는 생물표지자(biomarker)와 같은 것이 있지 않아서, 이것을 정확하게 측정하고 해석하는 것이 쉽지 않다. 임상적으로 널리 사용되어 지는 HRQOL 측정 도구로써 특정 질환이 없는 일반 인구를 대상으로 시행하는 연구에서 뿐만 아니라 투석 중인 말기신부전 환자를 포함하는 기타 만성 질환자들에게도 널리 사용되는 것이 The Medical Outcome Study Short Form-36(MOS SF-36)이라는 설문 형식의 조사표이다.

### The Medical Outcome Study Short Form−36(MOS SF−36)

The SF−36(Short Form with 36 questions)은 Medical Outcome Study(MOS)에서 개발된 설문 형식의 조사 수단으로써, 다음과 같은 8개의 영역으로 구성되어 있다.

① physical functioning(PF, 10 항목): 일상생활에 필요한 신체 수행 능력에 관한 영역,

② role limitations due to physical functioning(RP, rolephysical, 4 항목): 신체 활동의 제약 정도 측정에 대한 영역,

③ bodily pain(BP, 2 항목): 최근 4주간 경험한 통증의 정도와 활동에 미친 영향 측정에 대한 영역,

④ general health perceptions(GH, 5 항목): 피험자 자신이 자각하는 전체 건강 정도에 대한 측정에 대한 영역,

⑤ vitality(VT, 4 항목): 활력 및 피로도 정도를 측정하는 영역,

⑥ social functioning(SF, 2 항목): 최근 4주 동안 가족, 친구와 같은 지인들과 보낸 시간과 사회적 생활의 측정에 대한 영역,

⑦ role limitations due to emotional function(RE, role emotional, 3항목): 일이나 다른 활동에서 감정의 느낌의 영향을 측정하는 영역,

⑧ mental health(MH, 5 항목): 우울 혹은 걱정과 같은 느낌의 정도를 측정하는 영역.

이 여덟 가지 영역의 마지막에 피험자가 응답한 건강의 변화에 대한 질문이 라나 추가되어 총 36문항으로 되어있다. 이들 8개 영역 이 외에도 상기한 8개 영역 중 처음 다섯 영역에서의 점수들의 평균값(PF+RP+BP+GH+VT/5)인 신체 복합 척도(PCS, physical component scale)와 마지막 다섯 영역 점수들의 평균값

(GH+VT+SF+RE+MH/5)인 정신 복합 척도(MCS, mental component scale)로 크게 둘로 나누어 구성되어 있다. 각 문항, 영역 그리고 복합 척도들은 0에서 100점으로 평가되며 높은 점수일수록 더 나은 삶의 질 수준을 의미하는 것이다. 여덟 개의 각각 영역에 대해서는 5점 이상 그리고 두 개의 각각 복합 척도에 대해서는 3점 이상의 점수 차이가 있는 경우를 임상적으로 두 군간 의미 있는 차이로 간주하게 된다.

### The Short Form of Kidney Disease Quality of Life(KDQOL−SF)

The Short Form of Kidney Disease Quality of Life(KDQOL−SF)라는 설문 조사 형식은 말기신부전 환자에서의 HRQOL을 측정하는 도구로써 가장 널리 사용되어지고 있는 것이다. 이것은 상기한 SF−36의 설문 항목들을 그대로 사용하며 이와 함께 콩팥 질환이 있는 환자와 투석 치료를 받고 있는 말기신부전과 관련하여 특성화 된 설문(KDCS, kidney disease component summary)이 합쳐져서 구성되어 있다. 이 두 번째 설문 부분인 KDCS는 다음과 같은 11개의 세부 영역으로 구성되고 총 43개의 질문으로 되어 있다.

① 증상/문제(symptoms/problems, 12항목, 근육통, 흉통, 경련, 피부 가려움, 호흡곤란, 실신 혹은 어지러움, 식욕부진, 혈관통로와 관련된 문제 등), ② 콩팥병의 일상생활에 대한 영향(effects of kidney disease on daily life, 8 항목), ③ 콩팥병으로 인한 생활의 부담(burden of kidney disease, 4 항목), ④ 직업 상태(work status, 2 항목), ⑤ 인지 기능(cognitive function, 3 항목), ⑥ 사회적 관계의 질(quality of social interaction, 3 항목), ⑦ 성기능(sexual function, 2 항목), ⑧ 수면(sleep, 4 항목), ⑨ 사회적 지지(social support, 2 항목), ⑩ 투석 치료진의 격려(dialysis staff encouragement, 2 항목) 그리고 ⑪ 환자 만족도(patient satisfaction, 1 항목)으로 구성되어 있으며, 0점에

서 100점으로 나타내며 SF-36과 같이 점수가 높을수록 삶의 질이 더 좋은 것을 의미한다.

### The Kidney Disease Questionnaire(KDQ)

SF-36나 KDQOL-SF 만큼 널리 사용되어지지는 않지만, 혈액투석 치료를 받고 있는 말기신부전 환자들을 대상으로 그들의 HRQOL을 측정하기 위한 또 다른 설문 조사로써 Laupacis 등이 개발한 5개 영역[신체 증상(physical symptoms), 피로(fatigue), 우울(depression), 관계(relationships), 좌절(frustration)]의 26개 질문들로 구성되어 있는 The Kidney Disease Questionnaire(KDQ)가 있고 문헌에는 Laupacis questionnaire라고도 불리기도 한다.

## 신대체요법과 HRQOL의 관계

투석 방법 사이의 HRQOL 관점에서의 비교 연구 보고에서 서로 대등한 결과를 보이는 연구들도 보고되고 있지만, 대체적으로 혈액 투석이 복막 투석에 비해서 전반적으로(특히 정신적 영역에서의) HRQOL 점수가 더 낮고 이러한 차이들은 투석 치료 기간이 길어질수록 더 현저한 것으로 보고되기도 한다. 말기신부전 환자에게 필요한 신대체 요법 중 HRQOL 관점에서 본다면 투석 요법에 비해 신장 이식이 더 우수하다는 것에는 이견이 없는 듯하고 심지어 콩팥 질환이 없는 일반 인구 대조군의 HRQOL의 수준까지도 유지할 수 있다고 까지 보고되기도 한다. 그러나 세계적인 추세와 마찬가지로 국내에서도 신장 이식은 공여 신장 공급의 제한 때문에 신장 이식의 가용성에는 한계가 있어 투석이 신대체 요법의 대부분을 차지하고 있는 실정이며, 투석요법 중 혈액투석이 압도적으로 많은 부분을 담당하고 있다(2014년 기준 전체 신대체 요법 환자 80,674명 중

투석환자 64,679명이고 이 중 혈액투석 환자가 57,256명, 복막투석 환자가 7,423명이다).

확산(diffusion)을 주 기전으로 이용한 고식적(conventional) 혈액투석치료 중 고유량(high-flux) 투석막과 저유량(low-flux) 투석막 사용 사이의 HRQOL에 미치는 영향을 HEMO study에서 KDQOL 이라는 측정 도구를 이용하여 3년에 걸친 비교 분석 연구를 시행하였다. 그 결과 고유량 투석막 이용 환자들의 신체 통증(BP, bodily pain) 영역과 신체 복합 척도(PCS, physical component scale) 부분에서의 측정 지표는 저유량 투석막 사용 치료군에 비해 비록 평균 점수 차이가 각각 4.49 점(P<0.001)과 1.23 점이(P=0.007) 더 크지만, 임상적으로 의미를 부여할 수 있을 만큼의 HRQOL의 차이를 보여 주진 못했다.

요독성 독소 중 중분자량 이상 크기 물질들의 독성과 임상적 의미들이 알려지면서 이것들을 더 많이 제거하기 위해 확산 방식이 아닌, 대류 방식(convection)을 강화한 온라인 혈액투석여과 치료에 대한 관심과 그 실제 사용이 국내외적으로 증가하고 있는 실정이다. 혈액투석여과 치료의 용질 제거율 관점에서의 결과들을 보면 저분자량의 요독성 독소 제거율은 고유량(high-flux) 혈액투석과 비슷한 결과를 보이지만, 중분자량 이상의 용질 제거율에서는 고유량 혈액투석 치료에 비해 의미 있게 더 큰 제거율을 보인다. 이에 따른 임상적인 장점들을 밝히기 위한 연구들 또한 많이 이어져 오고 있지만 HRQOL에 미치는 영향을 중점적으로 밝히기 위한 연구는 현재까지 제한적으로 실행되었고, 대부분 연구에서 HRQOL에 미치는 영향을 밝히는 것은 이차적 개선 지표로써 분석되어 일부 보고되어 오고 있는 실정이다.

## 온라인 혈액투석여과 치료가 HRQOL에 미치는 영향에 대한 연구 사례(표 1 참고)

온라인 혈액투석여과 치료가 HRQOL에 미치는 영향에 관한 결과들은 연구 설계 방식, 대조군 종류, 연구 기간, 사용된 HRQOL 측정 도구 등에 의해서 다양하게 나타나며 다음과 같이 살펴보고자 한다.

Canaud 등은 DOPPS(Dialysis Outcomes and Practice Patterns Study)에서 유럽의 308개의 투석실로 부터 무작위 선택한 2,165명의 혈액투석 환자를 대상으로 혈액투석 방식에 따른 여러 가지 임상적인 결과들을 발표하였다. 이 결과들 중 SF-36 측정 도구를 이용하여 신체 복합 척도(PCS, physical component scale)와 정신 복합 척도(MCS, mental component scale)를 평가 지표로 사용한 HRQOL에 대한 비교 분석 결과, 저유량(low-flux) 혹은 고유량(high-flux) 혈액투석치료군에 비해서 온라인 혈액투석여과 치료법이 통계적 그리고 임상적으로도 의미 있는 이득을 보이지 못했다.

Moreno 등은 스페인 투석환자의 삶의 질 연구(Spanish Cooperative Renal Patients Quality of Life Study Group)에서 무작위 선택된 1,013명의 투석 환자를 대상으로(71명의 혈액투석여과 치료 환자가 포함됨), Karnofsky Scale(KS)과 Sickness Impact Profile(SIP)이라는 측정 도구를 이용한 HRQOL 지표와 이와 관련된 인자들을 연구하였다. 그 결과 투석 방법, 투석막과 투석액의 종류들은 HRQOL에 아무런 영향을 끼치지 못했다고 또한 보고하였다.

Knezevic 등은 단일 기관 연구에서 혈액투석치료 중인 총 124명 환자 중 온라인 혈액투석여과 치료 45명, 고유량 및 저유량 혈액투석치료를 받고 있는 환자 각각 39명과 40명을 대상으로 단면 연구 설계 형식의 조사를 시행하였다. SF-36 측정 도구를 이용한 HRQOL 지표를 세 군에서 비교 분석한 결과 고유량과 저유량 혈액투석치료군 사이에서는 의미 있는 차이를 보이지 않았으나 온라인 혈액투석여과 치료에 대해서는 general health 영역을 제외한 SF-36의 7개 영역 모두와 신체 복합 척도(PCS, physical component scale) 및 정신 복합 척도(MCS, mental component scale)에서도 고식적 혈액투석치료, 특히 저유량 혈액투석치료군 보다 더 확연히 나은 HRQOL 지표를 보여주었다. 그러나 이 연구에서 온라인 혈액투석여과 치료를 받는 환자들은 실제로 더 많은 치료비용을 지불하면서 이것이 더 우수한 방법이라는 인식을 가지고 있을 뿐만 아니라 이들 중 약 반 수(53.3%) 정도가 새로 시설되어 지어진 투석실에서 치료받고 있었던 환자들이어서 치료 환경에 대한 만족감으로 인하여 SF-36 질문들에 대해서 더 긍정적인 대답을 하였을 가능성에 대해서도 지적하였다.

Altieri 등은 온라인 혈액여과치료(online hemofiltration)와 고유량(high-flux) 혈액투석치료 사이에 임상 결과들을 연구하면서 투석막(polyamide), 투석액 조성, 투석 시간, Kt/Vurea를 서로 맞춘 후 6개월 씩 두 방식 사이의 교차(cross-over) 치료를 시행한 후 그 결과를 보고하였다. 온라인 혈액여과치료가 투석 중 저혈압과(1.24 vs. 1.80, $P<0.04$) 근육 경련의 빈도가 더 낮았고($P<0.03$), 온라인 혈액여과치료 군에서 투석 치료 사이 기간 (interdialytic period) 동안의 피로도 또한 더 낮게 보고하였다($P=0.04$). 그러나 KDQ(the Kidney Disease Questionnaire) 측정 도구를 이용한 HRQOL 지표들은 온라인 혈액여과치료 군에서 비록 호전된 양상은 보이지만 통계적인 유의성은 관찰되지 못했다.

Schiffl 등은 저유량 혈액투석막을 사용하여 안정적으로 투석을 받고 있던 76명의 환자들을 대상으로 각각 고유량 혈액투석과 온라인 혈액투석여과 치료로 무작위 배정하여 각각 24개월 동안 치료를 시행한 이후 투석 방법을 상호 교환하여 교차 치료를 시행한 후 KDQ 측정 도구를 이용한 HRQOL을 측정하였다. 그 결과 신체 증상 영역(physical symptom) 영역에서 온라인 혈액투석여과 치료군이 32% 이상 더 향상된 결과를 보였다.

Stefansson 등은 3개월 이상 안정적으로 저유량 혈액투석치료를 받고 있던 환자 20명을 무작위 그리고 환자 눈가림법을 이용하여 온라인 혈액투석여과 치료 방법과 교차 치료 방식으로 2개월 동안 각각 시행하였다. 치료 60일째 SF-36 측정 도구를 이용하여 HRQOL의 점수를 측정한 결과 온라인 혈액투석여과 치료 방법이 SF-36의 8개 영역과 2개의 복합 척도 전 부분에서 어떠한 우위의 결과도 보이지 못했다.

Kantartzi 등은 24명의 저유량 혈액투석치료를 받고 있는 말기신부전 환자를 온라인 혹은 대체액 공급 주머니 이용 혈액투석여과 치료와 저유량 투석막 이용 혈액투석치료의 두 군으로 무작위 배정하여 각각 3개월 씩 번갈아 가면서 교차 치료를 시행하였다. 그 결과 SF-36 측정 도구를 이용한 HRQOL의 세부 영역 점수(중앙값: 저유량 혈액투석치료 vs. 혈액투석여과 치료) 결과를 보면, SF-36 총점(total SF-36score)이 [36.1(26.7 - 45.7) vs. 40.7(30.2 - 62.8), P=0.029], 신체 통증 영역(bodily pain)이 [45(26.9 - 66.9) vs. 55(35.6 - 87.5), P=0.025], 정서적 기능에 의한 역할 제한(role limitations due to emotional functioning) 영역이 [0(0 - 33.3) vs. 33.3(0 - 100), P=0.019]으로써 혈액투석여과 치료군에서 더 나은 HRQOL의 지표를 보여주었다.

지금까지 소개한 연구들과 달리 아래 기술할 처음 5개 문헌에서의 연구 설계는 무작위 대조시험(randomized controlled trial, RCT) 방식이어서 이전 기술한 연구들에 비해 더 신뢰할 만한 연구들로 판단되는 자료들이라 할 수 있다. 혈액투석여과 치료에 대한 대부분의 무작위 대조시험(randomized controlled trial, RCT)에서 보고자 하는 일차 결과들은 주로 빈혈 교정, 용질 제거율, 심장 기능 및 심혈관계 안정성, 전반적 혹은 심혈관 질환 관련 사망률에 미치는 영향들을 연구하는 것이 주된 것이지만, 이 중 이차 결과물의 하나로 HRQOL 을 다룬 문헌들을 살펴 본 것이다.

먼저 Ward 등이 적어도 2개월 이상 안정적으로 주 3회 혈액투석 치료를 받고 있던 45명의 환자들을 대상으로 24명의 혈액투석여과 치료군과 21명의 고유량 혈액투석치료군으로 무작위배정 후 12개월 동안 전향적인 비교 연구를 하였다. 그 결과 혈액투석여과 치료가 용질 제거면에서는 저분자량(urea, creatinine)과 중분자량 이상의 요독성 독소(β2 microglobulin, complement factor D) 모두에서 상대적으로 유의한 장점을 보였음에도 불구하고, KDQ(Kidney Disease Questionnaire)를 이용한 HRQOL 측면에서는 신체 증상(physical symptoms) 영역에서 다소 호전을 보이긴 하였으나 이 또한 두 치료군 간의 차이를 보이지는 못했고, 그 외 나머지 4가지 영역[피로(fatigue), 우울(depression), 관계(relationship) 그리고 좌절(frustration)]에서는 두 치료 방법 모두에서 의미 있는 호전도 없었으며 또한 두 치료군 사이의 차이도 보이지 않았다.

다음으로 Lin 등이 6개월 이상 안정적으로 혈액투석 치료를 받고 있던 111명의 환자를 대상으로 주 3회의 치료 중 온라인 혈액투석여과 치료를 1회(22명), 2회(22명), 3회 치료 모두 받는 군(38명) 그리고 29명의 고유량 혈액투석치료만 받는 군을 대조군으로 하여 무작위 배정한 뒤 14주 동안 치료한 후 여러 임상 결과들을 비교 연구하였다. 그 결과 자체적으로 고안하여 만든 목록들인 투석 중 증상(예. 두통, 오심, 구토, 근육경련, 피부가려움 등)과 투석 간 증상(예, 불면증, 무력증, 가려움, 갈증, 두통, 관절통, 식욕부진, 피로감, 호흡곤란 등)들에 대해서는 주 2회 이상 혈액투석여과 치료를 하는 군에서 고유량 혈액투석치료군에 비해 의미있는 호전을 보였고, 신체 상태[poor(0), fair(1), good(2), very good(3)으로 점수화]에 대해서는 주 3회 모두 온라인 혈액투석여과 치료를 받은 환자군에서만 대조군에 비해 유의하게 좋은 변화를 보였다.

Beerenhout 등은 적어도 3개월 이상 안정적으로 혈액투석치료를 받고 있던 40명의 환자들을 온라인 혈액여과(hemofiltration) 치료군과 저유량 혈액투석 치료군으로 무작위 배정 후 12개월 동안 추적 조사하였다. 그 결과 KDQ 측정 도구를 이용한 HRQOL의 지표 중 신체 증상 영역(physical symptoms)에서 혈액여과치료군에서 호전 양상을 보이는 듯 했으나(4.2±1.2→5.0±1.1; P<0.05), 두 치료군 사이에서의 차이는 없었다(P=0.06).

Karkar 등은 저유량 혈액투석치료 환자 72명을 고유량 혈액투석치료군 32명과 온라인 혈액투석여과 치료군 32명으로 무작위 배정 후, 24개월 기간 동안의 KDQOL-SF 측정 도구를 이용한 HRQOL 지표들을 비교 분석하였다. 그 결과 온라인 혈액투석여과 치료군에서 더 높은 환자 만족(patient satisfaction) 수준을 보였고(P<0.0001), 또한 더 낮은 근육 경련(3±5 vs. 55±8), 피부 가려움(9±10 vs. 48±10) 그리고 관절통과 관절 경직(24±10 vs. 83±8)을 보였으며, 더 향상된 전반적인 기분(mood) (94±9 vs. 28±16), 성생활 만족도(57±10 vs. 5±5) 및 사회적 활동(82±9 vs. 15±8) 지수를 보여 무작위 대조 연구들 중에서 HRQOL의 측정 도구 중 투석환자에게 가장 널리 사용되고 있는 KDQOL-SF를 이용하여 여러 영역에서의 긍정적 결과를 도출한 연구로서 의미가 있다고 할 수 있다.

Mazairac 등은 CONTRAST(the CONvective TRAnsport STudy)에서 29개의 투석 기관으로부터 모집된 714명의 투석환자들을 무작위배정으로 저유량 혈액투석치료군과 온라인 혈액투석여과 치료군으로 1:1 비율로 나누어 사망률과 심혈관계 질환의 발생에 미치는 영향을 조사하면서 이와 함께 KDQOL-

SF(Kidney Disease Quality of Life-Short Form) 측정 도구를 이용한 HRQOL 지표들에 대한 전향적 관찰을 시도하였고, 이것은 현재까지 연구 중 최대 규모 무작위 대조시험 연구이다. 그러나 추적 관찰 기간 동안(중앙값 2년) HRQOL을 측정 그리고 관찰한 결과 온라인투석여과치료가 저유량 혈액투석치료에 비해서 KDQOL의 모든 영역에 대해서도 어떠한 긍정적인 영향을 밝히지 못했다.

뿐만 아니라 Nistor 등은 35개의 무작위 대조시험(대상 환자 수 4,039 명)에 대한 체계적 평가와 메타분석 결과, 혈액투석여과 치료의 HRQOL에 대한 영향을 연구한 자료 자체가 충분치 않아서 이에 대한 분석의 정확성에 문제가 있을 수 있다는 전제 하에, 여과치료법이 다른 혈액투석 치료법과 비교하여 HRQOL 지표들에 대한 영향은 불확실한 것으로 결론을 지었다.

지금까지의 관련 연구들을 종합적으로 볼 때 중분자량 이상의 요독성 독소 제거가 HRQOL 지표 개선에 유의하게 긍정적인 영향을 가져다주는 지에 대한 일관된 명백한 증거는 현재까지 없는 것으로 보인다.

## 투석환자들에게 HRQOL에 영향을 주는 다른 요인들과 이에 대한 대책

말기 신부전 환자들의 HRQOL을 향상시키기 위한 방안으로 신대체요법 형태와 그 세부적인 방법 이 외에도 고려할 수 있는 요인들이 있다. 즉 신체 활동 기능(physical performance function)을 증대시키고 우울증, 성기능, 피부 가려움증 그리고 수면 장애 등 환자들이 실제적으로 불편해 하는 증상들에 대한 세심한 관심과 적극적인 대처 또한 환자들의 HRQOL 향상에 도움이 된다.

실제로 Mazairac 등이 CONTRAST 연구와 같은 코호트 연구에서(n=715), the Kidney Disease Outcomes Quality Initiative(KDOQI) guideline에 있는 6

가지의 목표 수치들을(① single-pool $Kt/V_{urea} \geq 1.2$, ② 헤모글로빈 11−13 g/dl, ③ 동정맥루 혈관 통로 확보, ④ 혈청 인 목표 수치 2.3−4.5 mg/dl, ⑤ 부갑상선호르몬 목표 수치 150−300 pg/ml, ⑥ 혈압 목표치(투석 전<140/90 그리고 투석 후<130/80 mmHg) 치료를 통하여 맞춘 것과 HRQOL의 연관성은 찾을 수 없었던 점을 봐서도 HRQOL에 영향을 줄 수 있는 그 외의 인자들을 밝혀내고 이에 대한 교정 또한 투석환자의 치료에 적극 반영해야 할 필요성을 제기하였다.

이와 관련하여 환자 중심 투석 체계(patient−oriented dialysis system, POD system) 라는 개념이 있는데, 이것은 HRQOL에 영향을 줄 수 있는 여러 증상들, 예를 들면 가려움, 과민성(irritability), 우울증, 수면 장애, 투석 중 저혈압 등 과 같은 환자들의 불편 증상에 따라 투석 치료의 적절성을 평가한 후 이러한 증상들을 호전시키기 위한 목적으로 투석 처방을 변경하는 것이다. 즉 빈혈, 고혈압, 고칼륨혈증, 고인산혈증, 투석 처방양 등에 기초하여 투석 처방을 조정하던 고전적인 개념에 추가하여 환자들의 HRQOL을 직접적으로 향상 시킬 수 있는 실제적인 증상들에 초점을 맞추는 것이다.

Moura 등은 온라인 혈액투석여과 치료를 받고 있는 322명의 환자들을 대상으로 KDQOL−SF을 측정 도구로 사용하여 HRQOL 지표에 영향을 주는 인자들을 분석하였다. 그 결과 SF−36의 전체 점수는 당뇨병, 여성 그리고 조혈 기능 부전이 있을수록(↑RDW, red cell distribution width) 낮은 결과를 보였고, 신체 복합 척도(PCS, physical component scale) 점수는 환자 만족도(patient satisfaction)가 높을수록 높은 결과를 그리고 조혈 기능 부전 소견, 체질량지수(body mass index), 여성과는 음의 상관관계를 보였다. 정신 복합 척도(MCS, mental component scale)에 대해서는 환자 만족도와 건체중이 양의 상관관계를 보였다. 또한 환자의 나이가 많아질수록 SF−36의 몇몇 영역들, 즉 취업 상태(work status), 신체 기능(physical functioning) 그리고 role-physical 에 해당하는 점수가 더 낮아지는 것을 (특히 여성에서 더 현저) 보고 하기도 한다. 따라서 이러한 문제들을 가지고 있는 환자들에 대한 더 세심한 주의가 HRQOL 향상에 도움을 줄 수 있다고 보았다.

Mazairac 등이 CONTRAST 연구의 일부 코호트를 이용한 연구에서, 24개의 네덜란드 혈액투석 기관들에서 570명의 환자들을 대상으로 KDQOL-SF(the Kidney Disease Quality Of Life-Short Form)를 사용하여 HRQOL을 측정한 결과, 투석기관의 형태가 지역 투석기관인 경우가 대학병원 투석기관보다 그리고 전담 신장 질환 관련 전문 영양사가 정규직으로 배치된 투석기관에서 치료를 받고 있는 환자들이 그렇지 못한 경우보다 신체 복합 척도(physical composite score, PCS; P=0.01), 사회적 관계 영역(quality of social interaction; P=0.04) 그리고 투석 치료진의 격려(dialysis staff encouragement; P=0.001) 부분에서 더 좋은 평가가 나왔다. 대학병원 투석기관의 경우 중증도가 높은 환자들이 많아서 전반적인 HRQOL이 저하될 수 있었던 가능성도 배제할 수 없지만, 지역 투석기관이 환자들의 접근성면에서 더 우수하여 이동 시간이 더 짧은 점 또한 HRQOL에 미치는 긍정적인 한 요인으로 분석하였다.

또한 투석환자의 영양 상태가 좋을수록 KDQOL-SF을 이용한 HRQOL 지표 중 신체 복합 척도(PCS), 콩팥 질환이 일상생활에 미치는 영향(effects of the kidney disease on daily life)과 부담(the burden of the kidney disease) 및 전반적인 건강 상태(overall health)와 긍정적인 상관관계를 보고하고 있다. 이와 관련하여 2년간 근육양의 변화를 생체 임피던스 분석을 이용하여 관찰한 결과 온라인 혈액투석여과 치료가 고식적 혈액투석치료에 비해서 근육량을 유지 혹은 증가시킨다는 연구 결과나, 온라인 혈액여과치료군(n=13)과 저유량 혈액

**표 1** 혈액투석 방식(Hemodialysis modality)와 건강 관련 삶의 질(Health-related quality of life, HRQOL)과의 관계에 대한 연구 결과들

| 참고문헌 (1저자/연구명) | 참여 인원수 | 중재/대조군 종류 | 연구 기간 | 연구 설계 | 사용 척도 | 결과 |
|---|---|---|---|---|---|---|
| HEMO study | 1,846<br>921 on HfHD | HfHD ↔ LfHD | 3 yr | RCT | IWB, KDQOL | ns |
| DOPPS | 2,165<br>253 on HDF | HDF ↔ HfHD ↔ LfHD | | Obsevational | SF-36 (PCS/MCS) | ns |
| Moreno | 1,013<br>71 on HDF | HDF ↔ HD ↔ PD | | cross-sectional | KS, SIP | ns |
| Knezevic | 124<br>45 on ol-HDF | olHDF ↔ HfHD ↔ LfHD | | cross-sectional | SF-36 | ↑7domains<br>↑PCS<br>↑MCS |
| Altieri | 15 | olHF ↔ HfHD | 6 mo | cross-over | KDQ | ns |
| Schiffl | 76 | olHDF ↔ HfHD | 24 mo | cross-over | KDQ | ↑physical symptoms |
| Stefansson | 20 | olHDF ↔ LfHD | 2 mo | cross-over | SF-36 | ns |
| Kantartzi | 24 | olHDF ↔ LfHD | 3 mo | cross-over | SF-36 | ↑BP<br>↑RE<br>↑PCS |
| Ward | 45<br>24 on HDF | olHDF ↔ HfHD | 12 mo | RCT | KDQ | ns |
| Lin | 111<br>38 on HDF | olHDF ↔ HfHD | 3 mo | RCT | self-designed | ↑physical well-being |
| Beerenhout | 40<br>20 on HF | olHF ↔ LfHD | 12 mo | RCT | KDQ | ns |
| Karkar | 72<br>36 on HDF | olHDF ↔ HfHD | 24 mo | RCT | KDQOL-SF | ↑patient satis-faction |
| Mazairac CONTRAST | 714<br>358 on HDF | olHDF ↔ LfHD | 24 mo | RCT | KDQOL-SF | ns |

HRQOL, health-related quality of life; HfHD, high-flux hemodialysis; LfHD, low-flux hemodialysis; RCT, randomized controlled trial; IWB, Index of Well-being; KDQOL, the Kidney Disease Quality of Life; ns, not significant; HDF, hemodiafiltration; SF-36, short form-36; PCS, physical component scale, MCS, mental component scale; HD, hemodialysis; PD, peritoneal dialysis; KS, Karnofsky Scale; SIP, Sickness Impact Profile; olHDF, online hemodiafiltration; KDQ, Kidney Disease Questionnaire; BP, bodily pain; RE, role limitations due to emotional functioning; HF, hemofiltration; KDQOL-SF, The Short Form of Kidney Disease Quality of Life

투석치료군(n=14) 사이의 이중 에너지 X선 흡수계측(dual-energy X-ray absorptiometry, DEXA)으로 측정한 지방뺀체중(lean body mass)의 변화를 1년간 관찰한 결과 혈액여과치료군에서는 증가되었지만(44.8±8.9→46.2±9.6 kg; P<0.05) 저유량 혈액투석치료군에서는 의미있는 변화를 보이지 않은 연구 결과를(49.4±9.2→50.6±8.8 kg) 살펴볼 때 혈액투석여과 치료의 HRQOL에 대한 영향을 연구할 때 체성분의 변화를 포함한 영양 표지자와 같은 요소들을 함께 고려하여 연구하는 것이 의미가 있을 것으로 생각된다.

## 결론

온라인 혈액투석여과 치료가 건강 관련 삶의 질(Health-related quality of life, HRQOL)에 미치는 영향은 현재까지의 연구들을 종합해 볼 때, 투석 적절도, 염증/산화 물질 및 중분자량 이상의 요독성 독소 제거율, 혈압 조절, 빈혈 교정, 생존율 등에 대한 온라인 혈액투석여과 치료의 긍정적인 효과들이 HRQOL의 향상과 직접적으로 연관되어 있지 않다고 보인다. 그러나 HRQOL에 대한 혈액투석여과 치료의 영향에 대한 많은 연구들에서 저유량 그리고 고유량 혈액투석 치료와 비교하여 현재까지 열등한 결과를 보인 것은 없는 점과, HRQOL은 환자의 주관적인 판단에 바탕을 둔 다양한 측면에서의 평가 개념이므로 지금까지의 관련 연구들에서 종합적으로 다루지 못하고 있었던 요소들, 예를 들면 가족 그리고 친구와의 관계, 종교적 믿음, 직업, 경제적 수입 수준, 기타 여러 생활환경들과 체성분을 포함한 영양 지표들, 신체 수행 능력, 투석과 관련된 실제적인 불편감들 그리고 우울증을 포함한 정신적인 문제 등을 종합적으로 고려하고 또한 관련 연구에 반영 한다면 지금까지와는 다른 긍정적인 결과들을 더 많이 볼 수 있을 것으로 기대된다. 첨언하자면, 투석 환자들의 건강 관련 삶의 질

(Health-related quality of life, HRQOL)에 대한 중요성과 관심의 증가와 함께 이에 대한 향상을 위한 방안으로 투석 방법의 변화뿐 만 아니라 이 외의 다양한 각도에서의 접근이 필요할 것으로 생각된다.

## 참고 문헌


1) World Health Organization: Preamble to the Constitution of the World Health Organization as adopted by the International Health Conference, New York, 19--22 June, 1946. In: Constitution of the World Health Organization, Geneva, Switzerland, World Health Organization, 1948, p100.
2) Testa MA1, Simonson DC. Assesment of quality-of-life outcomes. N Engl J Med, 1996, p835.
3) Masakane I. How to prescribe hemodialysis or hemodiafiltration in order to ameliorate dialysis-related symptoms and complications. Contrib Nephrol, 2011, p53.
4) Jaar BG, Chang A, Plantinga L. Can we improve quality of life of patients on dialysis? Clin J Am Soc Nephrol, 2013, p1.
5) Khan IH, Garratt AM, Kumar A et al. Patients' perception of health on renal replacement therapy: evaluation using a new instrument. Nephrol Dial Transplant, 1995, p684.
6) Mazairac AH, de Wit GA, Penne EL et al. Changes in quality of life over time--Dutch haemodialysis patients and general population compared. Nephrol Dial Transplant, 2011, p1984.
7) Mittal SK, Ahern L, Flaster E et al. Self-assessed physical and mental function of haemodialysis patients. Nephrol Dial Transplant, 2001, p1387.
8) Fukuhara S, Lopes AA, Bragg-Gresham JL et al. Health-related quality of life among dialysis patients on three continents: the Dialysis Outcomes and Practice Patterns Study. Kidney Int, 2003, p1903.
9) DeOreo PB. Hemodialysis patient-assessed functional health status predicts continued survival, hospitalization, and dialysis-attendance compliance. Am J Kidney Dis, 1997, p204.
10) Kalantar-Zadeh K, Kopple JD, Block G et al. Association among SF36 quality of life measures and nutrition, hospitalization, and mortality in hemodialysis. J Am Soc Nephrol, 2001, p2797.
11) Knight EL, Ofsthun N, Teng M et al. The association between mental health, physical function, and hemodialysis mortality. Kidney Int, 2003, p1843.

12) Lowrie EG, Curtin RB, LePain N et al. Medical outcomes study short form-36: a consistent and powerful predictor of morbidity and mortality in dialysis patients. Am J Kidney Dis, 2003, p1286.
13) Mapes DL, Lopes AA, Satayathum S et al. Health-related quality of life as a predictor of mortality and hospitalization: the Dialysis Outcomes and Practice Patterns Study (DOPPS). Kidney Int, 2003. p339.
14) Ware JE Jr, Sherbourne CD. The MOS 36-item short-form health survey (SF-36). I. Conceptual framework and item selection. Med Care, 1992, p473.
15) McHorney CA, Ware JE Jr, Raczek AE. The MOS 36-Item Short-Form Health Survey (SF-36): II. Psychometric and clinical tests of validity in measuring physical and mental health constructs. Med Care, 1993, p247.
16) Ware JE, Snow KK, Kosinski M et al. SF-36 Health Survey-Manual and Interpretation Guide, Boston, The Health Institute, New England Medical Center, 1993.
17) Ware JE, Kosinski M, Keller SD. SF-36 Physical and Mental Health Summary Scales: A User's Manual, 2nd Ed., Boston, The Health Institute, New England Medical Center, 1994.
18) Hays RD, Kallich JD, Mapes DL et al. Development of the kidney disease quality of life (KDQOL) instrument. Qual Life Res, 1994, p329.
19) Korevaar JC1, Merkus MP, Jansen MA et al. Validation of the KDQOL-SF: a dialysis-targeted health measure. Qual Life Res, 2002, p437.
20) Laupacis A1, Muirhead N, Keown P et al. A disease-specific questionnaire for assessing quality of life in patients on hemodialysis. Nephron, 1992, p302.
21) Ginieri-Coccossis M, Theofilou P, Synodinou C et al. Quality of life, mental health and health beliefs in haemodialysis and peritoneal dialysis patients: investigating differences in early and later years of current treatment. BMC Nephrol, 2008, p14.
22) Diaz-Buxo JA, Lowrie EG, Lew NL et al. Quality-of-life evaluation using Short Form 36: comparison in hemodialysis and peritoneal dialysis patients. Am J Kidney Dis, 2000, p293.
23) Maglakelidze N, Pantsulaia T, Tchokhonelidze I et al. Assessment of health-related quality of life in renal transplant recipients and dialysis patients. Transplant Proc, 2011, p376.
24) Theofilou P. Quality of life in patients undergoing hemodialysis or peritoneal dialysis treatment. J Clin Med Res, 2011, p132.
25) Liem YS, Bosch JL, Arends LR et al. Quality of life assessed with the Medical Outcomes Study Short Form 36-Item Health Survey of patients on renal replacement therapy: a systematic review and meta-analysis. Value Health, 2007, p390.
26) Maglakelidze N, Pantsulaia T, Tchokhonelidze I et al. Assessment of health-related quality

of life in renal transplant recipients and dialysis patients. Transplant Proc, 2011, p376.

27) Jin DC. Major changes and improvements of dialysis therapy in Korea: review of end-stage renal disease registry. Korean J Intern Med, 2015, p17.

28) Churchill DN, Bird DR, Taylor DW et al. Am J Nephrol. Effect of high-flux hemodialysis on quality of life and neuropsychological function in chronic hemodialysis patients. 1992, p412.

29) Unruh M, Benz R, Greene T et al. Kidney Int. Effects of hemodialysis dose and membrane flux on health-related quality of life in the HEMO Study. 2004, p355.

30) Leypoldt JK. Solute fluxes in different treatment modalities. Nephrol Dial Transplant, 2000, Suppl 1, p3.

31) Ward RA, Schmidt B, Hullin J et al. J Am Soc Nephrol. A comparison of on-line hemodiafiltration and high-flux hemodialysis: a prospective clinical study. 2000, p2344.

32) Canaud B, Bragg-Gresham JL, Marshall MR et al. Mortality risk for patients receiving hemodiafiltration versus hemodialysis: European results from the DOPPS. Kidney Int, 2006, p2087.

33) Moreno F, López Gomez JM, Sanz-Guajardo D et al. Quality of life in dialysis patients. A spanish multicentre study. Spanish Cooperative Renal Patients Quality of Life Study Group. Nephrol Dial Transplant, 1996, Suppl 2, p125.

34) Knezevic MZ, Djordjevic VV, Radovanovic-Velickovic RM et al. Influence of dialysis modality and membrane flux on quality of life in hemodialysis patients. Ren Fail, 2012, p849.

35) Altieri P, Sorba G, Bolasco P et al. Predilution haemofiltration--the Second Sardinian Multicentre Study: comparisons between haemofiltration and haemodialysis during identical Kt/V and session times in a long-term cross-over study. Nephrol Dial Transplant, 2001, p1207.

36) Schiffl H. Prospective randomized cross-over long-term comparison of online haemodiafiltration and ultrapure high-flux haemodialysis. Eur J Med Res, 2007, p26.

37) Stefánsson BV, Abramson M, Nilsson U et al. Hemodiafiltration improves plasma 25-hepcidin levels: a prospective, randomized, blinded, cross-over study comparing hemodialysis and hemodiafiltration. Nephron Extra, 2012, p55.

38) Kantartzi K, Panagoutsos S, Mourvati E et al. Can dialysis modality influence quality of life in chronic hemodialysis patients? Low-flux hemodialysis versus high-flux hemodiafiltration: a cross-over study. Ren Fail, 2013, p216.

39) Nistor I, Palmer SC, Craig JC et al. Convective versus diffusive dialysis therapies for chronic kidney failure: an updated systematic review of randomized controlled trials. Am J Kidney Dis, 2014, p954.

40) Ward RA, Schmidt B, Hullin J et al. A comparison of on-line hemodiafiltration and high-flux hemodialysis: a prospective clinical study. J Am Soc Nephrol, 2000, p2344.

41) Lin CL, Huang CC, Chang CT et al. Clinical improvement by increased frequency of on-line hemodialfiltration. Ren Fail, 2001, p193.

42) Beerenhout CH, Luik AJ, Jeuken-Mertens SG et al. Pre-dilution on-line haemofiltration vs low-flux haemodialysis: a randomized prospective study. Nephrol Dial Transplant, 2005, p1155.

43) Karkar A1, Abdelrahman M, Locatelli F. A Randomized Trial on Health-Related Patient Satisfaction Level with High-Efficiency Online Hemodiafiltration versus High-Flux Dialysis. Blood Purif, 2015, p84.

44) Mazairac AH, de Wit GA, Grooteman MP et al. Effect of hemodiafiltration on quality of life over time. Clin J Am Soc Nephrol, 2013, p82.

45) Nistor I, Palmer SC, Craig JC et al. Convective versus diffusive dialysis therapies for chronic kidney failure: an updated systematic review of randomized controlled trials. Am J Kidney Dis, 2014, p954.

46) Jaar BG, Chang A, Plantinga L. Can we improve quality of life of patients on dialysis? Clin J Am Soc Nephrol, 2013, p1.

47) Mazairac AH, de Wit GA, Grooteman MP et al. Clinical performance targets and quality of life in hemodialysis patients. Blood Purif, 2012, p73.

48) Masakane I. How to prescribe hemodialysis or hemodiafiltration in order to ameliorate dialysis-related symptoms and complications. Contrib Nephrol, 2011, p53.

49) Moura A, Madureira J, Alija P et al. Predictors of health-related quality of life perceived by end-stage renal disease patients under online hemodiafiltration. Qual Life Res, 2015, p1327.

50) Moura A, Madureira J, Alija P et al. Effect of Aging in the Perception of Health-Related Quality of Life in End-Stage Renal Disease Patients under Online-Hemodiafiltration. Aging Dis, 2014, p17.

51) Mazairac AH, Grooteman MP, Blankestijn PJ et al. Differences in quality of life of hemodialysis patients between dialysis centers. Qual Life Res, 2012, p299.

52) Mazairac AH, de Wit GA, Penne EL et al. Protein-energy nutritional status and kidney disease-specific quality of life in hemodialysis patients. J Ren Nutr, 2011, p376.

53) Masakane I. High-quality dialysis: a lesson from the Japanese experience. Nephrol Dial Transplant, 2010, supple 1, p28.

54) Beerenhout CH, Luik AJ, Jeuken-Mertens SG et al. Pre-dilution on-line haemofiltration vs low-flux haemodialysis: a randomized prospective study. Nephrol Dial Transplant, 2005, p1155.

55) Mostovaya IM, Blankestijn PJ. What have we learned from CONTRAST? Blood Purif, 2013, Suppl 1, p39.
56) den Hoedt CH, Mazairac AH, van den Dorpel MA et al. Effect of hemodiafiltration on mortality, inflammation and quality of life. Contrib Nephrol, 2011, p39.

## 5-9
# 생존율에 미치는 영향

울산의대 서울아산병원 신장내과 **장재원**

## 고효율 온라인 혈액투석여과법이 등장한 배경

사람의 신장은 여과(filtration)와 분비 및 재흡수라는 기전을 통해 노폐물을 제거하면서 체내 수분을 보존하고 있다. 하지만, 일반적인 혈액투석은 저분자 노폐물의 제거에 용이한 확산(diffusion)이라는 물리적 특성을 이용하고 있어, 투석막의 투과도가 증가되었다 하더라도 사람의 신장처럼 요독을 제거하기에는 역부족이다. 따라서, 환자의 이환율과 사망률은 높을 수 밖에 없다. 이를 극복하기 위해서는 투석 시 사용되는 노폐물의 제거 기전을 사람의 신장처럼 변화시켜야 할 필요가 있다. 우선, 고효율 투석막에 압력을 걸어 혈장이 제거될 때, 저분자와 중분자 노폐물들이 제거되도록 하고, 이 때 소실되는 혈장은, 정맥주사를 할 만큼 깨끗한, 무균 무독의 수액을 투석액(ultrapure dialysis fluid)으로부터 정화하여 체내에 보충하는 것이다. 이러한 과정을 통해 혈액 내에 중분자 노폐물의 농도는 낮아지게 되며, 저분자 노폐물을 제거하기 위한 확산 위주의 혈액투석 요법이 더해지면 온라인 혈액투석여과(Online hemodiafiltration)가 이루어지는 것이다. 온라인 혈액투석여과는 현재까지 개발한 신대체요법 중, 체내 이상

반응을 가장 적게 일으키면서 노폐물 제거에는 매우 효율적인 방법이다. 그러므로 고효율 온라인 혈액투석여과법을 신대체요법으로 선택하면 이환율을 감소시킬 뿐만 아니라, 사망률의 감소도 기대할 수 있어 향후, 안전하고 효율적인 신대체요법의 표준 치료법이 될 가능성이 높다고 하겠다.

## 사망률로 알아본 고효율 온라인 혈액투석여과법의 효과

Locatelli 등은, 1983년부터 1995년 사이에 신대체요법을 시작한 6,444명의 환자를 대상으로 코호트 연구를 실시하였다. 대류(convection)라는 기전을 이용한 혈액투석여과(hemodiafiltration)나 혈액여과법(hemofiltration)이, 확산을 기초로 한 혈액투석(hemodialysis)에 비해, 말기신부전 환자의 사망률을 의미 있게 감소시키지는 못했지만, 낮추는 경향은 보여준다고 보고하였다. 다행히, 투석과 연관된 아밀로이드증은 감소시킬 뿐만 아니라, 악화되더라도 진행을 늦춰 수술 없이 지내는 시간이 유의하게 늘어날 수 있도록 하였다. 투석과 연관된 아밀로이드증과 연관된 위험 요인으로는 고령, 당뇨, 심질환을 거론하였다(그림 1).[1]

Wisemann 등은 저유량 혈액투석에 비해 혈액투석여과법이 환자에게 미치는 영향을 살펴보기 위해 24개월에 걸친 전향적 무작위 대조 연구를 실시하였다. 두 군의 Kt/V는 1.8, 투석 시간은 4.5시간, 투석막은 polysulfone을 사용하였으며 초정제 투석액을 사용하였다. 24개월간 두 군간에, 이환률과 사망률, 혈압의 변화, 투석 중 저혈압의 빈도, 헤마토크리트, 조혈호르몬 용량에 대한 차이는 없었으며 다만, 투석 전 $\beta_2$-microglobulin의 농도는 저유량 혈액투석 군보다 혈액투석여과법 군에서 빠르게 감소하여 연구기간 내내 낮게 유지되었다[2].

Schiffl은, 온라인 혈액투석여과법과 고유량 혈액투석 중에 어느 것이 환

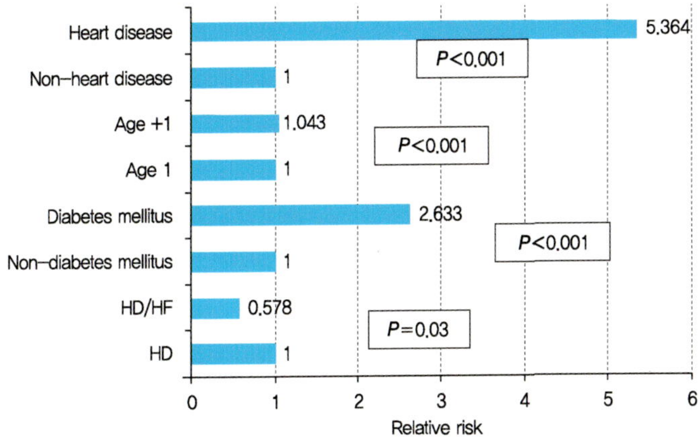


**그림1** 손목터널증후군 발생에 대한 상대적 위험도

자에게 더 좋은지 알아보기 위하여 전향적 무작위 교차 연구를 실시하였다. 저유량 혈액투석을 받던 76명의 환자를 무작위로, 온라인 혈액투석여과법 혹은 고유량 혈액투석에 배정하여, 처음 24개월 동안 받게 하였다. 그 후 24개월 동안은 다른 쪽 신대체요법을 받게 하였다. 두 방법 모두 저유량 혈액투석을 받던 시기에 비해, 영양 상태와 조혈호르몬에 대한 반응을 향상시켰으며 사망률도 낮추었지만, 온라인 혈액투석여과군과 고유량 혈액투석군 간에 차이는 없었다. 투석 전 $\beta_2$-microglobulin은 두 군 모두에서 의미 있게 감소하였지만, $\beta_2$-microglobulin 농도의 감소 정도 및 요소와 인산의 제거는 온라인 혈액투석여과법이 고유량 혈액투석에 비해 훨씬 우월하였다[3].

HEMO study는, 투석량(dialysis dose)이 많고 투석막의 투과도가 높은 것이 그렇지 않은 경우에 비해, 유지혈액투석 환자의 이환율과 사망률에 좋은 영향을 끼칠 것이란 가정 하에 진행된 대규모의 전향적 연구다. 하지만 아쉽게도,

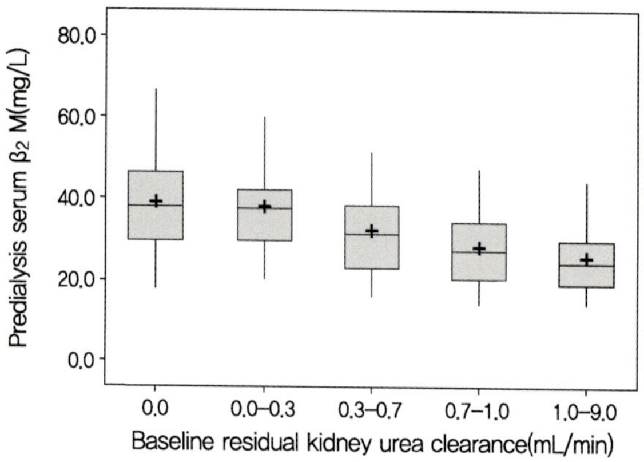


**그림 2** 잔존 신기능과 투석 전 $\beta_2$–microglobulin의 농도와의 관계

**표 1** 전체사망률과 투석 전 $\beta_2$–microglobulin의 농도 및 청소율과의 관계

| | Entire cohort | | | ≤ 3.7 Years on Dialysis | | | > 3.7 Years on Dialysis | | |
|---|---|---|---|---|---|---|---|---|---|
| | RR[b] | 98%CI | *P* | RR | 98%CI | *P* | RR | 98%CI | *P* |
| Serum $\beta_2$M level | 1.11 | 1.05–1.19 | 0.001 | 1.13 | 1.04–1.23 | 0.005 | 1.08 | 0.97–1.20 | 0.142 |
| $\beta_2$M clearance | 0.97 | 0.93–1.02 | 1.206 | 1.01 | 0.96–1.07 | 0.630 | 0.89 | 0.82–0.96 | 0.004 |
| $\beta_2$M Kt/V | 0.99 | 0.97–1.01 | 0.232 | 1.01 | 0.98–1.03 | 0.481 | 0.94 | 0.90–0.97 | 0.001 |

투석량이 많다거나 투석막의 투과도가 높다고 해도 전체적인 사망률을 낮추지는 못했다고 보고하였다. 심질환이나 감염 등으로 인한 입원, 혈청 알부민의 감소율 등에 관하여 분석도 하였지만 두 군 간에 차이는 없었다[4].

중분자 청소율의 중요성을 간과하지 않은 Cheung 등은, HEMO study의 자료를 토대로, 투석 전 $\beta_2$–microglobulin의 농도 및 청소율과 이를 바탕으로 한 Kt/V, 사망률 등에 대해 다시 분석하였다. 잔존 신기능이 많을수록(그림 2), 저유량에 비해 고유량 투석막을 사용할수록, 연구 시작 첫 달이 지난 시점의 투석 전 $\beta_2$–microglobulin의 농도가 낮음을 알게 되었다. 연구 기간 동안의 투석 전 $\beta_2$–microglobulin의 농도가 높을수록, 그리고 HEMO study 참여 전의 투석 기간이 길수록, 사망률이 증가함을 보고하였다. 투석 기간이 3.7년을 초과하는 경우, $\beta_2$–microglobulin의 청소율과 이를 토대로 한 Kt/V가 클수록, 사망 위험도가 감소함(표 1)은 우리가 기억해야 할 중요한 점이라고 하겠다[5]. 즉, 중분자 요독의 제거를 향상시키는 것이 말기신부전 환자에게 유익함을 강력히 시사하는 연구라 하겠다.

Canaud 등은, International Dialysis and Outcomes Practice Patterns Study(일명 DOPPS)의 자료를 사용하여 2,165명의 투석 환자를 네 군 – 저유량 혈액투석군, 고유량 혈액투석군, 저효율 혈액투석여과군 및 고효율 혈액투석여과군 – 으로 나누어 신대체요법에 따른 사망률의 차이를 살펴본 관찰적 연구를 보고하였다. 저유량 혈액투석 군에 비해, 저효율 혈액투석여과군은 말기신부전 상태로 지낸 기간이 길었고 암을 동반한 경우가 많았으므로 사망률이 증가할 가능성이 있으나, 실제적으로는 두 군 간에 뚜렷한 차이는 없었다. 저효율 혈액투석여과법이 저유량 혈액투석법보다 사망률의 감소에 긍정적인 효과를 미쳤기 때문인지도 모른다. 고효율 혈액투석여과군은 저유량 혈액투석군

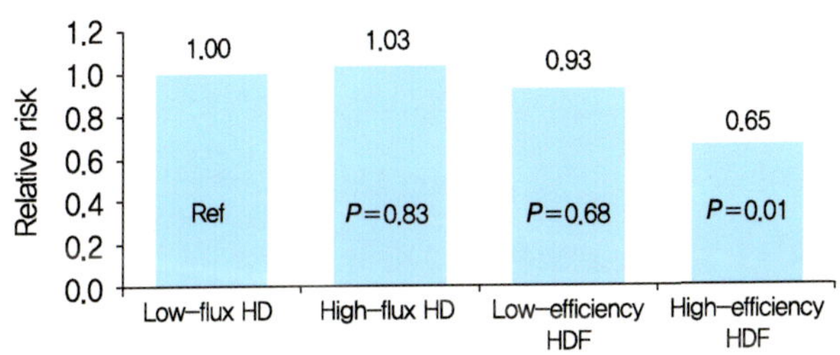


**그림 3** 투석 방법에 따른 사망률의 상대 위험도

에 비해, 폐질환이 흔함에도 불구하고 사망률은 낮았는데, 그 까닭은 Kt/V가 1.44로 1.35에 비해 높다는 긍정적인 요소가 있었기 때문이라고 하였다. 따라서, 두 군간에 나이, 성별, 투석량, 동반 질환을 모두 보정하여 분석한 결과, 저유량 혈액투석에 비해 고효율 혈액투석여과가 사망률을 35%나 감소시킨다고 보고하였다(그림 3).[6)]

Jirka 등은, 12개월 동안 전향적으로 수집된 European Clinical Database (EuCliD)의 자료를 분석하였다. 2,564 명의 투석 환자 중, 394명이 온라인 혈액투석여과법을 받았는데 Canaud 보고의 고효율 혈액투석여과군에 해당하며, 나머지 2,170명은 혈액투석을 받았다. 혈액투석 환자군에 비해, 온라인 혈액투석여과군은 젊었지만 체중이 훨씬 많이 나갔으며 말기신부전으로 지낸 기간이 현저히 길었다. 암과 당뇨병의 동반 경향이 온라인 혈액투석여과군에서 높았기 때문에, 나이, 성별, 동반질환과 투석 기간을 모두 보정하여 최종적인 분석을 하였는데, 혈액투석군에 비해 온라인 혈액투석여과군의 사망률이 35.3% 낮았으며 이는 Canaud 보고와 유사하였다. 이에 연관된 기전으로는 $\beta_2$-microglobulin 같은 중분자 요독의 청소율이 증가된 점과 투석 시스템의 생체적합성이 향상되어 투석 치료의 효율과 질이 향상되었기 때문이라고 보았다.[7)]

Bosch 등은, George Washington University Medical Center에서 6년 동안 투석을 받았던 183명의 환자에 대하여, 매월 Kt/Vurea와 투석 시간을 고려하여, 고효율 혈액투석, 고유량 혈액투석, 혈액투석여과법(double-high-flux hemodiafiltration)이 환자의 생존율과 standardized mortality ratio(SMR)에 미치는 영향을 USRDS 자료와 비교하는 후향적 연구를 실시하였다. 각 투석법에 따른 치료 시간은 192±28, 176±29, 159±32 분으로 혈액투석여과법에서 제일 짧은 반면, 평균 Kt/Vurea는 1.33±0.34, 1.29±0.30, 1.41±0.32으로, 평

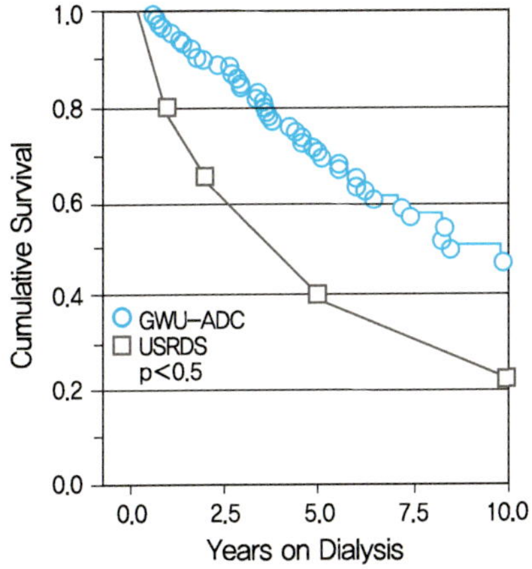


**그림 4** 고효율 치료를 받은 George Washington 대학 환자의 생존률(USRDS 자료와 비교)

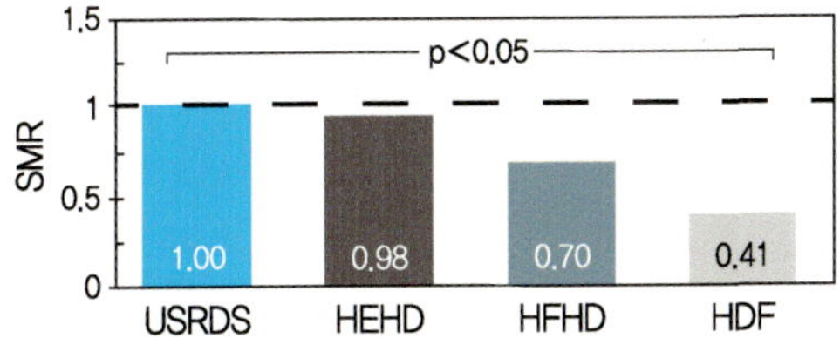


**그림 5** USRDS에 비해 SMR이 현저히 낮은 혈액투석여과법(HDF)

균 in vivo 요소 청소율은 222±51, 272±34, 333±43 mL/min으로 혈액투석여과법에서 제일 컸다. 세 가지 방법 모두 요소 청소율 180 ml/min을 상회하였으므로 고효율 조건을 충족하였다. 생존분석에서는 George Washington University Medical Center의 치료군이 USRDS 자료군보다 생존율이 높았다(그림 4). SMR을 통해 각 투석법의 효과를 살펴본 결과, 혈액투석여과법만이 USRDS에 비해 현저히 낮은 값을 보였다(그림 5). 혈액투석여과법은 다른 고효율 치료법에 비해 뚜렷한 사망률의 차이를 보이지는 못했지만, 보다 짧은 시간

에 더 많은 투석량을 제공하는 장점을 보여 주었다.[8)]

Panichi 등은, 총 인구 1,235,000명이 거주하는 Tuscany 북서지역을 코호트로 하여 이곳에 거주하는 모든 혈액투석 환자를 대상으로 한 관찰적, 전향적 연구 결과를 보고하였다. RISCAVID study라고 하는 이 연구의 목적은, 투석 환자의 이환율과 사망률에 영향을 끼치는 투석 방법 및 각종 위험 인자들을 밝히는 것이었다. 총 757명의 혈액투석 환자들(나이 66 ± 14세, 평균 투석 기간은 70 ± 76 개월, 당뇨병 19%)은 혈액투석군 424명, 혈액투석여과군 204명, 온라인 혈액투석여과군 129명으로 나뉘어 30개월 간 전향적으로 추적 관찰되었다. 세 군 간의 Kt/V는 통계적 차이를 보이지 않았으며 전체 사망률은 연간 12.9%, 심혈관계 사망률은 연간 5.9%이었다. CRP와 염증성 싸이토카인이 함께 증가된 환자의 경우, 심혈관계 사망의 상대위험도는 1.9였으며, 전체 사망의 상대위험도는 2.57로 모두 유의하게 증가하였다. CRP가 가장 강력한 사망 예측

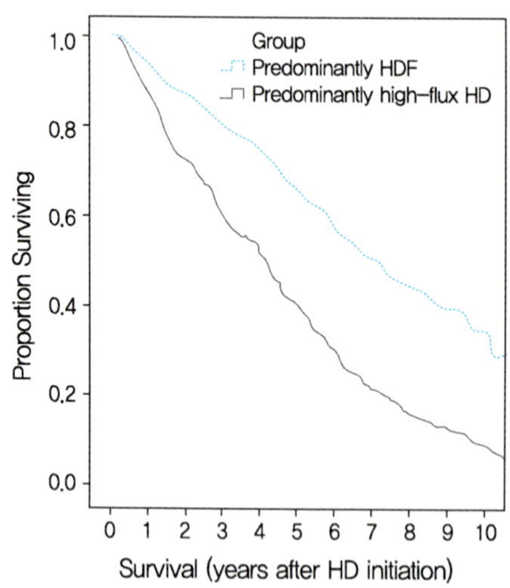


**그림 6.** 혈액투석여과군(HDF)과 고유량 혈액투석군(High-flux HD) 간에 생존율 차이

인자였으며 그 다음은 IL-6였다. 온라인 혈액투석여과나 혈액투석여과를 받은 군의 전체 사망률이 혈액투석군에 비해 의미 있게 낮았으며, 심혈관계 사망률 측면에서는 온라인 혈액투석여과군만이 다른 두 군에 비해 유의하게 낮음을 보였다[9].

Vilar 등은, 18년 동안 전향적으로 수집된 858명의 자료를 두 군으로 나누어 비교하였다. 총 투석 횟수 중 온라인 혈액투석여과를 더 많이 받은 232명을 온라인 혈액투석여과군이라 하였고, 그렇지 않은 626명을 고유량 혈액투석군으로 하였다. 투석 시작 5년 후의 Kt/V, 혈청 알부민, 에리쓰로포이에틴 저항지수 및 혈압은 두 군에서 비슷했다. 하지만, 사망위험도나 투석 중 저혈압 빈도는 온라인 혈액투석여과군에서 의미 있게 낮았다. 전체 투석 횟수 중, 온라인 혈액투석여과를 시행 받은 비율이 높을수록 생존률이 향상(그림 6)되었으며 온라인 혈액투석여과만 시행 받은 환자의 경우, 고유량 혈액투석만 시행 받은 경

**표 2** 혈액투석여과군과 고유량 혈액투석군의 생존에 영향을 미치는 요인들

| Parameter | HR | *P* | 95 CI for HR |
|---|---|---|---|
| Age | 1.035 | 0.000 | 1.026–1.044 |
| BMI | 0.979 | 0.040 | 0.960–0.999 |
| $HDF_{Time}$ | 0.655 | 0.014 | 0.468–0.918 |
| $KRU_{Time}$ | 0.803 | 0.000 | 0.747–0.862 |
| Kt/V $Dialysis_{Time}$ | 0.582 | 0.003 | 0.408–0.831 |
| Diabetes | 1.395 | 0.002 | 1.134–1.716 |
| Ischemic heart disease | 1.076 | 0.508 | 0.867–1.335 |
| Peripheral vascular disease | 1.257 | 0.051 | 0.999–1.580 |
| Malignancy | 1.992 | 0.000 | 1.564–2.538 |

우 보다 사망에 대한 위험도가 0.66으로 유의하게 낮았다(표 2). 이는 온라인 혈액투석여과법이 고유량 혈액투석에 비해 가지는 장점들이 예후의 향상으로 나타날 가능성을 시사하는 연구라고 하겠다[10].

CONTRAST study는, 온라인 혈액투석여과가 전체 사망률과 심혈관계 발병에 미치는 영향을 살펴 본 전향적 무작위 연구로서, 714명의 유지투석환자를 온라인 혈액투석여과군 358명과 저유량 혈액투석 356명으로 나누어 평균 3년(범위 0.4–6.6년)간 추적 관찰하였다. 두 군간에 전체 사망률과 심혈관계 발병률에 있어 뚜렷한 차이는 없었지만, 1회 혈액투석여과량이 21.95 L를 넘는 경우는 교란 변수를 보정하여도 전체 사망률의 감소와 관련이 있음을 보여주었다. 따라서, 확정적이지는 않지만 고용량의 온라인 혈액투석여과를 받는 환자들의 생존률 향상 가능성을 제시하고 있다[11].

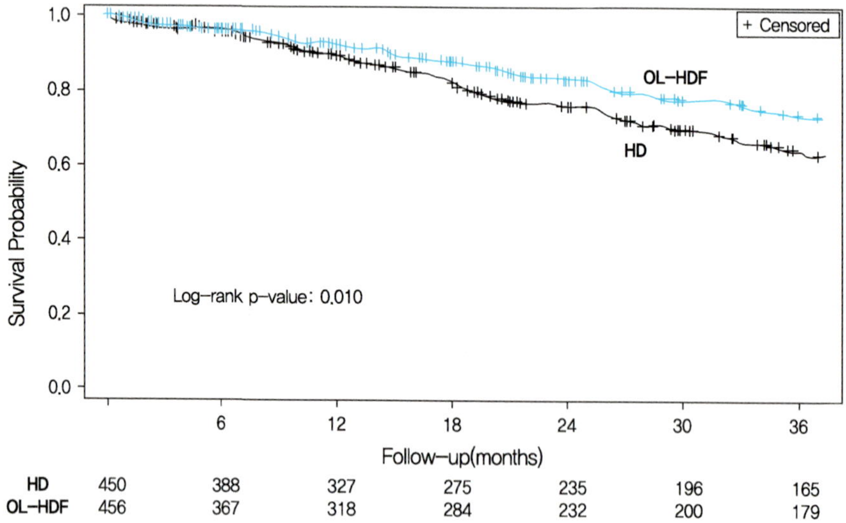


**그림 7** 고효율 온라인 혈액투석여과군과 고식적인 혈액투석군 간의 36개월 생존율

ESHOL study는, 고식적인 혈액투석에서 고효율 온라인 혈액투석여과법으로 전환한 456명과 고식적인 혈액투석을 유지한 450명의 전체사망률을 비교한 전향적 다기관 무작위 대조군 연구이다. 고효율 온라인 혈액투석여과군의 전체 사망률은 혈액투석 유지군보다 30% 정도 유의하게 낮았으며(그림 7) 심혈관계 사망률도 33% 낮았고, 감염과 연관된 사망률도 55%가 의미 있게 낮았다. 이 연구를 토대로 계산하면 8명의 혈액투석 환자를 고효율 온라인 혈액투석여과법으로 전환하면 연간 1명의 사망을 예방할 수 있다는 계산이 나온다. 투석 중 저혈압 발생빈도 및 전체적인 입원률도 고효율 온라인 혈액투석여과군에서 현저히 낮았다[12].

Wang 등은, 혈액여과나 혈액투석여과법이 혈액투석에 비해, 심혈관계 예후와 사망률을 향상시켰는지 알아보고자 3,220명의 환자를 포함한 무작위 대조군 연구 문헌들 16개의 메타분석을 시행하였다. 혈액투석과 비교할 때, 혈액여과나 혈액투석여과법은 심혈관계 발병에 대한 위험도나 전체 사망률 및 저분자 청소율의 뚜렷한 개선은 없었지만, 저혈압의 빈도와 혈청 $\beta_2$-microglobulin의 농도는 유의하게 감소시켰다고 보고하였다[13].

Nistor 등은, 2015년 2월까지 발표된 40개의 관련 연구들 중, 3,396명을 대상으로 한 11개 연구를 분석하여 혈액투석에 비해, 혈액여과나 혈액투석여과법이 전체 사망률에 의미 있는 영향을 미치지는 못함을 언급하였다. 하지만, 2,889명을 대상으로 한 6개 연구를 분석하여 심혈관계 사망률은 유의하게 감소시킴을 보고하였다. 또한, 투석 중 저혈압 발생률과 투석 전 $\beta_2$-microglobulin의 농도를 뚜렷이 감소시킨다고 하였으나, 투석량에 대한 결과는 다양하였다고 정리하였다[14].

## 맺음말

사망률은 신대체요법들의 효과를 비교하는데 사용되는 가장 강력한 일차 지표로, 이를 기준으로 하여 현재까지의 연구 결과들은 다음과 같이 정리해 볼 수 있겠다.

첫째, 말기신부전으로 지낸 기간이 길수록, 고효율의 온라인 혈액투석여과나 고유량의 혈액여과가 사망률을 낮추는 연구들이 있었다. 그 까닭은 저분자 노폐물만 제거하는 기존의 혈액투석과는 달리, 정상인에 비해 유의하게 많이 축적된 체내의 중분자 노폐물을 온라인 혈액투석여과나 고유량 혈액여과가 임상적으로 유익할 것이라 추정되는 낮은 농도까지 감소시킬 수 있었기 때문일 것이다.

둘째, 투석량이 일정 수준 이상을 넘어 충분히 많은 경우에만 온라인 혈액투석여과나 고유량의 혈액여과가 사망률 저하에 도움이 되었는데, 이는 중분자 요독이 사망률에 끼치는 영향보다 저분자 요독이 사망률에 미치는 영향이 더 크기 때문인 것으로 추정해 볼 수 있다.

즉, 사구체는 생리학적으로 저분자 및 중분자 노폐물을 여과라는 방법으로 대부분 제거하는데, 고령의 경우 젊은이에 비해 사구체 여과율이 감소하지만, 자신의 나이에 비례하여 일정 수준 이상만 유지하면 여명을 누리는데 지장이 없다는 사실과 일맥상통한다고 생각된다[15]. 다행히, 말기신부전 환자의 주된 사망원인이 심혈관계 합병증과 감염임을 고려할 때, 온라인 혈액투석여과나 고유량의 혈액여과가 심혈관계 사망률을 낮추는데 도움이 되었다는 것은 고무적인 일이라 하겠다. 비록 온라인 혈액투석여과나 고유량의 혈액여과가 전체 사망률을 감소시키는 뚜렷한 증거를 보이지는 못했지만, 저분자와 중분자의 향상된 제거율을 고려할 때, 말기신부전 환자를 돌보는 모든 의료진의 궁극의 치료가 될 가능성이 높다고 하겠으며 더욱 향상된 치료법의 개발을 기대하는 바이다.

## 참고 문헌


1) Locatelli F, Marcelli D, Conte F, Limido A, Malberti F, Spotti D. Comparison of mortality in ESRD patients on convective and diffusive extracorporeal treatments. Kidney Int. 1999 Jan;55(1):286–93.
2) Wizemann V, Lotz C, Techert F, Uthoff S. On–line haemodiafiltration versus low–flux haemodialysis. A prospective randomized study. Nephrol Dial Transplant. 2000;15 Suppl 1:43–8.
3) Schiffl H. Prospective randomized cross–over long–term comparison of online haemodiafiltration and ultrapure high–flux haemodialysis. Eur J Med Res. 2007 Jan 31;12(1):26–33.
4) Eknoyan G, Beck GJ, Cheung AK, Daugirdas JT, Greene T, Kusek JW, Allon M, Bailey J, Delmez JA, Depner TA, Dwyer JT, Levey AS, Levin NW, Milford E, Ornt DB, Rocco MV, Schulman G, Schwab SJ, Teehan BP, Toto R; Hemodialysis (HEMO) Study Group. Effect of dialysis dose and membrane flux in maintenance hemodialysis. N Engl J Med. 2002 Dec 19;347(25):2010–9.
5) Cheung AK, Rocco MV, Yan G, Leypoldt JK, Levin NW, Greene T, Agodoa L, Bailey J, Beck GJ, Clark W, Levey AS, Ornt DB, Schulman G, Schwab S, Teehan B, Eknoyan G. Serum beta–2 microglobulin levels predict mortality in dialysis patients: results of the HEMO study. J Am Soc Nephrol. 2006 Feb;17(2):546–55.
6) Canaud B, Bragg–Gresham JL, Marshall MR, Desmeules S, Gillespie BW, Depner T, Klassen P, Port FK. Mortality risk for patients receiving hemodiafiltration versus hemodialysis: European results from the DOPPS. Kidney Int. 2006 Jun;69(11):2087–93.
7) Jirka T, Cesare S, Di Benedetto A, Perera Chang M, Ponce P, Richards N, Tetta C, Vaslaky L. Mortality risk for patients receiving hemodiafiltration versus hemodialysis. Kidney Int. 2006 Oct;70(8):1524; author reply 1524–5.
8) Bosch JP, Lew SQ, Barlee V, Mishkin GJ, von Albertini B. Clinical use of high–efficiency hemodialysis treatments: long–term assessment. Hemodial Int. 2006 Jan;10(1):73–81.
9) Panichi V, Rizza GM, Paoletti S, Bigazzi R, Aloisi M, Barsotti G, Rindi P, Donati G, Antonelli A, Panicucci E, Tripepi G, Tetta C, Palla R; RISCAVID Study Group. Chronic

inflammation and mortality in haemodialysis: effect of different renal replacement therapies. Results from the RISCAVID study. Nephrol Dial Transplant. 2008 Jul;23(7):2337–43
10) Vilar E, Fry AC, Wellsted D, Tattersall JE, Greenwood RN, Farrington K. Long–term outcomes in online hemodiafiltration and high–flux hemodialysis: a comparative analysis. Clin J Am Soc Nephrol. 2009 Dec;4(12):1944–53.
11) Grooteman MP, van den Dorpel MA, Bots ML, Penne EL, van der Weerd NC, Mazairac AH, den Hoedt CH, van der Tweel I, Lévesque R, Nubé MJ, ter Wee PM, Blankestijn PJ; CONTRAST Investigators. Effect of online hemodiafiltration on all–cause mortality and cardiovascular outcomes. J Am Soc Nephrol. 2012 Jun;23(6):1087–96.
12) Maduell F, Moreso F, Pons M, Ramos R, Mora–Macià J, Carreras J, Soler J, Torres F, Campistol JM, Martinez–Castelao A; ESHOL Study Group. High–efficiency postdilution online hemodiafiltration reduces all–cause mortality in hemodialysis patients. J Am Soc Nephrol. 2013 Feb;24(3):487–97.
13) Wang AY, Ninomiya T, Al–Kahwa A, Perkovic V, Gallagher MP, Hawley C, Jardine MJ. Effect of hemodiafiltration or hemofiltration compared with hemodialysis on mortality and cardiovascular disease in chronic kidney failure: a systematic review and meta–analysis of randomized trials. Am J Kidney Dis. 2014 Jun;63(6):968–78.
14) Nistor I, Palmer SC, Craig JC, Saglimbene V, Vecchio M, Covic A, Strippoli GF. Haemodiafiltration, haemofiltration and haemodialysis for end–stage kidney disease. Cochrane Database Syst Rev. 2015 May 20;5:CD006258.
15) O'Hare AM, Choi AI, Bertenthal D, Bacchetti P, Garg AX, Kaufman JS, Walter LC, Mehta KM, Steinman MA, Allon M, McClellan WM, Landefeld CS. Age affects outcomes in chronic kidney disease. J Am Soc Nephrol 18(10):2758–65, 2007

# 6

# 혈액투석여과 치료의 실제

# 6-1
# 혈액투석여과 치료의 적응증

연세대학교 의과대학, 강남세브란스병원 **하성규**

온라인 혈액투석여과 치료법은 유지 혈액투석 치료를 필요로 하는 모든 말기 신질환 환자에게 유지 신대체 요법 치료로 제공될 수 있다. 온라인 혈액투석여과 치료법은 확산과 대류를 이용하여 소분자 및 중분자 이상의 요독소를 기존의 혈액투석 치료법에 비해 효과적으로 제거함으로서 정상 신장에 보다 가까운 상태를 환자에게 제공할 수 있다고 알려져 있고, 혈액투석에 의한 각종 합병증 발생율을 낮추고 투석 환자에게 더 높은 삶의 질을 제공할 수 있다는 많은 보고들이 있다. 많은 연구에서 투석 환자들이 노폐물 축적에 의해서 나타났던 증상들(예를 들면 관절통, 소양증, 빈혈, 식욕부진 등)이 기존 혈액투석 치료 보다 현저하게 좋아졌다는 보고들이 있고, 특히 투석 중 저혈압의 빈도가 줄어 들었으며, 소분자 물질의 제거에는 거의 영향을 미치지 않고 확산에 의한 투석으로는 제거되지 않는 중분자 물질인 $\beta_2$-microglobulin의 제거 효율이 현저하게 개선되어 장기적인 합병증인 투석 관련 아밀로이드증의 개선에 좋은 효과를 보이고 있다. 또한 최근에 시행된 무작위 제어 연구(Turkish 연구, Contrast 연구, ESHOL 연구)들 에서 고용적 대류 치료가 유병율 및 사망률을 개선하였다는 결과들이 보고 된 바 있어 향후 기존의 고식적 혈액 투석을 대치할 수 있는 유지 신대체 요법으로 각광을 받고 있다. 다만 온라인 혈액투석여과 치료를 시행하는 데에는 치료에 사용하는 투석 기계가 온라인 혈액투석여과 치료에 적합하도록 특별히 고안된 기계를 사용하여야 하며, 투석에 사용하는 물의 품질이 초순수 품질을 유지하여야 하고 여러 가지 균 및 오염 물질의 오염 정도가 유럽신장학회(ERA–EDTA)의 유럽최고임상시행기준(European Best Practice Guidelines)에 맞도록 늘 유지 해야만 기존의 혈액 투석 보다 좋은 치료 효과를 보일 수 있다.

## 온라인 혈액투석여과 치료를 위한 기술적 전제조건 및 기본 위생규칙

오늘날 많이 시행되고 있는 온라인 혈액투석여과 치료법은 기존의 혈액투석 치료에 비해 말기 신부전 환자에게 더 효율적이고 가장 생체적합성이 뛰어난 신대체 요법이기는 하지만, 온라인 혈액투석여과 치료법을 환자에게 제공 할 때에는 매우 엄격한 사용 규칙을 준수하여 제공되어야 한다. 이 치료법은 일본 및 유럽 쪽 에서 유지 신 대체 요법으로 자리 잡고 시행되고 있으며 서서히 기존의 혈액투석 치료법을 대체해 나가고 있지만 다음과 같은 기술적, 위생적 전제 조건이 갖추어진 상태로 환자에게 제공되어야 환자의 삶의 질 개선과 사망률을 개선시킬 수 있을 것이다.

### 초순수 물(Ultrapure Water)

온라인 혈액투석여과 장비는 정수액 및 투석액에 초순수 물(ultrapure water) 사용이 기본 조건으로 되어 있다. 초순수 물이란 주로 반도체 산업에서 사용되는 고급 품질의 물로서 온라인 혈액투석여과 치료법에서 사용할 때는 매우 낮은

**표 1** 유럽 공동체에서 인증된 온라인 혈액투석여과 기계

| |
|---|
| Nikkiso DBB-5 |
| B. Braun Dialog |
| Bellco Fomula 2000 |
| Fresenius 4008, 5008 |
| Gambro AK200S, Innova |

독소오염 수준(≥0.1 CFU/ml, endotoxin LAL < 0.03 EU/ml)과, 10-20 MΩ의 범위에서 저항과 역 삼투 처리된 물(연속으로 2단계의 역 삼투처리)을 의미한다. 초순수 물을 각 투석기계로 공급해 주는 분배 파이프는 적절한 설계를 통해 물의 흐름이 정체되지 않도록 해야 하고, 정체 공간과 재오염 부위를 최소화 하도록 해야 한다. 이 치료법에 사용되는 기계는 유럽공동체(European Community)에서 인증된 기계를 사용해야 하는데, 인증된 여러 온라인 혈액투석여과 투석기계는 현재 유럽 시장에서 사용할 수 있다(표 1).

기본적으로 이러한 온라인 혈액투석여과 투석장비들은 유량측정기가 달린 주입펌프, 기계의 유압회로에 설치된 투석 한외여과기(일반적으로 연속된 2개의 한외여과막), 그리고 투석 기계의 감시체계에 의해 조절된다는 공통적인 특징을 가지고 있으며, 주입기는 200 ml/min 까지 조절 가능한 펌프와 환자에게 주입되는 용액의 총 량을 계산할 수 있는 측정기로 구성되어 있다. 펌프부분은 각 투석치료 후 교체하는 일회용 플라스틱 도관이다. 투석 한외여과막의 투석액 구획을 지나는 초순수 물로 만들어진 투석액은 투석액의 출구 부위에 위치하고 있는 첫번째 한외여과기(ultrafilter, UF1)를 통과한다. 온라인 혈액투석여과 장치에서 정한 비율에 따라 생산된 신선한 초순수 투석액(100-200 ml/min)은 주입펌프에 의해 전환되어 직접 환자의 혈액속으로 주입된다(주입되는 위치에 따라 전희

석, 후희석, 전과후 복합 희석, 중간희석 방법이 사용되고 있음). 환자의 주입 부위 직전에 위치한 두번째 한외여과기(ultrafilter, UF2)가 대체 투여액의 초 순수 품질을 유지하게 하여 안전성을 확보하는 역할을 한다. 환자로부터 빠져 나온 한외 여과액의 양은, 유체 균형 장치에 의해 주입 투석액에서 냉각소독 과정을 거친 투입액으로 동등하게 보충된다. 온라인 혈액투석여과 치료법은 유럽 최고 임상시행기준(European Best Practice Guidelines)에 따라 기술적인 측면과 감염에 대한 감시가 정확하게 시행되어야 하고, 특히 특수하게 만들어지고 인증된 온라인 혈액투석여과 장비의 사용이 필수적이다. 또한, 이런 모든 장비에는 한외여과막을 통과한 신선한 초순수 투석액이 냉각소독과정을 거친 후 생성된 투석 대체액으로 사용된다. 영구적인 온라인 혈액투석여과 장치의 안전성 보장을 위해서는 위생처리에 가장 주의해야 한다. 정수액과 투석액의 초순수 품질을 유지하기 위해서는 정수시스템과 투석 기계의 잦은 소독, 화학 약품 및 열화학적 소독에 의한 생체막의 제거, 정기적인 한외여과막의 교체, 그리고 물의 영구적인 순환을 위한 유지보수 같은 기본 조치들이 필수적으로 시행되어야 한다. 온라인 혈액투석여과 치료를 최적의 상태로 수행하기 위해서는 적절한 혈관접근통로, 높은 투과성과 적절한 크기의 투석막, 투석 대체액의 대량 사용(5 – 6 L/h), 빠른 투석액 유속(500 ml/min) 등이 필요하다. 온라인 혈액투석여과법의 유형(전희석, 후희석, 전과후 복합희석, 중간희석)은 혈액유동학과 각 환자의 특성에 따라 개별적으로 맞추어져야 하고, 어떤 경우에도 매 투석마다 투석 교환량을 극대화 하도록 해야 한다. 투석치료 일정은 혈역동학적 내성을 개선하고, 수분과다 교정을 용이하게 하며, 주요 요독 물질의 재순환을 줄일 수 있도록 투석시간과 주당 횟수를 개별적으로 조정해야 한다.

### 혈관 통로

온라인 혈액투석여과 치료를 최적의 상태로 수행하기 위해서는 환자의 혈관접근 통로가 충분한 혈류 속도(350–400 ml/min)를 유지하여야 효과적으로 투석이 이루어 질 수 있기 때문에 혈관접근 통로의 확보가 필수적이다. 빠른 혈류속도는 한외여과 비율을 좋게 하고 투석 중에 투석막간 압력을 줄일 수 있다. 온라인 혈액투석여과 치료는 새로운 기술적인 선택과 여과막의 디자인에 의해 혈관접근 통로 문제로 인한 혈류속도의 감소가 있는 경우에도 시행 할 수 있으며, 혈관통로가 확보되지 못한 경우에는 카테터를 통해서도 시행 가능하다.

### 혈액투석막

높은 투과성의 혈액투석막을 사용하는 것은 필수적인데, 높은 수분 투과성(KUF ≥ 50 ml/h/mmHg)과 높은 용질 투과성(KoA urea > 600 ml/min, $\beta_2$–microglobulin > 60 ml/min)을 가지고 있고 투석막의 표면적은 1.50 – 2.10 $m^2$ 정도의 넓은 표면적이 필요하다. 투석막의 크기와 디자인은 목표로 하는 투석 수행방법 및 환자의 혈류에 따라 선택 할 수 있다. 고식적 온라인 혈액투석여과 치료법은 동일한 혈액투석여과 모듈에서 시행할 경우(혈액투석 여과막의 수분 및 용질 투과성이 높고 표면적이 넓은 투석막을 사용하는 경우) 확산 및 강제적 대류 제거율(diffusive and forced convective clearances)의 조합에 의존한다. 기본적으로 사용되는 대체액은 신선한 투석액으로 부터 즉석에서 만들어지고 정맥부위를 통해서 직접 환자의 혈액 속으로 주입되는 냉각소독과정을 거친 비 발열 초 순수 대체용액이다. 주입 투석액은 투석기계의 수분–조절 감시 장치를 통해 감지된 한외 여과량과 같은 용적으로 보상하게 되어 있다. 한외여과 속도는 지속적으로 투석막간 압력 차이에 적응함으로써 주입속도와 연관되어 조절되며, 주입/한외여과 속도 조절에 의해 체중을 줄여서 환자의 수분과다를 해결한다. 대체액의 주입 위치에 따라 여러 종류의 온라인 혈액투석여과 치료법이 있으며(후희석, 전희석, 혼합희석, 중간희석) 온라인 혈액투석여과 치료를 시행하기 위해서는 높은 혈류 속도(350-450 ml/min)와 투석액 관류 속도(600-800 ml/min)가 필수적이다. 여과 비율(filtration fraction)(최대 20-30%)을 최적화하기 위해서는 효율적인 혈류 속도와 투석액 관류속도를 맞추고, 필터 오염을 방지하는 것에 주의해야 한다. 후희석 방법에서는 주입속도를 100 ml/min(24 L for a 4-hour session)로, 전희석 방법에서는 200 ml/min(48 L for a 4-hour session)로 해야 상응하는 작은 분자의 제거율을 달성할 수 있다. 전 및 후 혼합 희석 온라인혈액투석여과는 혈액 유동학적 조건을 최적화하고 수행능력을 향상시킬 목적으로 도입된 기술적인 선택이라 할 수 있다.

## 온라인 혈액투석여과 치료에서 미생물 감시(Microbial Monitoring)

온라인 혈액투석여과 치료를 시행하기 위해는 정수시스템과 투석 기계의 정기적인 소독(화학 약품 및 열화학적 소독에 의한 생체막의 제거), 정기적인 한외 여과막의 교체, 물의 영구적인 순환을 위한 유지보수 같은 물과 투석액 감시체계가 필수적이다. 온라인 혈액투석여과 기계의 완전살균(화학적, 열 또는 혼합 소독)은 매번 온라인 혈액투석여과 치료를 시행한 후 하는 것이 좋다. 또한 제조업체의 지침에 따라 투석액과 주입액 입구에 설치된 한외여과막은 정기적으로 교체해야 하고 물 처리 설비와 물 분배 회로의 소독은 최소 매월 한번 시행해야 한다. 소독 방법(화학적, 열 또는 혼합 소독)의 주기는 투석센터마다 다를 수 있지만, 어떤 상황에서도 제조업체의 권장사항이나, 미생물학적 및 임상적 결과에 따라 시행해야 한다. 세균 오염 및 세균막(biofilm)의 형성을 방지하는 가장 좋은 방법은 열 또는 열/화학적 혼합 방법으로 물 분배 파이프를 매일 소독하는 것이다. 물 처리 설비와 온라인 혈액투석여과 기계의 미생물학적 감시체계는 모범사례와 국가간 특이성을 고려해서 시행해야 하는데, 이러한 좋은 임상사례의 기본 원칙은 유럽신장학회(ERA-EDTA)의 유럽 최고 임상시행기준(European Best Practice Guidelines)에 자세히 설명되어 있다. 오늘날 물, 투석액의 순도와 관련된 거의 대부분의 국제 권장사항은 동일한 목표 및 감시체계 수단을 제시하고 있다. 미생물학적으로 물과 투석액의 상태를 감시하기 위해서는 이들의 배양 검사와 내독소량을 확인해야 한다. 샘플링 방법(Sampling method)은 막 여과액을 사용하며, 세균배양 배지(culture media)는 영양성분이 부족한 배지(R2A)를 사용하는 것을 강력하게 권장하고 있으며 배양은 실내온도(20-22℃)에서 유지하고 7일간 주시해야 한다(<0.1 CFU/ml). 투입액과 투석액의 내독소량은 0.03 EU/ml의 임계값 검출한계를 갖는 민감한 LAL(limulus amoebocyte lysate) 분석시험으로 확인한다. 물과 투석액의 감시 및 보고의 빈도에 대해선 국가의 특수성에 따라 일부 차이가 있을 수 있는데, 온라인 혈액투석여과 기계에 대한 물 공급은 유지보수 기간 동안은 적어도 매월, 검증 기간 동안은 더 자주 시행되어야 한다. 비례식 온라인 혈액투석여과 투석기계에 의해 만들어진 투석액은 최소한 분기별로 미생물 감시가 이루어져야 하며 검사 결과에 따라 빈도를 조정 할 필요가 있다.

## 온라인 혈액투석여과 치료의 적정성에 대한 감시

임상에서 온라인 혈액투석여과 치료를 시행할 경우 혈액투석과 마찬가지로 치료량을 측정하거나 지침을 내리는 것이 필요하다. 이 변수는 유효하고 민감해야 하며, 의미 있는 임상 결과 변수와 관련이 있어야 한다. 주 3회, 4시간(12 h/week)을 기본으로 하는 고식적 온라인 혈액투석여과 치료법은 용질 교환을 최적화하기 위해서 빠른 투석액(600-800 ml/min) 유속과 혈류 속도(350-400 ml/min)를 필요로 한다. 온라인 혈액투석여과 치료법의 빈도나 투석 시간을 증가시키면 혈액투석과 마찬가지로 간헐적 투석의 효과와 생리학적 수치들을 향상시킬 수 있다. 온라인 혈액투석여과 치료법으로 투석치료를 받는 환자들도 기존의 혈액투석 환자와 같은 감시체계가 필요하며 투석 적정성의 치료 목표는 일반 혈액투석 치료의 목표와 동일하다(세포외액량 조절, 혈압 조절, 최적 투석 용량(urea Kt/V>1.4), 요독 조절, 대사성 산증 및 고칼륨혈증 교정, 뼈와 미네랄 장애 교정, 빈혈 교정). 온라인 혈액투석여과법은 $\beta_2$-microglobulin을 포함하는 중간 크기 요독소에 대한 높은 용질 제거율을 보인다. 혈중 $\beta_2$-microglobulin은 중분자 물질을 대표하므로 그 농도는 장기적으로 확인해야 하는데 투석 전 농도가 25 mg/l 미만으로 하는 것을 목표로 한다. 염증표지자들이 이러한 치료에 대한 지침을 주는데 사용될 수 있을 지는 의문점이 있는데 이러한 물질들의 체내 수치는 투석 치료 이외의 많은 다른 요인에 의해 결정될 수 있기 때문이다. 그러나 미세염증반응을 반영하는 CRP(C Reactive Protein)와 영양지표를 반영하는 albumin 및 transthyretin은 정상범위를 목표로 해서 온라인 혈액투석여과 치료를 받는 환자에서 매월 정기적으로 검사하는 것이 좋겠다. 온라인 혈액투석여과 치료를 시행할 때 용량 의존적 관계, 즉 유익한 효과를 얻기 위해서는 최소한의 대류용적(convection volume)을 적용할 필요가 있는데 지금까지의 연구들에 의하면 매 치료 시 마다 높은 대류용적(>20-22 l/치료)이 전달 될 수 있도록 하는 것이 합리적일 것이다.

## 온라인 혈액투석여과 치료법으로 좋은 임상적 결과를 보이는 경우들

온라인 혈액투석여과 치료법은 고식적인 확산이동효과(diffusive transport)에 대류이동효과(convective transport)가 더해져 더 많은 요독소의 효율적인 제거가 가능하게 한 투석치료 방법으로 대류이동효과에 의한 중분자 물질 요독소 제거가 효과적인 혈액 여과 치료법의 걸림돌이었던 많은 양의 살균 대체액을 온라인으로 효율적으로 만들 수 있게 되어 일반 혈액투석 치료법과 같이 쉽게 이용이 될 수 있는 치료법으로 발전하였다. 온라인 혈액투석여과 치료법은 대류에 의해 중간 및 큰 분자량을 가진 요독물질의 제거와 확산에 의해 작은 분자량을 가진 요독물질의 제거가 모두 가능하다는 장점이 있어 특히 유럽 및 일본에서 사용이 증가하고 있는 투석 치료 방법이다. 온라인 혈액투석여과 치료를 시행하는 데에는 합성 고유량투석막(synthetic high−flux membranes), 초 순수 물로 만들어진 투석액, 그리고 냉각소독에 의한 살균 대체액(substitution fluids) 공급이 필수적이며, 여러 연구에 따르면 온라인 혈액투석여과 치료를 했을 경우 환자에게 여러 가지 잠재적인 이득이 있다고 보고하고 있다. 이 치료 방법은 여러 가지 종류의 요독 물질을 더 많이 제거하는데 요소와 크레아티닌 제거율은 고효율 온라인 혈액투석여과 치료에서 10−15% 증가되어 있는 것으로 보고되었다. 인 제거율 역시 온라인 혈액투석여과 치료에서 증가되어 있는데 1회 투석당 30−35 mM의 인이 제거되는 것으로 보고된바 있으며, 주 3회 투석을 시행할 경우 1주당 대략 90−105 mM의 인이 제거되므로 충분 하지는 않지만 인 결합제의 사용량을 감소시킬 수 있다. $\beta_2$−microglobulin 역시 온라인 혈액투석여과 치료에서 더 효과적으로 제거되는데 이들의 제거 비율은 후희석 온라인 혈액투석여과 치료법에서 70−80%에 이르는 것으로 알려져 있다(고유량 혈액투석에서는 40−50% 사이). $\beta_2$−microglobulin 제거량은 온라인 혈액투석여과 치료에서 1회 투석당 180−250 mg 정도로 고유량 혈액투석 1회당 70−100 mg에 비해 훨씬 효율적이며, 한 후향적 연구에 의하면 $\beta_2$−microglobulin 아미로이드증의 발생율이 장기 투석 환자에서 50% 감소된 것으로 보고 된 바 있다. 대분자 전구염증반응 매개체인 보체인자 D(complement factor D) 역시 온라인 혈액투석여과 치료법에서 더 효율적으로 제거되나 이러한 것의 임상적 의의는 아직 확실치 않다. 렙틴(분자량, 16 kDa) 역시 온라인 혈액투석여과 치료에서 효과적으로 제거되며, 아마도 이러한 렙틴의 효과적인 제거가 환자들의 영양상태의 개선에 일조를 하는 것으로 알려져 있다. 말기신부전 환자의 죽상경화 위험인자로 알려져 있는 호모시스테인 역시 온라인 혈액투석여과 치료에서 현저히 감소되는 것으로 알려져 있어 혈관질환의 발생을 상대적으로 더 줄일 수 있는 치료 방법으로 여겨진다. 또한 염증반응과 산화 스트레스(stress)에 관여하는 여러 가지 사이토카인, AGEs(advanced glycation end products) 역시 온라인 혈액투석여과 치료에서 효과적으로 감소시키는데 이들의 임상적 의의는 더 연구가 필요한 것으로 보인다. 이러한 여러 가지 소분자 혹은 중분자 물질의 청소율이 혈액투석에 비해 현저하게 개선이 되어 그 결과가 장기적으로 보면 환자들의 유병율과 사망률 감소로 이어 질 수 있다. 이러한 온라인 혈액투석여과 치료법의

**표 2** 온라인 혈액투석여과 치료의 임상적 이점들

| |
|---|
| 혈역동학적 안정성 및 혈압 조절의 개선 |
| $\beta_2$-microglobulin 아미로이드증의 예방 및 개선 |
| 미세염증반응의 개선 |
| 영양 장애의 개선 |
| 이상지질혈증, 산화스트레스, AGE의 개선 |
| 빈혈의 개선 |
| 신경병증의 개선 |
| 사망률의 개선 |
| 건강관련 삶의 질 개선 |

임상적 유용성은 몇 개의 카데고리로 나누어서 분류해 볼 수 있는데, 첫째 혈역동학적 안정성 및 혈압 조절의 개선, 둘째, $\beta_2$–microglobulin 아미로이드증의 예방 및 개선, 셋째 미세염증반응의 개선, 넷째 영양 장애의 개선, 다섯째 이상지질혈증, 산화스트레스, AGE의 개선, 여섯째 빈혈의 개선, 일곱째 신경병증의 개선, 여덟째 사망률의 개선, 아홉째 건강관련 삶의 질 개선 등이다(표 2).

## 혈역동학적 안정성 및 혈압 조절의 개선

투석중 저혈압의 발생이 잦은 노인 환자군에서 온라인 혈액투석 여과 치료는 혈역동학적 안정성이 반복적으로 보고된 바 있는데 이것은 주로 고용적 혈액투석여과 치료에서 보는 중립온도효과(neutral thermal effect)에 기인하는 것으로 알려져 있다. 비록 그 기전이 완전히 이해되고 있지는 않으나 혈액투석여과 치료에서 보이는 긍정적인 효과는 말초혈관 변조(peripheral vasomodulation)에 기인하는 것으로 이해되고 있는데, 말초혈관에서 보이는 음성온도평형(negative thermal balance), 대체액의 높은 소디움 농도, 혈관확장성 매개체의 효율적인 제거 등이 관여하는 것으로 알려져 있다. 특히 매일 시행하는 혈액투석여과 치료는 투석 중에 발생하는 혈동학적 안정성의 개선 외에 투석 후에 오는 피로감을 훨씬 줄여주며 투석 치료에 대한 적응을 훨씬 수월하게 해주는 효과도 보고되어 있다. 이러한 장점으로 인해 혈압 조절도 쉽게 해주며 환자들의 투석 치료에 대한 적응을 수월하게 해주고 좌심실 비대의 개선도 일반 혈액투석에 비해 더 좋아서 심장 기능을 잘 유지하게 해준다.

## 투석 관련 유전분증(dialysis–related amyloidosis)의 예방 및 개선

Dialysis–related amyloidosis(DRA)는 장기간 투석을 받고 있는 말기신부전

증 환자에서 보는 중요한 일상생활에 지장을 주는 합병증의 하나로, 체내에 $\beta_2$-microglobulin이 주요한 원인으로 생각된다. 가장 흔히 보는 DRA로는 손목터널증후군(carpal tunnel syndrome)이 있다. 이 합병증은 저유량 혈액투석을 10년 간 해온 환자의 약 50%, 20년쯤 투석을 한 환자에서는 거의 100% 발생하는 것으로 알려져 있는데 후향적 보고에 의하면 고유량 혈액투석이나 온라인 혈액투석여과 치료를 시행 할 경우 50% 정도 발생율을 줄일 수 있다고 한다. 이러한 결과는 일본에서 발표된 자료에도 비슷한 효과를 보이는 것으로 보고되어 있다.

## 미세염증반응의 개선

일반적으로 만성신장병 환자는 지속적으로 낮은 수준의 염증이 관찰되며, 말기신부전으로 이행하면 염증전구 싸이토카인 및 항염증 싸이토카인의 혈중 농도는 청소율의 저하 혹은 생산 증가 때문에 몇 배나 높아진다. 일반적으로 투석을 시작하면 이러한 염증상태는 투석관련 인자(예를 들면 투석막의 생체적합성 또는 투석액의 미생물학적 오염)와 비투석관련 인자(예를 들면 요독소, 감염, 동반질환 등)들에 의해서 지속적인 미세염증상태를 유지하게 된다. 특히 미세염증상태는 죽상동맥 경화증의 병인에 중요한 역할을 하고 말기신부전 환자의 심혈관 질환과 사망률에 크게 기여하는 것으로 알려져 있다. 온라인 혈액투석여과 치료를 규칙적으로 시행하면 염증전구인자(pro-inflammatory factor)들을 줄이거나 제거함으로써 투석 환자의 미세염증반응이 많이 감소하는 것으로 알려져 있다. 급성기반응(acute phase reaction)의 민감한 표지자로서 CRP, IL-1, IL-6, IL-1RA, IL-6RA 등의 변화를 관찰한 전향적 연구들에서 보면 온라인 혈액투석여과 치료가 이러한 급성기반응 표지자들의 변화가 별로 없이 안정적으로 유지되었다는 보고들이 있다. 이러한 염증반응 표지자들이 활성화되는 것은 장기간 투석을 시행하는 환자들에서 많이 관찰되는 현상으로, 미세염증반응을 줄일 수 있는 온라인 혈액투석여과 치료는 투석 환자의 장기적인 합병증 발생을 개선할 수 있다. 생체 적합성이 좋은 고유량 투석막 사용, 초순수 물을 이용한 보충액의 생산 및 이용, 투석막에 단백질층의 형성으로 인한 투석막의 생체적합성의 개선 등이 온라인 혈액투석여과 치료에서 미세염증반응의 발생을 줄이는 기전으로 생각된다.

### 영양장애의 개선

투석 환자의 약 1/3에서 칼로리/단백질 영양 장애를 볼 수 있는데 최근에 시행된 연구들에서 고유량 투석막 사용이 저유량 투석막 사용 환자들에 비해 영양 상태를 개선해 주었다는 보고들이 있다. 고유량 투석막 사용군에서 식이 단백질 섭취량이 증가하고 혈청 알부민 수치가 증가하는 경향을 보였는데 이러한 효과는 고유량 투석막 뿐 아니라 초순수 물을 이용한 투석액 사용도 영향을 미친 것으로 사료되며 아마도 대류 이동에 의한 식욕부진-유도 요독 물질의 제거가 더 효율적으로 이루어져서 영양 상태의 개선이 이루어 진 것이 아닌가 생각하고 있다.

### 이상지질혈증, 산화스트레스, AGE의 개선

투석환자에서 이상지질혈증, 산화스트레스, AGE의 축적은 죽상경화증을 가속화 시키는 것으로 알려져 있다. 온라인 혈액투석여과 치료는 이상지질혈증을 개선하고, 산화스트레스를 감소시키며, AGE 축적을 감소시키는 것으로 알려져 있다. 이러한 효과는 투석막의 생체적합성이 좋아진 부분도 있지만 초순수 물을 이용한 투석액을 사용하는 것도 일조를 하는 것으로 보여 진다. 그러나 주의 할 점은 고효율 대류를 이용한 투석을 시행할 경우 우리 몸에 있는 자연 항산화 물질들(비타민 C, 비타민 E, 셀레니움 등)의 소실 역시 늘어나 산화스트레스를 개선하는 효과를 상쇄할 수 있기 때문에 온라인 혈액투석여과 치료를 시행할 때에는 부족해지는 자연 항산화물질들의 보충이 필요하다.

## 신성 빈혈(renal anemia)의 개선

만성신장병이 진행하면서 적혈구형성인자(erythropietin)의 생성이 저하되므로 신성 빈혈이 발생한다. 투석을 시작하는 환자의 거의 80-100%에서 적혈구 형성인자를 사용하고 있다. 비록 이견이 있기는 하지만 고효율 대류 치료는 빈혈을 개선하고 적혈구형성인자 요구량을 줄일 수 있는 것으로 보고되어 있다. 이러한 긍정적인 효과는 저유량 혈액투석에서 고효율 혈액투석여과 치료로 변경한 경우에 더 잘 관찰할 수 있다. 이러한 효과는 아마도 고유량 대류 치료가 단백질에 결합된 적혈구형성인자 억제물질을 제거함으로서 나타나는 것으로 유추해 볼 수 있으며 미세염증반응을 줄여주는 것도 일조를 한 것으로 볼 수 있다.

## 신경병증의 개선

신경병증은 투석환자에서 흔히 보는 합병증은 아니나 불충분한 투석을 오래 하였을 경우 나타나는 합병증으로 볼 수 있으며, 고유량 대류 치료로 증상의 개선을 볼 수 있다.

## 사망률의 개선

여러 개의 규모가 큰 관찰연구들에 따르면 표준 혈액투석 치료에 비해 혈액투석여과 치료가 생존율 이득(survival benefit)이 있다고 보고하고 있다. Locatelli 등은 이태리 롬바르디지역 등록자료(Lombardy registry)를 이용하여 대류를 이용한 투석(혈액투석여과 혹은 혈액여과)과 확산을 이용한 투석(혈액투석)을 비교하였는데, 유의한 생존율의 차이를 발견할 수 없었다고 보고 하였으나, 다른 관찰 연구인 DOPPS(Dialysis Outcomes and Practice Patterns Study)연구에 따르면 저유량 투석막을 이용한 혈액투석(low–flux 혈액투석)에 비해 고효율 혈액투석여과(치료당 15 L 이상의 대류 용적을 제공하는 혈액투석여과 치료) 치료는 보정된 사망위험도(adjusted mortality risk)가 35% 낮다고 보고하였다. Jirka 등은 유럽임상자료모음(European Clinical Database, EuCliD)의 데이터를 분석하였는데 이에 따르면 DOPPS 자료와 비슷하게 온라인 혈액투석여과 치료가 혈액투석 치료와 비교할 때, 35% 낮은 보정된 사망위험도를 보였다고 한다. RISCAVID(RISchio CArdiovascolare nei pazienti afferenti all' Area Vasta In Dialisi) 연구는 저유량 혈액투석, 무균 투석액 백을 사용하는 혈액투석여과와 온라인 혈액투석여과를 비교하였는데, 몇 가지 보정을 거친 후 두 종류의 혈액투석여과 치료는 고식적 혈액투석 치료보다 모든 원인 사망률(all–cause mortality)이 22% 낮았다는 결과를 보고하였으나, 이 연구의 결과 해석에는 이전 심혈관 질환의 병력이나 잔여 신기능을 보정하지 않았다는 점을 고려해야 하겠다. 최근 영국에서 고유량 혈액투석과 비교하여 주로 온라인 혈액투석여과 치료를 시행 받은(50% 이상) 환자를 대상으로 한 18년간의 후향적 연구결과가 발표되었는데, 총 450,000건의 투석횟수를 분석하였을 때 혼란변수에 대한 보정 후 혈액투석여과 치료의 사망률에 대한 위험도가 약 55% 낮다는 것을 발표하였지만 분석에서 제외된 건수와 이와 관련된 정보 부족이 이 자료의 결과를 해석하는데 중요한 제한점으로 대두 되었다.

이러한 관찰 연구의 가장 큰 문제는 비-무작위적인 연구 설계로 인해 혼란이 발생하는데 있으며, 적용된 회귀 모델에서 발생하는 혼란을 조정 할 수는 있으나 알려지거나 알려지지 않은 위험인자 때문에 비-관측 혼란을 제거할 수는 없다. 이러한 사항들이 관찰 연구에서 도출된 결과들의 유효성을 제한하게 되는데 반해서, 적절하게 설계된 무작위 임상시험(RCT)은 환자의 특성뿐만 아니라 알려지거나 알려지지 않은 혼란변수가 동일하게 연구 그룹을 통해 분포되기 때문에 이러한 방법론적 한계를 갖지 않는다.

혈액투석여과 치료의 효과에 대한 2개의 작은 전향적 무작위 임상시험[24개월간의 관찰기간을 갖고 각각 44명(혈액투석여과 23명), 208명(혈액투석여과 50명)을 대상]에서는 혈액투석여과 치료가 혈액투석 치료에 비해 생존 이득의 차이가 없다는 결과를 보였지만, 최근에 시행된 큰 규모의 3개의 무작위 임상시험(CONTRAST 연구, Turkish OL-혈액투석여과 연구, ESHOL 연구)에서는 다른 결과를 보여주고 있다. 3가지 무작위 임상시험 모두가 후희석에 의한 온라인 혈액투석여과 치료를 혈액투석 치료와 비교한 연구로 전체 사망률과 심혈관계 사건의 발생을 비교하였다. 일차 종말점에 대한 분석에서 CONTRAST 연구와 Turkish OL-혈액투석여과 연구는 두 치료 방법 사이에 통계적으로 의의 있는 차이가 없었으나, ESHOL 연구에서는 온라인 혈액투석여과 치료가 혈액 투석 치료에 비해 30%의 전체사망률 감소를 보였다. ESHOL 연구에서 관찰된 사망률 감소는 주로 높은 평균 대류 용적을 시행한 군에서 관찰되었으며 사망률의 감소는 주로 뇌졸중 및 감염성 합병증의 감소와 연관되어 있었다. 3가지 무작위 임상 시험의 post hoc 분석 모두에서 매 투석당 높은 대류 용적에 도달한 모든 환자들에서 생존 이득이 있는 것을 확인하였다[CONTRAST 연구: 대류 용적>21.95 L/치료(HR 0.61; 95% CI 0.38 - 0.98), Turkish 혈액투석여과 연구: 대류용적>19.5 L/치료(HR 0.54; 95% CI 0.31-01.93), ESHOL 연구: 대류용적 23.1-25.5 L/치료(HR 0.60; 95% CI 0.39-0.90), 대류용적>25.4 L/치료(HR 0.55; 95% CI 0.34-0.84)].

이러한 결과들을 종합해 보면 온라인 혈액투석여과 치료는 고용적 대류치료를 시행하는 경우 생존이득을 얻을 수 있을 것으로 사료되나 생존 이득을 얻기 위한 최소한의 대류 용적은 보고된 연구 마다 약간의 차이가 있다. 지금까지 시행된 여러 연구들의 결과에서 도출된 대류 용적은 최소한 주당 55 L 이상으로 증가시켜야 하며 주당 대류 용적을 75 L까지 올리도록 노력하여야 하겠으며(주 3회 혈액투석여과 치료를 받는 경우 매 치료당 평균 18.3 L-25 L을 유지), 이러한 생존율 이득을 얻을 수 있는 대류 용적의 목표는 전향적 무작위 임상 시험에서 재확인이 필요하다.

## 건강관련 삶의 질(Health-Related Quality of Life) 개선

혈액투석 치료를 시행하는 환자는 자신의 질환에 대한 신체적, 정신적, 사회적 부담뿐만 아니라 치료에 오랜 시간이 소요된다는 한계에 직면하게 되며, 그 결과로 혈액투석 환자의 건강관련 삶의 질은 암 환자보다도 낮은 것으로 알려져 있다. 그러나 건강관련 삶의 질 지표는 측정하고 해석하기가 어려우며, 또한 사망률 같은 단일 용어가 아니고, 생체 표지자 처럼 측정하여 평가할 수도 없는 어려운 점이 있다. 건강관련 삶의 질을 측정한다는 것은 환자의 관점에서 바라보는 신체적, 심리적, 사회적 지위의 여러 영역을 평가한다는 것을 의미하며, 현재 유용한 표준화되고 검증된 설문지를 통해 투석치료를 받는 환자를 대상으로 평가할 수 있다. 단순한 환자의 생존만이 삶의 전부가 아니라는 이해를 바탕으로, 새로운 치료 방법에 대한 비용-효율성 연구들이 사망률과 함께 환자의 삶의 질을 평가하는데 이용되고 있다. 최근에 시행된 건강관련 삶의 질에 대한 혈액투석 치료와 온라인 혈액투석여과 치료의 효과를 비교한 2개의 작은 연구에서 보면 두 연구 모두 혈액투석여과 치료를 받는 환자에서 환자가 평가하는 신체 증상이 호전되는 추세를 보였다. 말기신부전 환자에서 생존률을 향상시키지 못하더라도 건강관련 삶의 질을 더 개선할 수 있다면 혈액투석여과 치료는 여전히 중요한 치료수단이 될 수 있다.

## 참고 문헌


1) Bernard Canaud, Leila Chenine, Sophie Renaud, et al. Optimal therapeutic conditions for online hemodiafiltration. Contrib Nephrol 2011; 168:28-38

2) Bernard Canaud, Carlo Barbieri, Daniele Marcelli, et al. Optimal convection volume for improving patient outcomes in an international incident dialysis cohort treated with online hemodiafiltration. Kidney Int 2015; 88: 1108-1116

3) Canaud B, Bragg-Gresham JL, Marshall MR, et al. Mortality risk for patients receiving hemodiafiltration versus hemodialysis: European results from the DOPPS. Kidney Int 2006;69:2087 - 2093.

4) Canaud B, Morena M, Leray-Moragues H, et al. Overview of clinical studies in hemodiafiltration: what do we need now ? Hemodial Int 2006;10(suppl 1):S5 - S12.

5) European Best Practice Guidelines for Haemodialysis (Part 1). Section IV. Dialysis fluid purity. Nephrol Dial Transplant 2002;1(suppl 7):45 - 62.

6) Claire H. den Hoedt, Albert H.A. Mazairaca, Marinus A. van den Dorpel, et al. Effect of hemodiafiltration on mortality, inflammation and quality of life. Contrib Nephrol 2011; 168:39-52

7) Grooteman MP, van den Dorpel MA, Bots ML, et al. CONTRAST Investigators. Effect of online hemodiafiltration on all-cause mortality and cardiovascular outcomes. J Am Soc Nephrol 2012; 23: 1087 - 1096.

8) Jirka T, Cesare S, Di BA, et al. Mortality risk for patients receiving hemodiafiltration ver-

sus hemodialysis. Kidney Int 2006;70:1524 – 1525.

9) Locatelli F, Marcelli D, Conte F, et al. Comparison of mortality in ESRD patients on convective and diffusive extracorporeal treatments. The Registro Lombardo Dialisi E Trapianto. Kidney Int 1999;55:286 – 293.

10) Maduell F, Moreso F, Pons M, et al. High–efficiency postdilution online hemodiafiltration reduces all–cause mortality in hemodialysis patients. J Am Soc Nephrol 2013; 24: 487 – 497

11) Ok E, Asci G, Sevinc–Ok E, et al. Comparison of postdilution on–line hemodiafiltration and hemodialysis (Turkish HDF Study). Nephrol Dial Transplant 2013; 28: 192 – 202

12) Panichi V, Rizza GM, Paoletti S, et al. Chronic inflammation and mortality in haemodialysis: effect of different renal replacement therapies. Results from the RISCAVID study. Nephrol Dial Transplant 2008;23:2337 – 2343.

13) Vilar E, Fry AC, Wellsted D, et al. Long–term outcomes in online hemodiafiltration and high–flux hemodialysis: a comparative analysis. Clin J Am Soc Nephrol 2009;4:1944 – 1953.

6-2

# 혈액투석여과 치료의 새로운 영역

충북대학교병원 신장내과 **권순길**

혈액투석은 가장 흔히 사용되고 있는 신대체요법이지만 여러 가지 제한점이 있다. 새로운 고효능 투석막이 개발되면서 투석의 효율이 증가하고 중분자 물질의 제거가 더 활발해지면서 혈액투석의 치료 효과가 개선되고 있으나, 아직까지 신장기능을 대체하기에는 많이 부족하여 혈액투석 환자들은 다양한 합병증을 경험하고 있다. 최근 이용이 늘어나고 있는 온라인 혈액투석여과(online hemodiafiltration) 치료는 혈액투석과 함께 여과와 수액의 보충이 추가되어 일반 혈액투석에 비해 더 생리적인 치료법이며, 혈액투석에 비해 혈류속도가 빠르고 고유량 투석막을 사용하기 때문에 요소질소 뿐만 아니라 더 큰 분자량의 요독소들을 제거할 수 있어 치료 효율이 더 높다. 이러한 시스템을 유지하기 위해서는 혈관통로의 상태가 더 좋아야 하며, 초순수(ultra–pure)된 정수와 경험 있는 치료진이 필요하기는 하나, 최근 연구 결과들은 온라인 혈액투석여과 치료가 더 나은 삶의 질과 임상지표의 향상을 가져올 수 있다고 보고하고 있다. 본 장에서는 주로 유지 신대체요법 외의 온라인 혈액투석여과 치료의 새로운 적용범위에 대해 기술한다.

## 중환자실에서의 온라인 혈액투석여과법의 적용

혈역학적으로 불안정한 중환자실 환자에서의 투석은 세심한 혈압 관리가 필요하며, 특히 환자의 유효순환혈장량, 전해질상태, 혈액응고장애 등에 대한 평가가 지속되어야 한다. 대부분 중환자실에서의 신대체요법은 지속성 신대체요법(continuous renal replacement therapy: CRRT)을 시행하게 되나, 혈압이 안정적인 환자들의 경우 간헐적 혈액투석을 시행하기도 한다. 그러나, 중환자실 환자들의 경우 다장기 기능부전이나 감염증 등으로 다른 환자들보다 요독증과 산혈증이 심하기 때문에 간헐적인 투석만으로는 이를 충분히 조절하기가 어려우며 폐부종의 우려 때문에 충분한 정맥영양을 공급받을 수 없어 근육양이 감소하고 전신상태가 지속적으로 악화된다.

혈액투석여과는 혈역학적으로 안정적인 중환자실 환자에서 투석의 효율을 높일 뿐만 아니라, 불안정한 상태의 환자에서도 선택될 수 있는 치료로 주목받고 있다. CRRT처럼 많은 양의 수액을 주입하면서 동시에 제거할 수 있어 투석 중 발생하는 저혈압을 줄일 수 있으며, 최근 연구들 중에서는 다장기 기능부전을 가진 환자들에서 안정적으로 혈액투석여과를 시행했던 경험이 보고되고 있다. Kron 등은 중환자실에서 APACHE 점수가 50% 이상인 21명의 패혈증에 의한 다장기 기능부전 환자에서 혈액투석여과를 적용하였으며 이들은 평균 10시간 15분 동안 시간당 17.8리터의 투석액을 사용하였다. 전체 21명의 환자들 중 81%인 17명의 환자가 한 달간 생존하였고, 이들 17명 중 11명인 51%가 90일간 생존하는 결과를 보여주었다[1). 아직까지 혈액투석여과가 CRRT에 비해 임상지표의 호전을 증명할 수는 없으나 CRRT를 적용하기 어려운 상황에서 패혈증에 의한 다장기 기능부전 환자의 경우 혈액투석여과도 중요한 치료 옵션 중 하나로 추천될 수 있을 것으로 보여진다.

중환자실에서 혈액투석여과를 시행하는데 있어서 제한점 중 하나가 충분히 정수된 물을 사용할 수 없다는 점이다. 특히 중환자실에서는 인공신장실처럼 정수장치를 얻을 수 없으며 앞선 Kron 등도 휴대용 역삼투압 장비를 이용하였다. 그러나 제대로 된 물처리 장치를 얻을 수 있다면 중환자실에서도 충분한 혈액투석여과가 시행될 수 있을 것으로 보인다. Klouche 등은 중환자실에서 급성콩팥병 환자들에게 혈액투석여과를 적용하였는데, 이들은 중환자실에서 중앙처리된 물을 추가로 장착된 필터를 이용하여 이단계로 정수를 시행하였다(그림 1: reference, fig 1 and fig 2)[2]. 이들은 7년간 466세션의 혈액투석여과를 시행하는 중 투석용수 균배양 음성율을 99%로 보고하였으며 이는 평균 93.6%–97.4%보다 우수하여 중환자실 혈액투석여과의 안전성을 보여주었으며, 제대로 된 정수장치만 갖추어진다면 중환자실에서도 안전하게 혈액투석여과를 시행할 수 있을 것으로 생각된다.

## 여러 요독소의 효과적인 제거

혈액투석 환자에서 고인산혈증은 생존율과 관련된 중요한 위험요인이다. 고유량투석이 개발되면서 혈청 인의 조절이 더 호전되었으나 부족한 인 조절 때문에 투석환자의 골대사질환과 혈관석회화 등의 합병증 아직도 주요 사망요인으로 남아있다. 혈액투석양의 증가만으로는 혈청 인을 효과적으로 조절할 수는 없으나 혈액투석여과를 통해 충분한 양의 대류를 얻는다면 혈청 인의 제거율을 높일 수 있다. Davenport 등은 4,515명의 혈액투석 환자들과 851명의 혈액투석여과 환자들에서 혈청 인과 혈청 칼슘–인 복합체의 농도를 비교하였으며 혈액투석여과군에서 유의한 인 저하와 칼슘x인 저하를 확인하였다[3]. Maduell 등은 이틀에 한 번 밤동안 혈액투석여과를 시행하여 혈청 인의 효과적인 제거 뿐만 아니라 좌심실용적의 감소와 혈압의 조절을 확인하여, 충분한 시간 혈액투석여과의 유용성을 확인하였다[4].

FGF-23은 신장에서 인과 비타민 D의 대사에 관여하여 부갑상선호르몬 분비를 조절하는 물질이며, 투석환자에서 증가된 경우 심혈관계 합병증이 증가된다. Patrier 등은 혈액투석환자와 혈액투석여과 환자에서 투석 후 비교했을 때 혈액투석여과 환자군에서 유의하게 FGF-23 농도가 감소하였음을 확인하였고, 따라서 효과적인 FGF-23의 제거를 통한 고인산혈증 관련 심장합병증을 줄일 가능성이 있음을 시사하였다[5].

신장침범이 있는 다발성골수종에서는 혈청 free light chain의 제거가 질병의 예후와 관련이 있음도 확인되었다. Granger Vallee 등은 여섯 명의 다발성골수종 환자들에서 혈액투석여과를 시행한 경험을 발표하였는데, 일반혈액투석보다 혈액투석여과 후 혈청 free light chain 농도가 현저하게 감소하여 있음을 증명하였다[6]. Bourguignon 등도 혈액투석과 혈액투석여과에서 다발성골수종의 치료효과를 비교하였는데, 양쪽 치료 모두 혈청 kappa 및 lamda chain 농도가 감소하였으나 특히 혈액투석여과 군에서 현저하게 free light chain 농도가 감소하여, 다발성골수종을 가진 만성신부전환자에서 신대체요법으로 더 추천되는 방식이 될 수 있을 것으로 생각된다[7].

혈청 AGE(advanced glycation end product) 농도는 당뇨병뿐만 아니라 당뇨가 없는 만성신부전에서도 증가되어 있으며 이는 주요 혈관합병증의 원인이 된다. AGE는 신부전에서 동맥경화의 주요 원인이며 효과적인 AGE의 제거를 통해 혈관병변의 진행을 억제할 수 있음이 확인되었다. Gerdemann 등은 혈청 carboxymethyllysine(CML) 농도를 혈액투석과 혈액투석여과 환자에서 비교해 본 결과 투석 후 CML 농도가 혈액투석에서 더 높았으며, 초순수 물을 사용한 투석에서 더 낮았고, 초순수 물을 사용한 혈액투석여과 환자에거 가장 낮게 측정되었음을 확인하였다[8].

혈청 호모시스테인 농도의 증가도 투석환자에서 심장합병증과 관련이 있음이 알려져 있다. 매일 충분한 야간투석을 시행하면 주 3회 투석보다 혈청 호모시스테인 농도를 현저하게 떨어뜨릴 수 있음이 확인되었다[9)]. Badiou 등은 이를 혈액투석여과에서 확인하였는데, 75명의 고유량투석과 혈액투석여과 환자들을 비교하였을때 Kt/V는 양 군이 비슷하였으나 혈액투석여과군에서 유의하게 호모시스테인의 제거가 더 활발하였으며, 이는 요소질소의 제거정도와 유의한 상관관계를 보였고 혈액투석여과의 전희석(pre-dilution)이나 후희석(post-dilution)과는 상관이 없었다[10)]. 결과적으로 혈액투석여과는 호모시스테인의 제거를 통한 심장합병증을 줄이는 데도 도움이 될 수 있다고 생각되었다.

혈액투석여과는 급성 유기인제나 그 외의 중독에도 적용할 수 있다. Liu 등은 급성 유기인제 중독 환자들을 혈액관류(hemoperfusion), 지속성혈액여과(hemofiltration), 혈액투석여과로 나누어 비교하였으며 세 군에서 혈청 인터류킨의 제거는 차이가 없었으나 지속성혈액여과와 혈액투석여과 군에서 현저한 생존율 증가를 확인하였다[11)].

Arata 등은 17명의 간성혼수 환자들을 혈액투석여과로 치료하였는데 16명의 환자가 평균 4.9±0.7 세션 후 회복되었는데 혼수가 심할수록 더 많은 횟수가 필요하였다[12].

투석환자에서 빈혈치료는 환자의 삶의 질을 높이고 생존율을 높일 수 있으며 에리트로포이에틴(EPO)에 저항하는 빈혈의 경우에는 사망률이 높아질 수 있다. 헵싸이딘(hepcidin)은 EPO 저항성 빈혈에서 염증반응에 관여하는 물질로, 투석효율을 증가시킨다면 다른 요독소들처럼 제거될 수 있는 물질이다.

Panichi 등은 40명의 안정적인 혈액투석 환자들 중 20명을 혈액투석여과로 전환하여 6개월간 관찰하였으며 혈액투석여과로 치료한 환자들의 EPO 저항성이 감소하고 혈청 hepcidin 농도가 유의하게 감소하였음을 확인하였다[13].

## 소아의 성장촉진 및 성인 환자만족도의 증가

소아 만성신부전 환자에서 성장의 지연은 중요한 문제들 중 하나이다. 투석방법이 발전하면서 이전보다 성장이 호전되었기는 하나, 현행 주 3회 혈액투석으로 성장을 따라잡기는 불가능하다. Fischbach 등은 15명의 소아 말기신부전 환자에서 매일 3시간씩 high volume HDF를 시행하여 어린이들의 키와 몸무게, 영양상태들을 관찰하였다. 연구시작 당시 평균에 비해 $-1.5 \pm 0.3$ 표준편차를 보이던 환아들은 연구종료 시점에서는 $+0.2 \pm 1.1$ 표준편차 점수를 보였으며($p < 0.05$), 혈액투석여과 치료 후 성장속도도 현저하게 빨라졌다[14]. 어린이들의 성장속도 향상은 혈액투석여과를 통한 효과적인 요독소의 제거와 관련이 있었으며 충분한 양의 단백질을 섭취하면서도 요독소가 잘 제거되고 산혈증이 교정됨으로써 성장이 촉진된 것으로 생각된다. 더 많은 연구가 뒷받침되어야 하겠으나 결과적으로 혈액투석여과는 말기신부전 어린이들의 성장지연에도 효과적인 치료대책이 될 수 있을 것으로 보여진다.

아직까지 혈액투석여과가 투석환자의 생존율을 증가시킨다고 확신하기에는 연구결과가 부족하지만, 혈액투석여과는 환자들의 일상생활 만족도와 사회생활 적응도를 향상시키는 것으로 알려져 있다. Karkar 등은 고유량 혈액투석과 혈액투석여과 환자들을 대상으로 신부전환자 삶의 질(modified kidney disease quality of life; KDQOL)에 대한 설문을 시행하였다. 여기서 혈액투석여과 환자들은 혈액투석에 비해 현저하게 낮은 투석관련 불편감(근육경련, 피로, 식욕저하, 기분저하, 사회/스포츠활동 제한)이 현저하게 적다고 대답하였으며(표 1: 참고문헌 table 3), 추가적으로 24개월 후에는 혈액투석여과 환자들이 혈액투석 환자들과 비교하여 혈압과 혈액검사 결과도 좋아지는 것으로 확인되었다[15]. 이 결과를 볼 때 혈액투석여과가 혈액투석에 비해 명백하게 환자만족도의 개선을 보여줄 수 있을 것으로 생각된다.

## 결론

온라인 혈액투석여과는 혈역학적으로 불안정한 환자에서도 조심스럽게 환자 상태를 감시하면서 시행해 볼 만한 치료이며 투석실에서도 충분한 양의 대류를 통해 다량의 요독소를 제거하여 일반혈액투석에 비해 충분히 환자만족도 및 사회적응도를 높일 수 있는 치료이다. 충분한 연구자료의 뒷받침을 통해 온라인 혈액투석여과의 환자생존률 증가를 확인할 수 있을 것으로 생각된다.

### ♥ 참고 문헌


1) Kron J, Kron S, Wenkel R, Schuhmacher H-U, Thieme U, Leimbach T, Kern H, Neumayer H-H, Slowinski T: Extended daily on-line high-volume haemodiafiltration in septic multiple organ failure: a well-tolerated and feasible procedure. Nephrol. Dial. Transplant. 27: 146 - 152, 2012
2) Klouche K, Amigues L, Serveaux-Delous M, Machado S, Delabre J-P, Laydet E, Mauran P, Jonquet O, Canaud B: Implementing on-line hemodiafiltration as a renal replacement therapy for ICU acute renal failure: a single-center report of feasibility, safety and hemodynamic tolerance over a seven-year period. Blood Purif. 34: 10 - 17, 2012
3) Davenport A, Gardner C, Delaney M, Pan Thames Renal Audit Group: The effect of dialysis modality on phosphate control : haemodialysis compared to haemodiafiltration. The Pan Thames Renal Audit. Nephrol. Dial. Transplant. 25: 897 - 901, 2010
4) Maduell F, Arias M, Durán CE, Vera M, Fontseré N, Azqueta M, Rico N, Pérez N, Sentis A, Elena M, Rodriguez N, Arcal C, Bergadá E, Cases A, Bedini JL, Campistol JM:

Nocturnal, every-other-day, online haemodiafiltration: an effective therapeutic alternative. Nephrol. Dial. Transplant. 27: 1619 - 1631, 2012

5) Patrier L, Dupuy A-M, Granger Vallée A, Chalabi L, Morena M, Canaud B, Cristol J-P: FGF-23 removal is improved by on-line high-efficiency hemodiafiltration compared to conventional high flux hemodialysis. J. Nephrol. 26: 342 - 349, 2013

6) Granger Vallée A, Chenine L, Leray-Moragues H, Patrier L, Cognot C, Cartron G, Cristol J-P, Canaud B: Online high-efficiency haemodiafiltration achieves higher serum free light chain removal than high-flux haemodialysis in multiple myeloma patients: preliminary quantitative study. Nephrol. Dial. Transplant. 26: 3627 - 3633, 2011

7) Bourguignon C, Chenine L, Bargnoux A-S, Leray-Moragues H, Canaud B, Cristol J-P, Morena M: Hemodiafiltration improves free light chain removal and normalizes κ/λ ratio in hemodialysis patients. J. Nephrol. 1 - 7, 2015

8) Gerdemann A, Wagner Z, Solf A, Bahner U, Heidland A, Vienken J, Schinzel R: Plasma levels of advanced glycation end products during haemodialysis, haemodiafiltration and haemofiltration: potential importance of dialysate quality. Nephrol. Dial. Transplant. 17: 1045 - 1049, 2002

9) Friedman AN, Bostom AG, Levey AS, Rosenberg IH, Selhub J, Pierratos A: Plasma total homocysteine levels among patients undergoing nocturnal versus standard hemodialysis. Journal of the American Society of Nephrology 13: 265 - 268, 2002

10) Badiou S, Morena M, Bargnoux A-S, Jaussent I, Rodriguez A, Leray-Moragues H, Chalabi L, Bosc J-Y, Canaud B, Cristol J-P: Does hemodiafiltration improve the removal of homocysteine? Hemodial Int 15: 515 - 521, 2011

11) Liu L, Ding G: Effects of different blood purification methods on serum cytokine levels and prognosis in patients with acute severe organophosphorus pesticide poisoning. Ther Apher Dial 19: 185 - 190, 2015

12) Arata S, Tanaka K, Takayama K, Moriwaki Y, Suzuki N, Sugiyama M, Aoyagi K: Treatment of hepatic encephalopathy by on-line hemodiafiltration: a case series study. BMC Emerg Med 10: 10, 2010

13) Panichi V, Scatena A, Rosati A, Giusti R, Ferro G, Malagnino E, Capitanini A, Piluso A, Conti P, Bernabini G, Migliori M, Caiani D, Tetta C, Casani A, Betti G, Pizzarelli F: High-volume online haemodiafiltration improves erythropoiesis-stimulating agent (ESA) resistance in comparison with low-flux bicarbonate dialysis: results of the REDERT study. Nephrol. Dial. Transplant. 30: 682 - 689, 2015

14) Fischbach M, Terzic J, Menouer S, Dheu C, Seuge L, Zalosczic A: Daily on line haemodiafiltration promotes catch-up growth in children on chronic dialysis. Nephrol. Dial. Transplant. 25: 867 - 873, 2010

15) Karkar A, Abdelrahman M, Locatelli F: A Randomized Trial on Health–Related Patient Satisfaction Level with High–Efficiency Online Hemodiafiltration versus High–Flux Dialysis. Blood Purif. 40: 84 – 91, 2015

6-3

# 혈액투석여과 치료를 위한 혈관접근로 및 혈류

연세대학교 세브란스병원 명예교수 **이호영**
국민건강보험공단 일산병원 **이용규**

## 혈관 접근로

말기 신부전 환자가 혈액 투석을 시작하기 위해서는 충분량의 혈액을 뽑아내고 돌려보낼 수 있는 혈관 접근로(vascular access)의 준비가 필수적이다. 이상적인 혈관 접근로는 투석에 충분한 혈류를 유지할 수 있고, 사용기간이 충분히 길면서, 합병증이 거의 없는 접근로 일 것이다. 현재 사용되고 있는 혈관 접근로는 크게 비터널식 투석용 카테터, 터널식 투석용 카테터, 자가혈관 동정맥루, 인조혈관 동정맥루의 4가지로 나눌수 있다.

### 중심 정맥 카테터

- **비터널식 투석용 카테터**(non-tunneled dialsis catheter; dual lumen catheter)

혈액 투석에 적합하도록 두 개의 관내강으로 구성되어 있는 관으로 소아의 경우는 10F, 성인에서는 주로 12~14F의 관이 사용된다.

터널식 투석용 카테터와는 달리 피하 매몰부나 cuff가 없어 감염이 잘 일어나므로 단기간 사용을 목적으로 하며, 주로 3주 미만의 카테터를 통한 혈액투

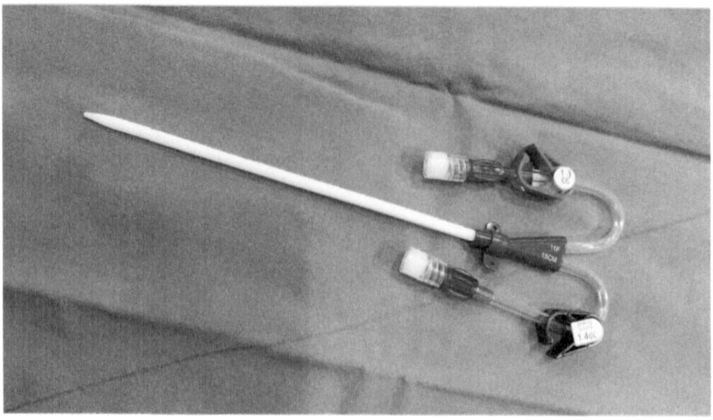

**그림 1** 중심정맥 카테터

석에 가장 적합하다. 응급 상황에서 혈액 투석을 시작할 경우, 추후 더 영구적인 혈관 접근로를 구축하기 전에 임시로 사용하고 있다. 비터널식 투석용 카테터를 삽입할 경우 초음파를 통해 삽입하여 그 성공률을 높이고, 정맥 천공과 관련된 합병증을 줄이지만, 블라인드 삽입도 가능하다.

비터널식 투석용 카테터는 대퇴 동맥, 내경정맥으로 삽입하며, 대퇴 동맥으로 삽입하는 경우 환자의 움직임을 제한하도록 권유하고 있다. 쇄골하 정맥으로 카테터를 삽입할 경우 중심 정맥 협착의 가능성이 높으므로 권장되지 않고 있다.

- **터널식 투석용 카테터**(tunneled dialysis catheter; perm catheter)

터널식 카테터중 투석에 요구하는 고혈류를 감당할 수 있는 굵은 관내강을 가지고 있는 카테터를 말하며, 짧은 쪽이 동맥관으로 빨간색으로 표시되어 있어 혈액을 추출하고, 긴 쪽이 정맥관으로 파란색을 표시되어 있어 혈액이 주입된다. 장기 사용을 목적으로 하는 중심 정맥 카테터로 최소 1개월이상 사용을 목적으로 한다[1).

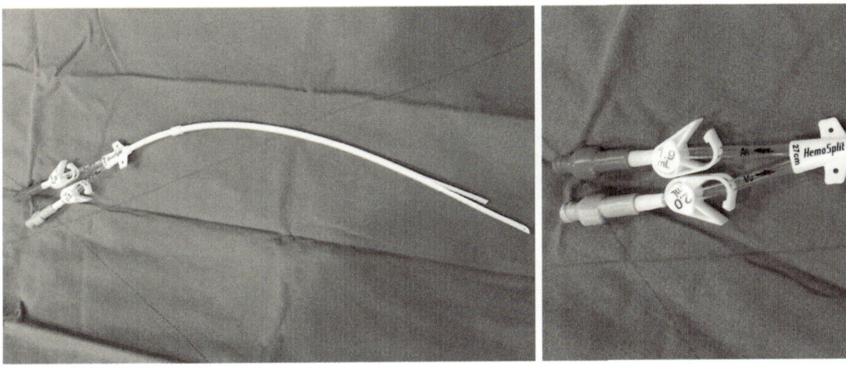


**그림 2** 터널식 투석용 카테터

- **카테터 삽입과 관련된 합병증**

■ **기흉**

기흉은 흉막강내 비정상적으로 공기가 차서 흉벽에서 분리되는 현상으로, 천자 바늘이 폐를 찔러 공기가 유출되는 경우 발생하게 된다. 이는 청진이나 흉부 방사성 사진으로 확인할 수 있다. 대개의 경우 고농도의 산소 흡입을 통해 저절로 호전되거나, 흉막관을 삽입함으로써 해결할 수 있다.

■ **동맥천자/출혈**

동맥을 천자 했을 경우 바늘을 제거한 후 천자 부위를 5분 이상 압박함으로써 지혈한다.

■ **공기 흡인/공기 색전**

분리 제거형 집(peel away sheath)을 통하여 카테터 삽입을 시도하는 중 공기가 흡인되거나 이로 인한 공기 색전이 발생할 수 있다. 공기 흡인의 경우 그 양이 많지 않으면 기침, 흉통, 빈맥 등의 가벼운 증상만 관찰되다가 호전되지만 양이 많은 경우 우심실 출구 폐쇄, 좌심방으로 혈액 유입 감소,

저혈압, 관상동맥 허혈, 심혈관계 허탈등이 발생할 수 있다[2].

- 카테터 관련 합병증

  - 카테터 관련 감염

카테터 관련 감염은 크게 탈출구 감염, 터널 감염, 그리고 카테터 관련 균혈증으로 나눌 수 있다. 피부 탈출구 감염은 피부에 국한된 감염으로 출구에서 2 cm 이내까지를 포함하며, 경구 항생제만으로 치료가 가능한 경우가 대부분이다.

터널 감염은 전신 증상 없이 카테터가 삽입되는 통로에 생긴 감염으로 국소적인 통증, 부종, 피부의 기복, 발적이 관찰되며 항생제 치료를 시행하나, 호전이 없을 경우 카테터를 제거해야 한다. 터널 감염은 치료가 잘 되지 않을 경우 카테터 관련 패혈증으로 진행할 수 있으므로 주의를 요한다. 카테터 관련 패혈증은 카테터에 의해 발생한 전신 감염으로 발열을 동반하며, 발열의 다른 원인을 찾을 수 없는 경우 반드시 혈액 배양 검사를 시행하고, 일단 광범위 항생제를 시작하고 추후 배양 검사 결과에 따라 필요시 항생제를 교체해야 하며 대개의 경우 카테터를 제거해야한다. 항생제 치료 중 투석용 카테터가 필요한 경우 비터널식 투석용 카테터를 사용하여 단기간 투석을 진행하고 감염이 조절된 후 터널식 투석용 카테터로 교체한다.

  - Pinch off syndrome

카테터 삽입시 쇄골에 너무 가까이 삽입하였거나, 쇄골 아래에서 쇄골하 정맥을 천자하고 카테터를 삽입하면 카테터가 늑골 빗장 공간에서 주변 조직에 의해 눌리게 되는 경우를 말한다. 눌리는 정도가 심하면 카테터가 부러질 수도 있으므로, 흉부 X-ray나 투시영상에서 카테터가 쇄골밑으로 구부러져 있는 것이 확인될 경우 제거하는 것이 원칙이다[3].

■ 카테터 막힘

혈전에 의해 카테터가 막힌 경우, 감염의 징후가 없다면 먼저 혈전 용해제를 주입하여 개통시켜 본다. 혈액 투석관에서 기존의 헤파린을 제거한 후, 카테터 관내강의 용적만큼 유로키타아제(5000 IU/ml)를 주입하고, 10분 간격으로 2회 생리 식염수 0.3 ml씩 추가한다. 30분 후 관을 통해 혈액 흡인을 시도하고, 실패할 경우 앞의 과정을 다시 반복한다[4]. 개통이 실패할 경우 카테터를 제거하고 새 카테터를 다시 주입한다.

## 동정맥루(arteriovenous fistula)

### 자가 동정맥루(autogenous arteriovenous fistula)

자가 동정맥루는 현재 가장 선호되는 혈관 접근로로서 정맥을 가까운 동맥에 연결하는 것으로 만들 수 있다. 이는 자가 동정맥루가 인조혈관 동정맥루보다 상대적으로 낮은 합병증과 긴 장기 개통률을 보이기 때문이다. 하지만 인조혈관 동정맥루와 비교하여 동정맥루의 성숙에 오랜 시간이 걸리고, 인조혈관과 비교하여 정맥에 배관 삽입하는 것이 힘들며, 미용적인 측면에서 경쟁력이 떨어진다.

동정맥루의 생성시 선호되는 순서는 가능한 중심 정맥에서 먼 곳에, 투석 시작 6개월 전 수술하는 것을 원칙으로 한다.[6]

자가 동정맥루를 만드는 방법은 측면-측면 문합과 측면-단면 문합으로 나뉘는데, 측면-측면 문합은 그림 3a에서 관찰할 수 있듯이 정맥을 동맥에 측면으로 접합한 후 원위부를 결찰하여 동정맥루를 성숙시키는 방법이고, 측면-단면 문합은 그림 3b에서 관찰되듯이 정맥을 절개하여 그 단면을 동맥의 측면에 문합하여 동정맥루를 성숙시키는 방법이다. 현재 가장 많이 쓰고 있는 술기는

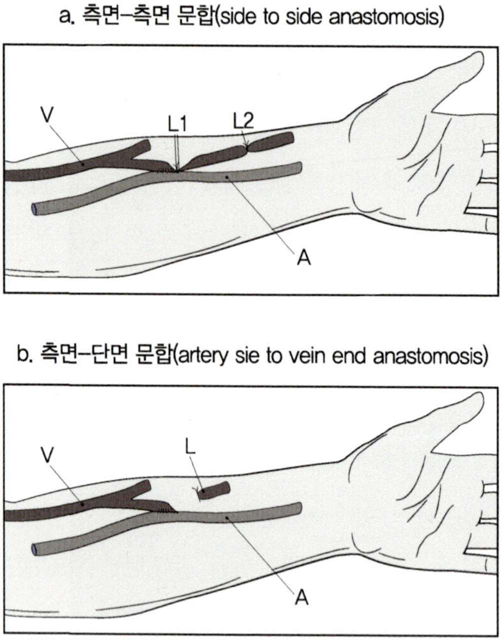


**그림 3** 동정맥루의 형성

측면-단면 문합법이다. 원위부 허혈의 위험이 크기 때문에 단면-단면 문합은 시행하지 않는다.

수술 전 정맥 조영이나 도플러 초음파등을 통해 문합할 동정맥의 반경이나 석회화 여부를 확인하여 동정맥루의 성숙 실패를 예방하는 것이 좋다.

수술후 2-3주 이내에 동정맥루의 혈류는 증가하는 것으로 되어 있지만, 정맥의 혈관벽이 증가된 혈류를 감당할 정도로 리모델링이 일어나는 데에는 수개월이 걸린다고 알려져 있다. 일단 동정맥루 수술을 시행 1주 후부터 배관 삽입(cannulation)은 가능한 것으로 되어 있지만, 동정맥루의 장기 사용을 위해 최소 3주 이상 기다리는 것이 좋다[6].

### 인조혈관 동정맥루(prosthetic arteriovenous fistula)

인조혈관 동정맥루는 자가 동정맥루가 불가능한 경우 이차적으로 고려를 하게 된다[5]. 말초 혈관이 가늘거나 환자가 심한 비만이거나 심각한 말초혈관 폐쇄 질환이 있는 경우 고려할 수 있다. 인조혈관 동정맥루는 자가 동정맥루와 비교하여 상대적으로 일찍 첫 배관 삽입을 할 수 있고(2 - 3주), 배관 삽입이 용이하며, 수술을 통해 기능 부전시 쉽게 교체가 가능하고 동정맥루 생성시 여러 가지 모양과 길이가 있기 때문에 수술 시 제한이 적다는 장점이 있다[6]. 하지만, 반복적인 배관삽입으로 인한 감염의 위험, 혈전증의 발생빈도, 접근로의 사용기간이 자가 동정맥루와 비교하여 높기 때문에, 자가 동정맥루가 불가한 환자에서 선택적으로 시행하게 된다[7-10]. 인조혈관 동정맥루는 투석 시작 3 - 6주 전에 수술하여 준비하는 것을 원칙으로 한다[5].

인조혈관 동정맥루는 적절한 구경의 동정맥을 선택하여 그림 4에서 보는 바와 같이 연결하게 된다.

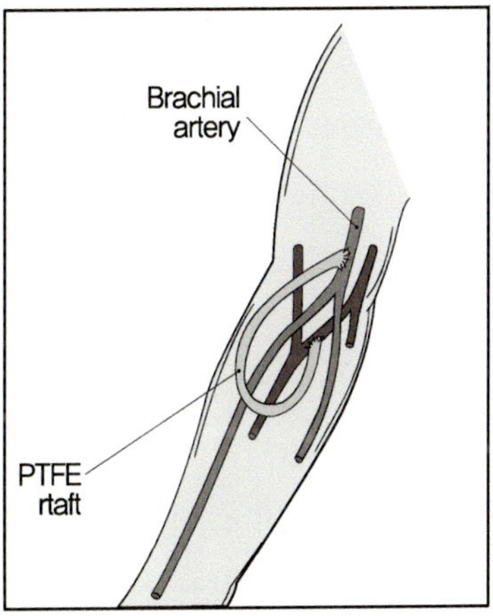


**그림 4** 인조혈관 동정맥루의 형성

### 동정맥루의 기능부전

혈관 접근로는 만성적인 사용으로 인해 필연적으로 기능부전을 유발하게 된다. 그러므로 배관 삽입 전 정기적인 검사를 통해 진전(thrill), 잡음(bruit)이 잘 관찰되는지 확인하고 시행하는 것이 필요하다. 또한, 주기적으로 혈관 접근로 내 혈류를 도플러 초음파, 자기 공명 혈관 영상(MR angiography)등을 통해 확인하거나, 정적 정맥압(static venous dialysis pressure)을 통해 확인하여 동정맥루에서의 협착이나 혈전을 사전에 확인하고, 미리 처치하여 진행하는 것을 막는 것이 중요하다.

혈관 접근로의 기능부전은 동정맥루보다는 인조혈관 동정맥루에서 더 흔하게 발생한다. 혈관 접근로의 기능부전은 80% 이상이 정맥 협착이고, 그 외에 투석 후 과도한 압박, 천자 술기의 결함, 저혈압, 체액 감소, 수면 중 투석 정맥 압박, 동맥 혈전등으로 인해 발생할 수 있다.

K/DOQI 가이드라인에서는 기처방된 투석의 혈류를 감당할 수 없을 정도로 감소된 혈류, 혈역동학적으로 의미있는 정맥 협착, 동정맥루의 동맥류 또는 동맥류 발생후 생긴 협착으로 인해 동맥류의 발생을 유도할 때, 혈관접근로가 있는 팔에 허혈이 발생하였을 경우 중재적 시술을 하도록 하고, 혈관 접근로의 동정맥에서 협착이 50% 이상 관찰되거나 과거에 혈전이 있었던 경우, 투석시 정맥압이 상승하는 경우, 비정상적인 요소 재순환이 관찰되거나 이학적 검사 결과상 이상 소견이 관찰되는 경우 예방적으로 중재적 시술을 하도록 되어 있다[2, 6].

동정맥루 조영술로 혈관 접근로의 기능부전이 확인된 경우, 치료 방사선과적인 접근 또는 외과적인 접근으로 치료를 하게 된다. 치료 방사선과적인 치료로 경피적 경혈관 확장술(percutaneous transluminar angioplasty; PTA), 혈관내

스텐트 설치술, 혈전 용해술등이 있고, 외과적인 치료는 thrombectomy with revision, patch angioplasty, graft interposition등이 있다

협착을 적절하게 치료하지 않는 경우, 동정맥루내에 혈전증이 발생하게 된다. 혈전증이 확인된 경우 최대한 빨리 중재적 또는 수술적 치료를 통해 해소를 하여 추후 혈전이 더 커짐에 따라 발생할 수 있는 혈관 내강내층 (endoluminal layer)의 심한 손상을 예방하고, 동정맥루의 장기적인 사용을 보장하며, 투석 카테터의 사용을 방지하여 이에 따른 합병증을 예방한다.

## 동정맥루의 합병증

### ■ 감염

동정맥루의 감염을 무시하고 투석을 진행할 경우, 필연적으로 패혈증을 유발하여, 심각한 경우 전신적인 패혈증으로 진행할 수 있으며, 그 외에 심내막염, 패혈성 색전증(septic embolism), 척추 관절염등 여러 질환이 발생할 수 있다. 이에 의료인력들은 환자와 개인의 위생에 힘써야 하며, 환자가 반복적 감염, 영양실조, 면역 억제 치료, 만성적 피부 발적, 철분 과다등의 위험 요인을 가지고 있지는 않는지 관찰해야 한다. 감염의 진단은 감염부위에 발열, 발적, 부종 등의 임상적 증상을 통해 한다.

자가 동정맥루의 경우, 감염이 발견되면 배관 삽입을 중단하고, 동정맥루가 있는 부위를 고정시킨다. 만약 고름이 동정맥 문합부 부위나 배관 삽입부위에서 관찰할 경우 상황에 따라 수술을 통해 고름을 제거하거나 동정맥 문합부의 제거를 심각하게 고려한다. 그렇지 않은 경우, 전신적 항생제 치료와 관찰만으로 해결된다. 항생제 치료전 혈액 배양 검사는 필수적이며, 처음에는 광범위 항생제를 사용하고, 혈액 배양 검사 결과에 따라 필

요시 항생제를 바꾸도록 한다. 항생제 치료는 최소 2주간 시행하는 것을 원칙으로 한다.

인조혈관 동정맥루에서는 감염이 상대적으로 더 흔한 편이고, 더 심각하게 취급한다. 만약 동정맥 문합부에 염증이 있는 것이 확인된다면 인조혈관 부위를 제거하는 것이 필수적이다. 인조혈관 부위에 염증이 있다면 자가 동정맥루와 동일하게 보존적인 항생제 치료만으로 경과 관찰할 수 있다. 고열과 균혈증이 관찰되는 경우 적절한 항생제를 정맥내로 2주간, 그 후 경구로 4주간 유지하도록 한다[6].

■ **도류 증후군**(steal syndrome)

팔목에 동정맥루의 생성후 도류 현상(steal phenomenon)이 발생하는 것은 생리적인 결과이다. 요골 동맥-요측 피정맥 동정맥루(radiocephalic AVF)의 경우, 요골 동맥으로 나온 혈류가 요측 피정맥으로 역류하는 도류 현상이 발생하여도, 척골 동맥을 통한 측부 혈류(collateral flow)가 충분한 경우

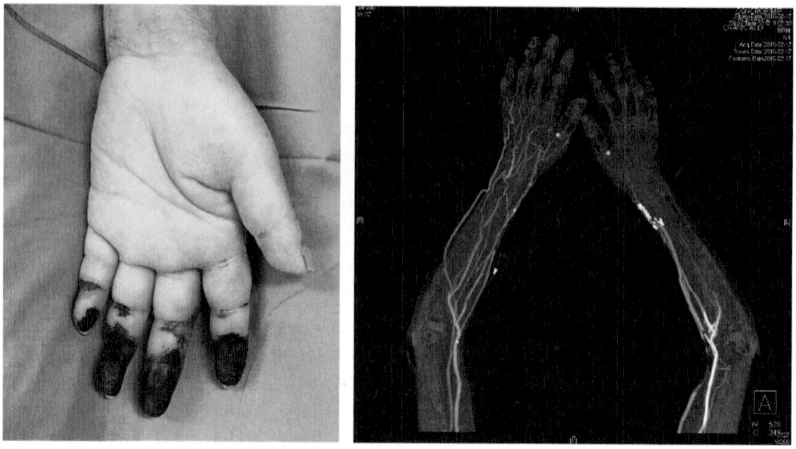

**그림 5** 도류 증후군

도류 증후군은 발생하지 않는다. 하지만, 동정맥루에 단락(shunting)이 발생하거나, 측부 혈류가 부족하거나, 말초 혈관의 동맥경화가 심한 경우, 고혈압, 당뇨등의 기저 질환이 있는 경우, 나이가 많은 경우 그 위험은 증가한다. 도류 증상이 심해져 환자가 인지할 만한 증상이 발현되기 시작하면, 이를 도류 증후군으로 정의하고, 그 증상의 정도에 따라 4단계로 구분한다.[11)]

- Grade 1: 통증은 없으나, 손이 창백하거나, 차다.
- Grade 2: 운동하거나, 혈액 투석을 시행할 때 통증이 있다.
- Grade 3: 쉬고 있을 때에도 허혈성 통증이 있다.
- Grade 4: 궤양, 괴사, 괴저가 관찰된다.

Grade 1과 2는 보존적인 치료를 하며 경과 관찰하지만, Grade 3와 4는 수술적 치료나 그 외의 중재적 치료가 필요하다.

### ■ 동정맥루에 의한 심장 과부하

혈액 투석을 시작하는 환자중 많은 수가 혈액 투석 시작 시점에 이미 좌심실 비대, 허혈성 심질환, 심부전을 호소한다. 하지만 동정맥루에 의해 심장 대상부전(cardiac decompensation)이 일어나는 것은 흔한 일이 아니다. 혈류가 1000−1500 ml/min을 초과하거나 혈류/심박출량비가 20%를 넘어가는 경우에 발생할 수 있다. 이에 대한 치료는 과다한 체액을 충분히 제거하면서, 고혈압과 신성 빈혈을 교정하는 것을 목표로 한다. 만약 동정맥루에 의해 심장대상 부전이 일어난 것이 의심되면, 밴딩 또는 동정맥 접합부를 줄이는 수술을 통해 혈류를 감소시킬 수 있다. 수술 전후 혈류를 측정하는 것이 원칙이다.

### ■ 인조혈관 동정맥루 파열

혈액투석을 시행 후 바늘 삽입 부위에서 바늘 제거 후 가피의 생성이 더딘 경우, 자연출혈이 발생하는 경우, 가성 동맥류의 크기가 빠르게 커지는 경우, 인조혈관의 심각한 퇴행성변화를 보이는 경우 의심할 수 있다. 가성 동맥류의 크기가 커서 배관 삽입에 심각한 제한이있을 경우, 가성 동맥류가 피부에 영향을 주어 피부가 유지되지 못할 가능성이 제기될 경우, 통증, 두근거림(throbbing)등 가성 동맥류로 인한 증상을 호소할 때 심각하게 중재적 시술을 고려한다. 절대로 가성 동맥류를 통한 배관 삽입은 자제해야 한다.

## 혈류

지금까지는 혈액투석 환자의 경우, K/DOQI 가이드라인에 의하면 혈류가 300 ml/min에 도달하지 못할 때 적절한 투석이 이루어지지 못하기 때문에 혈류를 개존하기 위한 조치가 필요다고 서술되어 있다.[6)]

또한 혈액투석여과법에서는 가능하면 300−500 ml/min의 혈류를 유지하는 것을 추천해 왔으며,[12−14)] 환자의 혈액투석여과법의 제외 조건에 동정맥루 혈류가 300 ml/min 이하인 환자들을 포함시키는 경우가 많았다.[15, 16)]

그러나 근래에 들어 혈류가 300 ml/min. 이하의 낮은 환자에서도 적절한 혈액 투석 여과를 시행할 수 있음이 알려져 있고, 실제로 이와 같은 낮은 혈류의 환자에서 충분히 요과적인 혈액투과여과법이 많이 시행되고 있다.

소분자량의 요독 물질을 기준으로 할 때, 투석의 효율도는 치료 시간과 필터에서의 제거 속도와 깊은 연관이 있으며, 후자의 경우 혈류와 밀접한 연관이 있다. 하지만 혈액 투석 여과법의 경우, 투석의 효율도는 혈류와 희석액의 속도가 영향을 미치며, 이는 혈액투석 필터의 막사이 압력 한계치(transmembrane pressure limit)에 의해 제한된다. 그러므로, 상대적으로 전통적인 혈액 투석과 비교하였을 때, 혈류가 투석 적절도에 미치는 영향이 적다고 할 수 있겠다. 이러한 이론적인 근거와 더불어, 전반적인 투석 인구의 노령화 및 투석 환자의 절대 생존율이 증가한 상황에서 혈관 접근로의 혈류가 300 ml/min에 도달하지 못하는 투석 환자가 늘고 있는 실정임을 감안할 때 낮은 혈류의 환자에서도 혈액투석여과법을 충분히 시도할 수 있으리라 생각한다[17, 18].

Salvatore et al.이 발표한 선행연구에서는 평균 252±34 ml/min로 낮은 혈류를 유지하면서도 투석액의 속도를 700 ml/min으로 유지하고 중희석 혈액투석여과(mid-dilution hemodiafiltration)를 4시간 시행하여 충분한 수준의 Kt/V를 통한 투석 적절도를 확립할 수 있었고 $\beta_2$-microglobulin 및 렙틴으로 대표되는 중분자량의 요독뿐만 아니라 소분자량의 요독도 전통적인 혈액 투석과 비교하여 충분히 제거되었다고 보고하고 있다[19].

일본의 경우, 미국을 포함한 다른 서구권들과는 달리 평균 혈류속도가 200 - 220 ml/min로 동정맥루를 통한 혈류 속도가 낮은 환자에서도 활발하게 혈액투석여과를 시행하고 있다. 온라인 혈액투석여과의 경우 90% 이상이 전희석법(predilution mode)을 선호하며, 평균 대체액(substitusion fluid)는 40.6 L로, 전희석법을 선호하는 것은 혈류가 낮은 관계로 4시간 동안 충분한 대류를 통하여 충분한 투석 적절도를 얻기 위해서이다. 이렇게 혈류 속도가 낮은 환자에서 혈액 투석 여과를 시행하고 있음에서도 불구하고, 일본에서 말기신부전 환자의 사망률은 1992년 이후로 지속적으로 년 10% 내외로 서양에 비해서 훨씬 낮게 관찰되고 있다는 것이 이미 여러 연구결과를 통해서 알려져 있다[20-22].

서양의 경우 생활습관이나 환자의 의식 차이로 인해 투석 간 체중 조절이나 식이 조절이 원활하지 않은 경우가 많고, 또한 혈액 투석 시간을 한국이나 일본에 비해 상대적으로 짧게 시행하는 경우가 많다. 그러므로 투석중 시간당 제거되는 수분 및 요독의 양이 국내에서 투석을 시행하고 있는 환자들보다 많고 그런 이유로 투석시 높은 혈류를 이용하게 된다.

우리나라 말기신부전 환자는 일본과 마찬가지로 서양과 비교하여 상대적으로 식이 조절을 잘 하고, 투석 간 체중 증가가 심하지 않아 혈액투석시 300 ml/min이상의 혈류를 사용할 필요가 있는 환자가 흔하지 않다. 따라서 우리나라 의료 현실 및 환자의 특징을 감안할 때, 일본의 경우와 마찬가지로 혈류가 250 ml/min 이하인 경우라 하더라도 충분히 효과적인 혈액투석여과를 시도해 볼 수는 있을 것으로 생각된다.

## ♥ 참고 문헌


1) 배재익, 박병호, 김현범, et al. 대한 인터벤션영상의학회 시술 표준 위원회. 인터벤션 영상의학회 시술 가이드 라인
2) Ryder M. Evidence based practice in the management of vascular access devices for home parenteral nutrition therapy. JPEN J Parenter ENteral Nutr 2006; 30; s82-s93
3) Ray CE Jr, eds. Central venous access, 1st ed. philadelphia: Lippincott Willians & Wilkins, 2001:1-7
4) Kaufman JA, Lee MJ. Vascular and interventional radiology: the requisites, 1st edition. philadelphia: Elsevier,2004; 163-193 Elsevier, 2007: 929-940
5) John F, Jurgen F, Richard JJ, Comprehensive clinical nephrology, 3rd ed.: Mosby Elsevier
6) NKF-K/DOQI clinical practice guidelines for vascular access: Update 2000, VI. Potential quiality of care standards, guideline 34. Am J Kidney Dia. 2001; 37:S137-S181
7) Perera GB, Mueller MP, Kubaska SM, et al. Superiority of autogenous arteriovenous hemodialysis access: maintenance of function with fewer secondary interventions. Ann Vasc Surg. 2004; 18:66-73
8) Huber TS, Carter JW, Carter RL et al. Patency of autogenous and polyteterafluoroethylene upper extremity arteriovenous hemodialysis accesses: a systematic review. J Vasc Surg. 2003; 38:1005-1011
9) Nassar GM, Ayus JC. Infectious complications of the hemodialysis access. Kidney Int. 2001; 60: 1-13

10) Gulati S, Sahu DM, Abula S, et al. Role of vascular access as a risk factor for infections in hemodialysis. Ren Fail. 2003; 25:967–973

11) Tordoir JH1, Dammers R, van der Sande FM et al. Upper extremity ischemia and hemodialysis vascular access. Eur J Vasc Endovasc Surg. 2004 Jan;27(1):1–5.

12) Kawanishi H, Yamashita AC (eds): Hemodiafiltration–a new era. contrib nephrol. Basel, Karger, 2011, vol 168; pp 28–38

13) Ronco C, Canaud R, Aljama P (eds). Hemodiafiltration. Contrib Nephrol. Basel, Karger, 2007, vol 158: 225–231

14) Ronco C. hemodiafiltration. Blood purif 2015; 40(suppl1):2–11203 Moist LM, Hemmelgarn BR, Lok CE. Relationship between central venous catheter blood flow and dialysis adequacy. Clin J Am Soc Nephrol. 2006; 1:965 – 971.

15) Bolasco P, Altieri P, Andrulli S, et al. Convection versus diffusion in dialysis: An Italian prospective multi–centre study. Nephrol Dial Transplant. 2003; 18(Suppl 7):50 – 54.

16) Locatelli F, Hannedouche T, Jacobson S, et al. The effectof membrane permeability on ESRD: Design of a prospective randomised multicentre trial. J Nephrol. 1999;12:85 – 88.

17) Charra B, Calemard M, Laurent G. Importance of treatment time and blood pressure control in achieving long–term survival on dialysis. Am J Nephrol. 1996; 16: 35–44

18) Marshall MR, Byrne BG, Kerr PG et al. Associations of hemodialysis dose and session length with mortality risk in Austrailian and New Zealand patients. Kidney Int. 2006; 69: 1229–1236

19) Salvatore M, Sabrina B, Enrico I, et al. Pilot study to assess increased dialysis efficiency in patients with limited blood flow rates due to vascular access problems.

20) Tadao A, Fumihiko K. Clinical expectation of online hemodiafiltration: a Japanese perspective; bllod purif. 2015; 40(suppl 1):12–16

21) Nakai S, Hanafusa N, Masakane I, et al: An overview of regular dialysis treatment in Japan (as of 31 December 2013). Ther Apher Dial, in press.

22) Goodkin DA, Bragg–Gresham JL, Koenig KG et al. Association of comorbid conditions and mortality in hemodialysis patients in Europe, Japan, and the United States: the Dialysis Outcomes and Practice Patterns Study (DOPPS). J Am Soc Nephrol 2003; 14: 3270 – 3277

## 6-4

# 혈액투석여과 치료를 위한 항응고요법

계명대학교 동산의료원 신장내과 **진규복**

혈액투석과 마찬가지로 혈액투석여과 치료에서도 체외회로의 혈액응고를 예방하기 위해서 항응고요법이 필요하다. 과도한 항응고요법은 신체 내 및 바늘 삽입 부위의 출혈을 야기할 수 있으며, 반대로 부족한 항응고요법은 투석회로의 응고로 인해 투석을 중단하게 할 수가 있다. 하지만 혈액투석의 항응고요법 가이드라인은 2002년 European Best Practice Guidelines 정도이다. 혈액투석에서 사용되는 항응고제는 거의 대부분 혈액투석여과 치료에서 사용할 수가 있으나 그에 대한 연구는 극히 제한적인 상태이다.

### 혈액투석여과에서 혈전형성 기전 및 항응고제의 사용

말기신부전 환자에서 요독증에 의한 출혈 경향 및 투석막과 혈액응고인자의 이상 등에 의한 응고항진성은 잘 알려진 사실이다. 이러한 환자의 혈액이 인공적인 투석막과 만나는 체외회로에서는 투석막 표면의 손상 및 백혈구의 활성화로 인해 혈액응고경로를 활성화시켜 혈전을 발생시킨다. 일반적으로 혈류속도가 낮을 때, 높은 혈색소, 높은 한외여과율, 투석접근로의 재순환(recirculation), 투석 중 수혈 등의 상태에서 혈액응고가 더욱 활성화된다. 투석막의 혈전형성 정도는 cuprophane > polyacrylonitrile > polysulphone, haemophan > polyamide 순이며, 일반적으로 3–4시간 혈액투석 중 5–10% 정도에서 투석막의 응고가 발생한다고 알려져 있으며 혈액투석여과에서는 그 이상에서 발생할 것으로 예상되나 정확한 데이터는 없는 상태이다. 혈액투석여과에서는 대류 및 한외여과를 위해 많은 양의 보충액이 필요하며, 여과된 혈액으로 인해 전단응력(shear stress)을 증가시켜 혈액의 세포 성분이 노출되며 특히 투석막의 가장자리 부분의 혈소판이 활성화되어 응고가 진행된다.

혈액투석여과에서 비분획 헤파린 또는 저분자량 헤파린의 주입 시기, 방법 및 투석막의 통과 정도에 대한 연구도 거의 전무한 상태이나 한 연구에서 저분자량 헤파린을 혈액투석여과에서 사용 시 투석막을 쉽게 통과하므로 5분 후에 주사하는 것을 권고하였다. 대류량이 많은 혈액여과 및 혈액투석여과에서는 한외여과가 증가하면서 상대적으로 혈액투석보다 응고항진성이 증가한다. 따라서 한외여과가 증가할수록 이에 따른 항응고제의 용량 조절이 필요할 것으로 보이나 임상적 의미에 대해서는 더 많은 연구가 필요한 상태이다.

## 항응고제

### 비분획 헤파린(unfractionated heparin)

- **약리작용**

헤파린은 6,000–30,000 dalton의 분자량을 가진 황산뮤코다당류로서 antithrombin Ⅲ를 활성화시켜 thrombin, factor Xa를 억제하여 항응고 작용을 나타낸다. 이렇게 thrombin을 불활성화시킴으로서 피브린 형성 억제 및 혈소판의 활성화도 억제시킨다. 주입 3–5분 후에 작용이 나타나며 반감기는 30–

120분이다.

- **용량**

혈액투석에 있어 현재까지 헤파린 치료의 용량 및 주입 시기에 따른 확립된 표준 가이드라인이 없는 것처럼 혈액투석여과에서도 마찬가지이다. 일반적으로 혈액투석에서 표준 헤파린 용법은 bolus 주사 후 시간당 지속적으로 주입하는 법과 bolus 주사 후 간헐적으로 주사하는 방법으로 나눈다. 유지요법은 투석 종료 30–60분 전에 중지한다. 출혈경향이 높은 환자에서는 저용량 헤파린 용법을 사용하기도 한다. 혈액투석여과에서는 투석막으로의 통과, 많은 양의 한외여과로 이보다 많은 양의 비분획 헤파린이 필요할 것으로 생각되나 정확한 데이터는 없는 상태이다. 따라서 venous chamber나 투석막의 응고 확인이 필요하며 활성화응고시간(activated coagulation time, ACT, 목표치; 140–180초), 활성화부분트롬보플라스틴시간(activated partial thromboplastin time, aPTT, 목표치; 1.5–2.5)으로 용량을 조절하여야 한다.

- **장점 및 부작용**

헤파린은 가장 많이 사용되는 항응고제로서 사용이 편리하며 저렴한 가격, 짧은 반감기, protamine으로 길항이 되는 등 많은 장점이 있으나 출혈, 헤파린 유발 혈소판감소증, 고중성지방혈증, 아나필락시스, 고칼륨혈증, 골다공증, 도관 관련 패혈증 등의 부작용도 가지고 있다.

## 저분자량 헤파린

- **약리작용**

비분획 헤파린을 효소 처리 또는 화학적 분해를 통해 만들어지며 분자량은 4,000–6,000 dalton이다. 주로 factor Ⅹa를 억제하여 항응고 효과를 나타내며 반감기는 2-5시간, 작용 시간은 12시간 이상이다.

- **용량**

일반적으로 bolus 주사 1회를 투여한다. 고유량 혈액투석(high-flux hemodialysis)에서는 저분자량 헤파린의 80% 정도가 투석막을 통과한다고 알려져 있으나, 혈액투석여과에서는 이보다 더 많이 통과할 것으로 예상되지만 정확한 데이터는 없다. 용량 조절은 anti-factor Xa 활성도를 측정하여 0.4-0.5 U/mL이상으로 유지하여야 하나, 검사 자체가 쉽지 않아 임상적으로 venous chamber 및 투석막의 응고 정도, 천자 부위의 지혈시간 등에 따라 용량을 조절한다.

- **장점 및 부작용**

비분획 헤파린에 비해 많은 장점을 가지고 있다. 내피세포, 대식세포, 혈소판과 결합이 떨어지고 적은 용량으로도 생체이용률이 높으며 용량에 독립적으로 작용한다. 반감기가 긴 점, 예상되는 항응고 효과, 1회용 주사가 가능한 점, 헤파린 유발 혈소판감소증의 낮은 발생률도 장점이다. 2002년 European Best Practice Guidelines에서는 안전성, 효과, 사용상의 편리 등의 근거로 혈액투석에서 저분자량 헤파린을 항응고 1차 약제로 권고하였다. 하지만 높은 가격이 문제이며, 저분자량 헤파린이 비분획 헤파린에 비해 투석 관련 출혈의 위험도를 감소시킨다는 점에 대해서는 논란이 많은 상태이다.

## 무헤파린 요법

급성 출혈, 출혈 합병증, 출혈 위험이 높은 환자에서 혈액투석을 시행하여야 할 때 가장 보편적으로 사용하는 방법이다. 하지만 혈액투석여과 치료의 적응증이 아직 확립되지 않은 것처럼 출혈 경향을 보이는 환자에서 혈액투석여과 치료 및 무헤파린 요법을 시행하는 것에 대한 논의는 아직 없다.

### 헤파린 코팅 투석막(heparin-coated dialyzer)

출혈 경향이 높은 환자에서 비분획 헤파린을 코팅한 polysulfone(FX100) 또는 polyacrylonitrile(AN69ST) 막을 사용하여 안전하게 혈액투석을 시행할 수 있다. 최근 전신적 헤파린을 사용하지 않고 혈액응고 없이 헤파린 코팅 투석막을 사용한 혈액투석여과를 안전하게 시행하고 있다.

### Nafamostat mesilate

단백분해효소 억제제로 factor XIIa, factor Xa, thrombin 등을 억제하여 항응고 작용을 나타내며 효과는 헤파린과 마찬가지로 용량의존성이다. 반감기는 5-8분 정도로 짧으며, 막 표면에 흡수가 될 수가 있어 polyacrylonitrile 막 사용에는 제한이 있다. 미국 식품의약국 등의 승인이 되지 않아 한국 및 일본에서만 제한적으로 사용된다. 따라서 관련 연구도 제한적이지만 출혈경향이 있는 환자에서 혈액투석과 지속적 정정맥 신대치 요법(continuous veno-venous hemodiafiltration)에서는 그 안전성과 효과가 입증되고 있다.

### 국소적 구연산 항응고요법

구연산은 반감기가 49분이며 혈액 응고 과정에서 필수적인 칼슘을 킬레이트 함으로써 항응고 작용을 나타낸다. 구연산 나트륨 형태로 지속적으로 동맥라인으로 주입 후 체외회로 내 혈장  이온화 칼슘 농도를 0.2-0.3 mmol/L까지 낮추게 된다. 이후 정맥라인을 통해 혈액이 환자 체내에 들어가기 전에 5% 염화칼슘을 보충하면서 인체 내에서는 항응고 효과가 없어지게 한다. 항응고 효과를 위해 동맥라인의 ACT를 200초 이상으로 유지할 수 있게 용량 조절을 한다. 발생 가능한 많은 부작용(저칼슘혈증, 고칼슘혈증, 고나트륨혈증, 대사성 알카리증) 등의 이유로 사용이 제한적이었으나 최근 혈액투석 및 혈액투석여과 치료에도 안전성과 효과가 입증되고 있다. 현재 한국에서는 ACD Formula A(Acid Citrate Dextrose A solution)만 사용 가능한 상태이다.

## 구연산 투석액

항응고제로서 구연산의 안전성과 효과가 입증되면서 구연산이 포함된 투석액이 개발되었다. 구연산 투석액(Citrasate®)에는 초산 대신 2.4 mEq의 구연산이 함유되어 있으며, 많은 연구에서 헤파린의 사용 없이도 혈액투석 및 혈액투석여과 치료가 혈액 응고 없이 가능하였으며 투석 적절도도 향상시킬 수 있다고 보고하였다.

### 참고 문헌


1) European Best Practice Guidelines Expert Group on Hemodialysis, European Renal Association. Section Ⅴ. Chronic intermittent haemodialysis and prevention of clotting in the extracorporeal system. Nephrol Dial Transplant. 2002;17 Suppl 7:63–71.

2) Suranyi M, Chow JS. Review: anticoagulation for haemodialysis. Nephrology. 2010;15(4):386–392.

3) Dhondt A, Pauwels R, Devreese K, et al. Where and when to inject low molecular weight heparin in hemodiafiltration? A cross over randomized trial. PLos One. 2015;10(6):e0128634.

4) KlinqelR, Schaefer M, Schwarting A, et al. Comparative analysis of procoagulatory activity of haemodialysis, haemofiltration and haemodiafiltration with a polysulfone membrane (APS) and with different modes of enoxaparin anticoagulation. Nephrol Dial Transplant. 2004;19(1):164–170.

5) Lavaud S, Canivet E, Wuillai A, et al. Optimal anticoagulation strategy in haemodialysis with heparin–coated polyacrylonitrile membrane. Nephrol Dial Transplat 2003;18(10):2097–2104.
6) Sanchez–Canel JJ, Pons–Prades R, Salvetti ML, et al. Evaluation of coagulation and anti–Ⅹa factor when using a heparin–coated AN69ST® dialyser. Nefrologia. 2012;32(5):605–612.
7) Laville M, Dorval M, Fort Ros J, et al. Results of the HepZero study comparing heparin–grafted membrane and standard care show that heparin–grafted dialyzer is safe and easy to use for heparin–free dialysis. Kidney Int 2014;86(6):1260–1267.
8) Maruyama Y, Yoshida H, Uchino S, et al. Nafamostat mesilate as an anticoagulant during continuous veno–venous hemodialysis: a three–year retrospective cohort study. Int J Artif Organs 2011:34(7):571–576.
9) Baek NN, Jang HR, Huh W, et al. The role of nafamostat mesylate in continuous renal replacement therapy among patients at high risk of bleeding. Ren Fail. 2012;34(3):279–285.
10) Hwang SD, Hyun YK, Moon SJ, et al. Nafamostat mesilate for anticoagulation in continuous renal replacement therapy. Int J Artif Organs. 2013;36(3):208–216.
11) Ahmad S, Callan R, Cole JJ, et al. Dialysate made from dry chemicals using citric acid increases dialysis dose. Am J Kidney Dis. 2000;35(3):493–499.
12) Sands JJ, Kotanko P, Seqal JH, ,et al. Effects of citrate acid concentrate (citrasate®) on heparin N requirements and hemodialysis adequacy: a multicenter, prospective noninferiority trial. Blood Purif. 2012;33(1–3):199–204.
13) Schmitz M, Loke O, Fach B, et al. Effects of citrate dialysate in chronic dialysis: a multicentre randomized crossover study. Nephrol Dial Tranplant. Epub ahead of print.

6-5

# 혈액투석여과 치료 중의 합병증

계명대학교 의과 대학 내과 **박성배**

인공신장 치료는 만성콩팥병 환자의 장기생존과 사회복귀를 가능하게 하는 유일한 장기대체치료이다. 특히 투석치료를 받는 많은 만성콩팥병 환자에서는 다수의 합병증들이 존재하고 있으며 평균수명도 일반인구 집단에 비해서 약 10 – 15년 감소하는 것으로 추정되고 있으며, 장기 유지 투석치료를 하는 만성콩팥병 환자에서는 아직도 사망률이 일반인구 집단에 비해서 높은 것이 사실이다. 이는 아직도 투석치료가 완전한 생체의 신장 기능을 대체하는 데까지 도달하지 못했음을 의미한다.

혈액투석여과 치료는 모든 규칙적인 표준 혈액투석 치료를 받고 있는 환자들에게 적합하고 잘 견디는 치료법으로 알려져 있다. 혈액투석여과 치료를 하는 동안에 즉각적 혹은 단기간에 발생하는 합병증은 거의 없는 것으로 알려져 있다. 그러나 장기간 관찰하는 과정에서 적어도 관련된 두 가지 분야에서 나타날 가능성이 있다.

첫 번째는 칼슘과 인산염 조절에서 너무 효율적이거나 빠른 변화로 인하여 이차성 부갑성선 기능 항진증과 함께 이소성 석회화를 악화시키는 계기가 될 수 있다[1]. 임상적 이소성 석회화는 혈액투석여과 치료를 받는 환자들의 소집단에서 알려져 있으며, 이상적인 투석액의 칼슘 농도와 이들 문제를 회피하기 위한 칼슘과 인산염 조절 속도를 알기 위해서는 향후에 반응 속도론적 연구가 필요하다. Vilar 등[2]은 858명의 투석환자에서 5년간 온라인 혈액투석여과와 고유량 혈액투석 치료 군을 비교하여 보정된 혈청 칼슘, 인산염 및 PTH는 모든 시점에서 비슷하였으며, 단지 24개월째에 인산염과 PTH 치가 온라인 혈액투석여과 치료 군에서 고유량 혈액투석 치료군보다 더 높았다(P=0.019, 0.045 각각).

두 번째는 혈액투석여과 치료는 수용성 비타민 혈중 치를 낮출 수 있어서 식이섭취가 충분치 않는 경우, 특히 노령 환자 혹은 채식을 주로 하는 환자들에게는 위험이 증가 될 수 있다. 오래 전부터 투석치료를 통한 수용성 비타민 제거가 알려져 왔다. 혈액투석여과 치료에서는 일반적으로 비타민 C의 혈장치가 감소되는 것이 보였으며, 규칙적인 혈액투석여과 치료를 받는 환자에서는 비타민 C의 혈장치가 건강한 노인 보다도 유의하게 낮았다. Morena 등[3]은 규칙적인 혈액투석여과 치료를 받는 19명(평균 연령 62세)과 건강한 노령자(평균 연령 69세) 1,846명에서 혈장 비타민 C 치를 조사하였다. 혈액투석여과 치료 군에서 혈장 비타민 C 치가 1.6 μg/mL 이었고 건강한 노인 군에서는 6.6 μg/mL으로 측정 되었다. 혈액투석여과 치료 시에 혈장 비타민 C 치가 극적으로 감소하는데, 혈액투석여과 치료 전에는 1.87 μg/mL, 혈액투석여과 치료 후에는 0.98 μg/mL로 측정 되었다. 매번 투석 치료 시 비타민 C의 전체 소실량은 평균 66(8–230)mg 이었다. 투석에 의한 산화스트레스를 예방하기 위해서 적당한 량의 비타민 C의 공급이 필요 할 것으로 제시되고 있다. 비타민 B12를 규칙적으로 측정하는 환자들 중 소수의 식사 습관을 바꾸지 않는 그룹의 고유량 혈액 투석 치료 환자들에서는 투석치료 일 년 후에 비타민 B12 감소를 나타내고 마침내 비타민 B12를 공급하게 되었다[4]. Chandna 등[4]은 67명의 무작위로 선택한 고유량 혈액투석을 하는 환자에서 3-6개월 간격으로 투석치료 전 혈장 비타민 B12을 측정한 결과 12개월 동안에 혈장 비타민 B12치가 497 ng/L에서 391 ng/L($p<0.001$)로 감소되었다. 이에 대해서 장기간의 관찰이 요하게 되었다.

## 미량원소 변화와 비타민 D 감소

혈액투석여과 치료는 재래식 혈액투석과 비교해 $\beta_2$-microglobulin과 다른 중분자 물질들의 대류적 청소율 증가를 가진다[5, 6]. 요독성 용질의 추가적인 대류적 청소율 증가는 잠재적으로 유리하나, 혈액투석여과 치료는 용질 제거에 대해서는 선택적인 치료법이 아니므로 소량영양소 같은 유익한 용질들의 소실이 증가 될 수 있다.

Cross 등[7]은 전향적 연구에서 34명을 혈액투석여과 치료로 전환하고 44명은 고유량 혈액투석을 유지하여 12개월간 관찰하였다. 비타민 B12의 기준치는 혈액투석여과 치료는 443(325-682) ng/mL, 고유량 혈액투석 478(327-690) ng/mL 6개월에는 혈액투석여과 460(379-647) ng/mL, 혈액투석 444(317-617) ng/mL, 12개월에는 혈액투석여과 492(323-644) ng/mL, 혈액투석 485(323-619) ng/mL로 별다른 차이가 없었다. 엽산은 추가 섭취가 없는 상태에서 기준치는 혈액투석여과 6.2±0.2 μg/L, 혈액투석 7.2±1.0 μg/L, 12개월 째 혈액투석여과 6.5±0.9 μg/L, 혈액투석 10.9±0.4 μg/L로 안정 되어 있었다. 혈청 아연은 50%에서 혈액투석여과로 전환하기 전에 정상 이하인 10.4±0.4 μmol/L였으며 12개월 후에 10.2±0.3 μmol/L로 변하지 않았다. 이와 비슷하게 셀레늄은 49%에서 혈액투석여과로 전환하기 전에 정상 이하인 0.77±0.06 μmol/L 였으며 12개월 후에 0.82±0.06 μmol/L이었다. 이와 같은 결과로 표준적 혈액투석에 대류적 청소율이 추가된 혈액투석여과 치료에서 12개월간의 치료기간 동안에 비타민 B12, 엽산, 아연, 셀레늄의 감소의 증가는 없었다.

한편 지용성인 비타민 D의 변화에 대해서는 Uhlin 등[8]은 35명의 표준적인 고유량 혈액투석에서 후희석 방식의 온라인 혈액투석여과 치료로 전환하여 6, 12, 24개월 관찰한 결과 25 히도록시 비타민 D가 기준치에 비해서 유의하게 감소됨을 관찰하였다($p<0.0001$).

## 알부민 소실

혈액투석여과 치료에서 부작용 없이 여러가지 이점들을 달성하기 위해서는 최대한 대류적 용적의 확보가 당면한 문제이다. 혈액투석여과 치료에서 중요한 임상적 시도에 의하면 대류적 후희석 용적을 25리터까지 증가하는 것이 적은 대류적 용적에 비해서 환자 생존율을 호전 시킨다[9]. 보다 더 많은 대류적 이동으로 환자생존율을 증가 시키므로 새로운 형태의 투석기들은 보다 더 높은 대류적 용적에 도달하도록 설계되고 있다. 이들 투석기의 내부직경과 구멍 크기 때문에 목표하는 대류적 용적에 도달하기 위한 증가된 압력으로 인하여 알부민 같은 혈중 성분들이 여과되어 진다[10]. Yamashita 등[11]은 온라인 혈액투석여과 치료의 매번 처음 한 시간 동안에 주요 알부민 소실을 관찰 하였다. 처음 한 시간 이후부터 알부민소실이 최소량이거나 일어나지 않았다. 이는 막투과압으로 인한 알부민이 소실이 진행되어가다가 단백질이 필터에 축적 되어 구멍크기가 감소하면서 알부민 소실이 줄어들게 된다.

Vega 등[12]은 두 개의 다른 필터를 가진 투석기를 사용하여 20리터와 30리터 대류적 용적 후희석방식의 온라인 혈액투석여과 치료로 처음 한 시간 이내 알부민 소실을 평가 하였다. FMC사의 FX 1000과 갬브로사의 Polyflux 210H 두 종류의 투석기를 사용하였다. 온라인 혈액투석여과 치료 시작 5, 15, 30, 45 및 60분에 유출액에서 알부민 샘플을 채취하였다. 알부민 소실은 FX 1000에 비교해서 Polyflux 210H에서 유의하게 높았다. FX 1000 FMC 20L방식은 79.2(0.0–175.7) mg, FX 1000 FMC 30L방식은 403.3(63.5–960.7) mg 이었고 PF 210 갬브로 20 L 방식은 869.1(420.0–3,214.7) mg, PF 210 갬브로 30 L 방식은 1,841.7(443.8–3,417.5) mg 이 처음 60분 이내 투석여과 유출액내로 알부민이 빠져 나왔다. 양측 투석기 모두에서 대류적 용적 20리터에 비해서 30리터 방식에서 알부민 소실이 많았지만 FX 1000에서만 통계적 유의한 차이가 있었다. 온라인 혈액투석여과 치료에서 대류적 운반에 의한 알부민 소실은 적어도 처음 한 시간 이내에 일어나고 투석여과 유출액의 알부민 농도는 사용하는 투석기의 필터 형태와 대류적 용적에 따라 달라진다.

다른 한편, 이론적으로 알부민은 독소와 요독 성분과 결합하므로 온라인 혈액투석여과 치료 시에 요독성 알부민제거는 반드시 해롭지 만은 않다[13]. 통상 정상 신기능 상태에서는 알부민은 세관에서 분해되어 아미노산으로 재흡수되어 간에서 알부민으로 재합성된다. 요독성 환자의 알부민은 본래의 항산화 효과를 상실 한다. 그러므로 온라인 혈액투석여과 치료시 알부민 소실은 간 합성을 자극할 수 있는 이점이 있어서 알부민 합성을 촉진하고 요독 성분 제거를 도와주며 정상적인 알부민의 기능을 유지할 수 있게 된다[14].

하지만 현시점에서는 온라인 혈액투석여과 치료 시 투석여과 유출액내로 알부민 소실이 이점이 되는지 단점인지를 알지 못하므로 가능한 한 알부민 소실을 최소화 되도록 권고 한다. Kawanishi 등[15]은 이론적으로 한번 혈액투석여과 치료 시에 알부민 소실 4그램 이하는 받아들일 수 있는 반면에 8그램은 바람직하지 않는 알부민 소실로 정의 하였다. Vilar 등[2]은 858명의 투석환자에서 5년간 온라인 혈액투석여과와 고유량 혈액 투석 치료 군의 알부민 수치로 비교하여 3개월 혈액투석여과 평균 34.2 g/L, 혈액 투석 34.3 g/L 이었고 6개월이 각각 35.3 g/L, 35.9 g/L 12개월이 각각 35.6 g/L, 36.1 g/L 36개월이 각각 35.2 g/L, 34.5 g/L 60개월이 각각 34.0 g/L. 34.5 g/L로 평균 혈청 알부민 치는 치료 기간 동안에 유의한 차이가 없었다.

## 투석 중 저혈압

투석 중 저혈압은 투석치료 동안에 최고 20%에서 발생한다. 투석 환자에서 투석 치료 중에 저혈압이 발생하는 이유는 전통적으로 비교적 짧은 시간 이내에 정상 보상 기전을 넘어서는 많은 용적의 체액과 용질 제거로 추정되어 왔으나, 심장 병태생리와 이완기 장애가 저혈압 발생 연관이 되고, 혈액투석 환자에서 급성심장사의 높은 발생빈도 원인이 되었다[16]. 혈액투석여과 치료는 혈역동학적 안정성을 증가 시키는 것으로 알려져 있으며, 혈액투석여과 치료의 장기간 경과에서 투석 중 저혈압이 고유량 혈액투석치료와 비교하여 덜 빈번하게 발생한다. Muñoz 등[17]은 온라인 혈액투석여과 치료 4년간 임상적 경험에서 증상성 저혈압 빈도가 재래식 혈액투석에 비해서 45% 감소되었다고 보고 하였다. Vilar 등[2]은 858명의 투석환자에서 5년간 152,043 session의 온라인 혈액투석여과와 291,222 session의 고유량 혈액투석 치료 군을 비교하여 저혈압 발생빈도는 고유량 혈액투석 치료 군에서 평균 0.05/session으로 온라인 혈액투석여과 치료 군의 0.03/session 보다 더 빈번하게 발생 하였다(P=<0.001). 투석치

료 중 생리식염수 주입빈도도 고유량 혈액투석 치료 군에서 평균 0.03/session으로 온라인 혈액투석여과 치료군 0.02/session 보다 더 많았다(P=<0.001).

또한, Hill 등[18]의 연구에서 210명의 혈액투석여과 혹은 혈액투석 치료 환자를 대상으로 하여 12개월간 전향적인 연구를 시행하였다. 혈액투석여과 치료 받는 환자의 평균 대체용량은 20리터이었다. 투석 치료 중 13.8%에서 한번 이상의 저혈압이 발생 하였으며, 혈액투석여과 혹은 혈액투석 치료 환자 군에서 저혈압 발생 빈도의 차이는 없었다. 기존에 관상동맥질환을 지닌 환자에서 투석 중 저혈압의 발생빈도가 높았다.

## 심장혈관 매개변수의 변화

심장혈관 질환은 말기신부전환자에서 이병율과 사망률의 상당한 원인으로 되고 있다. 심장혈관 질환의 원인으로는 요독소의 저류, 미세염증, 죽상동맥경화증, 세포외액 용적의 변동, 고혈압 등이 관련 되어 있다. 심장혈관 위험성의 중요한 대체 표지로는 좌심 덩이(LVM), 박출률(EF), 맥박파전파속도(PWV) 등이 있으며, 이들 모두 말기신부전 환자에서 심장혈관 질환의 이병율과 사망률의 관련 있는 예측변수로 알려져 있다[19-21].

LVM의 퇴행은 말기신부전 환자에서 보다 좋은 경과를 나타내는 것으로 알려져 있다[22]. 혈액투석여과 치료는 대류적 운송과 확산을 병합하여 재래식혈액투석 치료에 비해서 분자량이 큰 용질들을 보다 더 잘 제거하고 죽상경화증에 관련되는 염증성물질들이 감소와 투석 중 혈역동성 안정화로 심장혈관 질환 위험성을 감소시키는데 이점이 있다[23]. 또한 투석 시간 연장 혹은 잦은 혈액투석 치료가 심장 형태와 기능에 유익한 것으로 알려져 있다[24].

Mostovaya 등[25]은 CONTRAST 연구의 부분집합 환자 342명에서 4년간

심초음파로 LVM과 EF로 추적 평가하였고, 192명에서 PWV를 3년간 측정하여 온라인 혈액투석여과 치료와 저유량 혈액투석 치료군 간의 LVM, EF 및 PWV를 평가 하였다. 환자들의 평균 연령은 63세이고 61%가 남성이었다. 이들의 기준치는 평균 LVM 227 g, 평균 EF 65% 및 평균 PWV 9.8 m/s였다. 온라인 혈액투석여과 치료 군과 저유량 혈액투석 치료 군 간의 LVM(혈액투석여과 변화, −0.9 g/yr, HD 변화 12.5 g/yr; p=0.13), EF(혈액투석여과 변화, −0.3%/yr, HD 변화 −3.4%; p=0.17), PWV(혈액투석여과 변화, −0.0 m/s /yr, HD 변화, −0.0 m/s /yr; p=0.89)로 온라인 혈액투석여과 치료와 저유량 혈액투석 치료 군간의 LVM, EF 및 PWV 변화가 시간 경과에 따른 유의한 차이가 없었다. 하지만 경향은 LVM은 저유량 혈액투석 치료 군에서는 증가하고 온라인 혈액투석여과 치료에서는 안정되어 유지 되었다. EF은 저유량 혈액투석 치료 군에서는 감소하는 반면에 온라인 혈액투석여과 치료 군에서는 안정하게 유지되는 경향을 나타내었다. 온라인 혈액투석여과 치료에서 LVM, EF 및 PWV의 변화가 저유량 혈액투석 치료에 비해서 유의한 효과를 나타내 보여주지 않았다. 더욱이 LVM, EF 및 PWV의 변화의 유의한 차이가 없는 것은 존재하고 있는 하위그룹의 재래식 위험요소를 시사하고 있다.

### 참고 문헌


1) Velasco N: Convection with conviction−online hemodiafiltration for all: Single center clinical observations Hemidial Int 10:567−571, 2006
2) Vilar E, Fry AC, Wellsted D et al: Long−term outcome in online hemodiafiltration and high−flux hemodialysis: A comparative analysis Clin J Am Soc Nephrol 4:1944−1953, 2009
3) Morena M, Cristol JP, Bose JY, et al: Convictive and diffusive losses of vitamin C during

haemodiafiltration sessin: A contributive factor to oxidatuve stress in haemodialysis patients. Nephrol Dial Transplant 17:424–427, 2002

4) Chandna SM, Tattersall JE, Nevett G, et al: Low serum vitamin B12 levels in chronic high–flux haemodialysis patients. Nephron 75:259–263, 1997

5) Davenport A.: The techniques of haemodiafiltration and haemodiafiltration. J Ren Nurs 1:191–195, 2009

6) Ward RA, Schmidt B, Hullin J et al. A comparison of on–line haemodiafiltration and high–flux hemodialysis. A prospective clinical study. J Am Soc Nephrol 11:2344–2350, 2000

7) Cross J, Davenport A: Does online hemodiafiltration lead to reduction in trace elements and vitamin? Hemodialysis Int 15:509–514, 2011

8) Uhlin F, Magnusson P, Larsson TE, Fernström A: In the backwater of convective dialysis: decreased 25–hydroxyvitamin D levels following the switch to online hemodiafiltration. Clin Nephrol 83:315–321, 2015

9) Maduell F, Moreso F, Pons M etal: Study group. High–efficiency postdilution online hemodiafiltration reduces all–cause mortality in hemodialysis patients. J Am Soc Nephrol 24:487–97, 2013

10) Tsuchida K, Minakuchi J: Albumin loss under the use of the high–performance membrane. Contrib Nephrol 173:76–83, 2011

11) Yamashita AC, Sakurai K: Choice of dialyzers for HDF. Contrib Nephrol 168:146–52, 2011

12) Vega A, Quiroga HQ, Abad S, et al: Albumin leakage in online hemodiafiltration, more convective transport, more losses? Ther Apher Dial 19:267–271, 2015

13) Niwa T: Update of uremic toxin research by mass spectrometry. Mass Spectrom Rev 30:510–21, 2011

14) Tsuchida K, Minakuchi J: Albumin loss under the use of high–performance membrane. Contrib Nephrol 173:76–83, 2011

15. Kawanishi H, Masakane I, Tomo T: The new standard of fluids for hemodialysis in Japan. Blood Purif 27(suppl 1):5–10, 2009

16) Daugirdas JT: Pathophysiology of dialysis hypotension: An update. Am J Kidney Dis 38(suppl 4):S11–S17

17) Muñoz R, Gallardo I, Valladares E et al: online hemodiafiltration: 4 years of clinical experience. Hemodial InT 10:S28–S32, 2006

18) Hill KE, Whittington T, Kim SW et al: Dialysis–associated hypotension in haemodiafiltration versus conventional haemodialysis. Renal Soc Australasia J 11:26–31, 2015

19) Derthoo D, belmans A, Claes K et al: Survivala and heart failure therapy in chronic dialy-

sis patients with heart failure and reduced left ventricular ejection fraction: an observational retrospective study. Acta Cardiol 68:51–57, 2013

20) Torrca S, Sirico ML, Guastaferro P et al: Variability of pulse wave velocity and mortality in chronic hemodialysis patients. Hemodial Int 15:326–333, 2011

21) Zocacalii C, Benedetto FA, Mallamaci F et al: Left ventricular mass monitoring in the follow–up of dialysis patients: Prognostic value of left ventricular hypertrophy progression. Kidney Int 65:1492–1498, 2004

22) Foley RN, Parfrey PS, Kent GM et al: Serial change in echocardiographic parameters and cardiac failure in end–stage renal disease. J Am Soc Nephrol 11:912–916,2000

23) van der Weerd NC, Penne EL, van den Dorpel MA et al: Haemodiafiltration promise for the future? Nephrol Dial Transplant 23:438–443, 2008

24) Susantitaphong P, Koulouridis I, Balk EM et al: Effect of frequent or extended hemodialysis on cardiovascular parameters: A meta–analysis. Am J Kidney Dis 59:689–699, 2012

25) Mostovaya IM, Bots ML, van den Dorpel MA et al: A randomized trial of hemodiafiltration and change in cardiovascular parameters. Clin J Am Soc Nephrol 9:520–526, 2014

## 6-6

# 혈액투석여과 치료의 실제 처방

전남대학교 의과대학, 전남대학교병원 **김남호**

투석치료의 궁극적 목적은 투석과 관련된 합병증 없이 환자의 생존율을 향상시키고 삶의 질을 높이는 것이다. 이러한 목적을 달성하기 위한 처방은 요독물질 제거의 효능을 향상시키는 쪽으로 수정되어야 하며[1], 특히 혈액투석여과(hemodiafiltration) 치료는 제거되는 요독 물질의 molecular weight spectrum을 확장시키고 강화시키는 convective clearance를 통해 투석 효능을 향상시키고[2–4], 이온을 포함한 용질의 순간적인 flux를 향상시켜 투석 시스템 내부 환경의 복원을 촉진하며[5], 전체적인 혈액학적 적합성을 향상시켜 (반응성이 낮은 합성막, 초순수 투석액, 투석막에의 단백질 coating) 장기투석으로 인한 이상반응 및 부작용을 감소 시킴[6–7]으로써 말기신부전(ESRD) 환자의 최적화된 신대체요법이라고 할 수 있다[8–9]. 또한 online HDF는 ESRD 환자의 예후를 향상시키기 위해 적용되는 multipurpose treatment 방법으로 환자의 요구도에 맞춰 개별화하기 위해 적용할 수 있는 technical platform을 고려해야 한다[10]. 그러므로 이 장에서는 혈액투석여과 치료의 실제 처방 시 고려사항에 대하여 알아보고자 한다.

## 보충액 주입 방법의 선택

보충액 주입 방법은 환자의 혈역학적 상태에 따라 post, pre, mixed 또는 mid-dilution 중 선택할 수 있으나 유럽에서는 후희석(post-dilution) 방법이 선호되고 있으며[10] 일본에서는 전희석(pre-dilution) 방법이 선호되고 있다[1]. Post-dilution HDF 방법은 비용 효과적인 방법으로 filtration fraction* 20-30%에서 소분자 및 중분자 요독 물질의 제거율이 가장 좋은 것으로 알려져 있어 널리 사용되고 있다. Pre 또는 mixed-dilution** 방법은 혈액 점도가 높은 ESRD 환자나(헤마토크릿 또는 단백질 농도가 높은 경우) 노인 환자나 general condition이 좋지 않은 환자 등에서 흔하게 발생되는 혈관통로의 혈류속도가 좋지 않은 경우 등 혈역학적 제한점을 극복할 수 있는 방법으로 사용되고 있다. 예를 들어, session 초기에 헤마토크릿치가 높은 경우(예, EBPG나 DOQI 가이드라인의 목표치인 33-39%)나 총단백이 높은 경우(70 g/L이상)처럼 혈역학적 상태가 post-dilution을 시행하기에 어려움이 있는 환자에서 pre-dilution을 시행하면 안정적인 TMP(Transmembrane pressure) 하에서도 높은 ultrafiltration을 유지할 수 있다[10].

---

* Filtration fraction[14]

FF는 plasma water flow에 대한 ultrafiltration(UF) rate 비율로 UF rate는 환자로부터 제거되는 plasma water의 총량을 의미하며, 수식은 아래와 같다.

$FF = (Q_{conv}/Q_b) \times 100$ 또는 $FF = [(Q_{sub} + Q_{UF})/Q_b] \times 100$

$Q_{conv}$: convection flow rate, $Q_b$: blood flow rate, $Q_{sub}$: substitution flow rate

$Q_{UF}$: ultrafiltration rate

** Mixed HDF10

혈역학적 상태가 post-혈액투석여과에 적합하지 않는 환자(blood flow가 낮거나 헤마토크릿치가 높은 경우)에게 투석 동안 최적의 TMP를 유지하기 위하여 pre와 post 방법으로 동시에 substitution을 주입하는 방식으로 혈액 농축 정도에 따라 post와 pre infusion flow 비율이 자동으로 조절되는 방식

또한, 투석 치료의 효과에 위험을 끼칠 정도로 혈관통로의 혈류속도가 좋지 않은 환자에게 pre-dilution HDF를 시행할 경우 낮은 filtration fraction(<30%)에서도 적절한 혈류속도와 filtration flow를 유지할 수 있고 TMP도 허용가능 범위에서 유지할 수 있다[10]. 그리고 pre-dilution HDF는 HDF session 동안 알부민 소실을 줄일 수 있어[10](session 당 알부민 소실은 HD 0.8 g, pre-dilution HDF 1.3 g, post-dilution HDF 3.1 g이었다[11]), 알부민 소실로 인해 영양학적 문제가 발생할 수 있는 환자에게 이점이 있을 수 있다.

## 보충액량의 결정

최근 HDF와 관련하여 대규모의 무작위 연구들이 발표되면서 convective volume이 중요한 issue로 대두되었다. CONTRAST 연구의 post hoc 분석에서 low flux-혈액투석에 배정된 환자에 비하여 고용량 HDF(upper tertile>21.95 L)로 배정된 환자의 사망률이 39% 낮게 나타났다[12]. Turkish OL-HDF 연구에서는 low-efficiency online HDF(보충액량<17.4 L) 군에서 high-efficiency online HDF(보충액량>17.4 L)와 HF-혈액투석 그룹에 비해 당뇨 환자가 많았고 인 농도는 높고 알부민 농도는 낮았으며 헤모글로빈 농도는 높았는데, 총사망률과 심혈관 사망 위험이 각각 46%, 69% 낮게 나타났다[13]. 또한 ESHOL 연구의 post hoc 분석에서 intermediate tertile(23.1-35.4 L/session)과 upper tertile(>25.4 L/session)에서의 사망률이 혈액투석 환자에 비하여 총사망률과 심혈관 사망 위험이 각각 40%, 45% 낮게 나타났다. 이 3개 RCT 연구의 post hoc 분석의 결과로 충분한 convective volume에 도달할 때 총 사망률을 감소시키고 환자 생존율을 향상시킬 수 있음을 알 수 있었고, 이들 연구의 2차 분석으로 high-volume online HDF는 convective volume이 23 L/session 이상 되어야 함을 확인하였다. 그러나 이 convective volume은 2차 분석에 의한 것이어서 selection bias가 있을 수 있음에 유의할 필요가 있다[10]. 최근 유럽 8개국 2,293명의 혈액투석 신환자를 대상으로 한 후향적 관찰연구를 통해 연령, 성별, 동반질환, 혈관 통로, 알부민, C-reactive protein, 그리고 투석량으로 보정한 환자의 생존률을 향상시킬 수 있는 convective volume은 30 L/week/m2 BSA(55 L/week) - 45 L/week/$m^2$ BSA(75 L/week)임이 확인되었다(그림 1). 그러나 이 convective volume은 post-dilution online HDF에서만 평가된 것이기 때문에 pre-dilution, mixed-dilution 그리고 mid-dilution에서는 적절한 dilution factor를 적용해야 하며[14], 통상적으로 pre-dilution online HDF의 substitution volume은 session 당 48-72 L로 filtration fraction 30-100%에 해당된다[1].

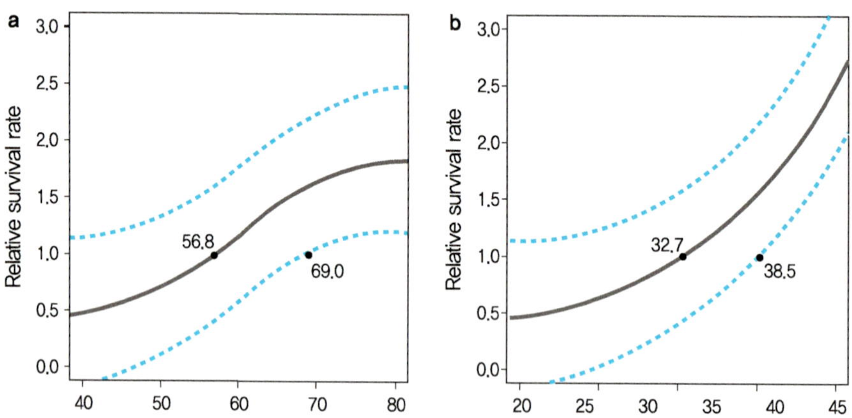


**그림 1** 원본에서 발췌한 그래프14. Cubic spline analysis of relative survival rate (with 95% confidence interval) versus convection volume adjusted for age, gender, Charlson Comorbidity Index, vascular access, albumin, log C-reactive protein, and Kt/V. (a) L/week. (b) L/week/m2 body surface area

## Convective volume을 최대화하는 방법

최근 convective volume을 최대화 하는 방법에 관한 논문들이 다수 발표되고 있으며, 이 중 Francisco Maduell[17]과 Isabella Chapdelaine[15] 등이 발표한 내용을 중심으로 검토하고자 하며, 중요사항은 표 2와 표 3에 요약되어 있다

### 혈관통로 종류

동정맥루(AV fistula: AVF)나 graft 모두 online HDF에 선호되지만 catheter를 사용하는 경우도 금기 사항은 아니다[15]. 그러나 catheter를 보유한 환자에게 적절한 투석량을 전달하기 위해서는 투석 시간을 증가시켜야 하다. 즉, 카테터를 사용하고 있는 경우 투석 시간을 30분 증가시키고 역방향으로 연결하여 투석을 시행하는 경우에는 1시간을 증가시켜야 한다[16-17].

### 바늘 크기

AVF나 graft에서 높은 혈류속도를 달성하기 위해서는 혈관통로의 상태뿐만 아니라 혈관 천자에 사용된 바늘 크기도 중요하다. Fistula First Initiative에서 혈류속도 별 권장하는 바늘 크기는 표 1과 같다[18].

**표 1** 혈류속도 별 권장되는 바늘 크기

| Set blood flow rate | Recommended needle gauge | Size equivalent*(mm) |
|---|---|---|
| <300 mL/min | 17-gauge | 1.5 |
| 300-350 mL/min | 16-gauge | 1.6 |
| 350-450 mL/min | 15-gauge | 1.8 |
| >450 mL/min | 14-gauge | 2.1 |

Adapted from Fistula First Initiatives's 'Cannulation of New Fistula Policy and Procedure'[18].
*Average cross-sectional outside diameter

### Access recirculation

혈류속도를 증가시킬 경우 재순환이 나타날 수 있다[19]. 재순환은 심박출량이 적은 경우처럼 arterial inflow가 불충분하거나 정맥의 outflow tract의 폐쇄가 있는 경우 나타날 수 있다. 그러므로 convective volume을 증가시킬 경우 재순환이 발생하는지 주기적으로 monitoring 해야 한다[15].

### 혈류속도

보충액 주입 속도의 주요 제한 요인은 혈류속도이다. Post-dilution 혈액투석여과 mode에서 최대 보충액 주입속도는 혈류 속도의 33%이기 때문에 보충액 주입속도를 80–160 mL/min으로 시행하기 위해서는 혈류속도가 350–500 mL/min 되어야 하지만[17], 처방 혈류속도는 환자의 특성 보다는 투석실의 치료 정책에 따라 달라지는 것으로 나타났다[20].

### 투석액 속도

투석액 속도는 convective dose에 영향을 주지 않는다. 투석액 속도가 빠를 경우 요소 청소율은 약간 증가하지만 중분자와 대분자 청소율은 변화되지 않는다[19].

### 투석 장비

최근 개발된 새로운 장비들은 자동으로 보충액 주입속도를 조절하여 혈액농축 위험을 줄이고 convective volume을 증가시키는 것으로 알려져 있으므로[21], 이들 장비를 사용하면 convective volume을 증가시키는데 도움을 받을 수 있다.

### Dialyzer

Online HDF에는 high flux dialyzer를 사용하여야 하며, 현재 사용되고 있은 dialyzer의ultrafiltration coefficient의 범위는 40–100 mL/h/mmHg로 TMP가 200 mmHg가 될 경우 보충액 주입속도가 133–333 mL/min이 되어 현재 주입되고 있는 보충액 주입 속도보다 크기 때문에 ultrafiltration coefficient가 45 mL/h/mmHg 이상인 경우 convective volume에 영향을 주지 않게 된다. 그러므로 ultrafiltration coefficient가 45 mL/h/mmHg 이상인 dialyzer를 사용하는 것이 좋다[19]. 또한 투석 중 TMP 알람이 발생되는 것을 막기 위해 surface area가 1.7 $m^2$ 이하인 dialyzer나 높은 혈류저항을 나타내는 dialyzer는 피하는 것이 좋다[15].

### 투석 시간

투석 시간을 증가시키면 convective volume을 늘릴 수 있다[19].

### 항응고제

Online HDF 시행 시 filtration fraction이 높으면 혈액이 농축되어 dialyzer 내에서 응고가 일어날 수 있기 때문에 unfractionated heparin이나 저분자량 헤파린을 사용하여 적절한 항응고를 시행해야 한다[15]. 최근 논문에 의하면 혈액투석 환자에 비하여 HDF 그룹에서 unfractionated heparin 용량이 10% 이상 증가된 것으로 보고되었다[22].

## 온라인 혈액투석여과를 위한 투석액 처방

기존의 혈액투석과 비교하여 투석액의 조성은 특별하게 조정될 것은 없다[23].

**표** optimal HDF dose를 달성하기 위한 권장사항[17]

| | Prescription | Recommendation |
|---|---|---|
| Vascular access | Fistula or graft<br>Catheter | First option<br>Increase dialysis duration |
| $Q_b$ | 350–500 ml/min | Maximum possible |
| Dialysate flow | 400–500 ml/min+<br>infusion flow rate | No influence on<br>convective dose |
| Infusion flow rate | 25–33% of the $Q_b$<br>90–160 ml/min | Maximum possible |
| Dialysis duration | 4.0–5.0 h/session | Maximum possible |
| Convective volume<br>(replacement volume+<br>intradialytic weight loss) | >23 liters/session | Maximum possible |
| Perdentage effective<br>convective<br>volume of the blood<br>processed | 25–30% | Maximum possible |
| Dialyzer | High–flux membrane<br>$K_{UF}$>40 ml/h/mmHg<br>SC for $\beta_2$–microglobulin>0.6 | Avoid membranes with<br>high adsorption capacity,<br>i.e.PMMA |

$K_{UF}$=Ultrafiltration coefficient; SC=sieving coefficient;
PMMA=polymethyl methacrylate.

**표 3** Post–dilution HDF에서 convective volume을 최적화하기 위한 기술적이며 임상적 고려사항

- Ensure adequate dialysis time
- Ensure adequate blood flow
  - Select a vascular access able to deliver high blood flow rate; a central venous catheter should not be automatically considered a contra indication
  - Tailor the needle size to the desired blood flow rate (usually 15G-needle), not the opposite
  - Recognize the difference between steel and plastic needles in terms of size of the lumen
  - Monitor for access recirculation
  - Consider discrepancy between set and real values for blood flow rate
- Optimize filtration fraction on an individualized basis
  - Become acquainted with the specificities of the dialysis machine(s) employed in your HDF unit; read user manual thoroughly
  - If automatic regulation of substitution flow is chosen, know which factors are involved
  - Establish pre-specified and optimal safety thresholds for system pressures and filtration fraction
  - Learn how to manage the various safety alarms
  - Appreciate the influence of high haematocrit on plasma water filtration fraction; if needed adjust anti-coagulation
- Chose a haemodiafilter with a high hydraulic permeability, a large surface area and short fibres with large internal radius
- Avoid single-needle circuit configuration
- Perform regular teaching and feedback for the nursing staff
- Re-evaluate on a frequent basis that the convection volume goals are met and sustained

권장되는 투석액 조성은 CDDS(central dialysis fluid delivery system)를 사용하는 경우 sodium 138−140 mEq/L, potassium 2.0 mEq/L, calcium 2.5−3.5 mEq/L, glucose 1.0−1.5 g/L 그리고 bicarbonate buffer가 권장되고 있어[24] individual 투석액을 처방하는 경우에도 동일하게 적용할 수 있을 것으로 생각된다. 표 4는 투석액 처방 시 일반적으로 고려해야 할 사항이다. 그리고 online HDF의 경우 dialyzer의 permeability가 높기 때문에 α1−microglobulin 또는 albumin과 같은 high−molecular−weight proteins의 convective clearance가 증가되고 일정량의 albumin이 소실될 수 있기 때문에 대사성 산독증을 효과적으로 교정하는 것이 영양상태를 개선 또는 유지하는데 매우 중요하다. 그러므로 사망 및 입원 위험을 낮출 수 있도록 mid−week pre−dialysis serum bicarbonate 농도를 20.1−21.0 mEq/L로 유지할 수 있도록[25] bicarbonate 농도를 조정해야 한다.

**표 4** 올바른 투석액 농도

| Solute | Correct choice |
|---|---|
| Sodium (Na) | To obtain an Na zero balance in relation to the amount of water and Na accumulated during the interdialytic period, a rate of ultrafiltration equal to the interdialytic increase in body weight should be applied and the dialysate [Na] needs to be individualized. The Donnan factor and the gradient between patient plasma water and dialysate [Na] must be considered. |
| Potassium (K) | HD should remove the inter-HD K load, obtaining an ideal pre-HD plasma [K] of ~5 mEq/L at the successive HD session. In general, a dialysate [K] of <2 mEq/L should be avoided. |
| Calcium (Ca) | An 'ionized' dialysate [Ca] of 1.25 mmol/L (nominally 1.5 mmol/L) should be appropriate for the majority of the patients. |
| Magnesium (Mg) | Considering the sieving coefficient, usually only a dialysate [Mg] of <1 mg/dL will result in a diffusive elimination of Mg; the dialysate [Mg] should be 1 mg/dL. |
| Bicarbonate ($HCO_3$) | The base requirement varies from patient to patient, according to protein intake and fixed acid production, the volume of bicarbonate distribution and HD ultrafiltration rate. The ideal pre- and post-HD plasma [$HCO_3$] should range between 24 and 28 mmol/L. The dialysate [$HCO_3^-$] (or better, the total base concentration) should not exceed 35 mmol/L. |
| Glucose | Isoglycaemic HD solution (100 mg/dL). |

## 결론

투석치료의 궁극적 목적이 환자의 생존율을 향상시키고 삶의 질을 높이는 것이므로 투석처방도 환자의 증상 및 임상지표에 근거하여 개별 처방하는 것이 필요하다. 또한 환자의 상태는 지속적으로 변화되므로 주기적으로 환자 상태를 평가하고 그 결과를 투석 처방에 반영하여야 한다.

### 참고 문헌


1) Ikuto Masakane: How to prescribe hemodialysis or hemodiafiltration in order to ameliorate dialysis-related symptoms and complications. Contrib Nephrol. Basel, Karger, 2011, vol 168, pp 53-63.
2) Sprenger KB: haemodiafiltration. Life Support Syste 1983;1:127-136.
3) Ofsthum NJ, Leypoldt JK: Ultrafiltration and backfiltration during hemodialysis. Artf Organs 1995;19:1143-1161.
4) Leypoldt JK: Solute fluxes in different treatment modalities. Nephrol Dial Transplant 2000;1:3-9.
5) Ledebo I: On-line hemodiafiltratio: Technique and therapy. Adv Ren Replace Ther 1999;6:195-208.
6) Canaud B, Bosc JY, Leary H, Stec F〈 Argiles A, Leblanc M, Mion C: On-line haemodiafiltration: State of the art. Nehrol Dial Transplant 1998;5:3-11.
7) Canaud B, Wizemann V, Pizzarelli F, Greenwood R, Schultze G, Weber C, Falkenhangen D: Cellular interleukin-1 receptor antagonist production in patients receiving on-line haemodiafitration therapy. Nephrol Dial Transplant 2001;16:2181-2187.
8) Leber HW, Wizemann V, Goubeaud G, Rawer P, Schutterle G: Hemodiafitration: A new alternative to hemofiltration and conventional hemodialysis. Artif Organs 1978;2:150-153.
9) Passlick-Deetjen J. Pohlmeier R: On-line hemodiafiltration. Gold standard or top therapy? Contrib Nephrol. Basel, Karger, 2002, vol 137,pp 201-211.
10) Bernad Canaud, Renee Levesque, Detlef Krieter, Simon Desmeules, Lofti Chalabi, Helene Moragues, Marion Morena, Jean-Paul Cristol: On-line hemodiafiltration as routine treatment of end-stage renal failure: Why Pre-or Mixed dilution mode is necessary in on-line hemodiafiltration today? Blood Purif 2004;22(suppl 2):40-48.
11) Masakane I: High-quality dialysis: a lesson from the Japanese experience. Nephrol Dial

Transplant 2010;369:1626–1632.

12) Grooteman MPC, van den Dorpel MA, Bots ML, et al: Effect of online hemodiafiltration on all–cause mortality and cardiovascular outcomes. J Am Soc Nephrol 2012;23:1083–1096.

13) Ok E, Asci G, Toz H, et al: Mortality and cardiovascular events in online–hemodiafiltration(OL–HDF) compared with high–flux dialysis: results from the Turkish Online Haemodiafiltration Study. Nephrol Dial Transplant 2013;28:192–202.

14) Bernard Canaud, Darlo Barbieri, et al: Optimal convection volume for improving patient outcomes in an international incident dialysis cohort treated with online hemodiafitlration. Kidney International advance online publication, 6 May 2015; doi:10.1038/ki.2015.139.

15) Isabelle Chapdelaine,, Camiel L.M. et al: Optimization of the convection volume in online post–dilution haemodiafiltration: practical and technical issues. Clin Kidney J (2015) 8: 191–198.

16) Chapdelaine I, Mostovaya IM, Blankestijn P, Bots ML, van den Dorpel MA, Levesque R, et al: Treatment policy rather than patient characteristics determines convection volume in online post–dilution hemodiafiltration. Blood Purif 2014;37:229–237.

17) Francisco Maduell: Is there an 'optimal dose' of hemodiafiltration? Blood Purif 2015;40(suppl 1):17–23.

18) Maduell F, Vera M, Arias M, Fontsere N, Blasco M, Serra N, Bergada E, Cases A, Campistol JM: How much should dialysis time be increased when catheters are used? Nefrologia 2008;28:633–636.

19) Mduell F, Ojeda R, Arias–Guillen M, Fontsere N, Vera M, Rodriguez N, Gomez M, Rodas L, Bazan G, Jimenez–Hernadez M, Pineiro G, Rico N: Optimizing dialysate flow in on–line hemodiafiltration. Nefrologia 2015, in press.

20) Chapdelaine I, Mostovaya IM, Blankestijn P, Bots ML, van den Dorpel MA, Levesque R, et al: Treatment policy rather than patient characteristics determines convection volume in online post–dilution hemodiafiltration. Blood Purif 2014;37:229–237.

21) Maduell F, Rodriquez N, Sahdala L, Coronel D, Arias Guillen M, Ojeda R, Ver M, Fonsere N, Cases A, Campistol JM: Impact of the 5008 monitor software update on total convective volume. Nefrologia 2014;34:599–604.

22) Ok E, Asci G, Toz H et al. Mortality and cardiovascular events in online haemodiafiltration (OL–HDF) compared with high–flux dialysis: results from the Turkish OL–HDF Study. Nephrol Dial Transplant 2013;28:192–202.

23) Francesco Locatelli, Vincenzo La Milia, Leano Violo, Lucia Del Vecchio, and Salvatore Di Filippo. Optimizing haemodialysate composition. Clinical Kidney Journal, 2015, 580–589.

24) Tadashi Tomo. Optimal composition of dialysis fluid for on–line hemodiafiltration in central dialysis fluid delivery system. Blood Purif 2013;35(suppl 1):69–73.

25) Bommer J, Locatelli F, Satayathum S, Keen ML, Goodkin DA, Saito A, Akiba T, Port FK, Young EW: Association of predialysis serum bicarbonate levels with risk of mortality and hospitalization in the Dialysis Outcomes and Practice Patterns Study (DOPPS). Am J Kidney Dis 2004;44:661–671

## 6-7
# 온라인 혈액투석여과 치료의 증례

연세대학교 의과대학, 세브란스병원 **유태현**

### (증례 1)

58세 남자 환자로 수개월 전부터 양측 대퇴골 부위의 안정시 통증과 운동시에 악화되는 통증을 주소로 내원하였다. 환자는 22년전 만성 사구체 신염에 의한 말기 신부전으로 혈액 투석을 유지중이며, 6년전 손목 터널 증후군(carpal tunnel syndrome)으로 정형외과에서 양측 손목 수술을 시행받은 과거력이 있었다.

신체검사상 생체징후는 혈압 100/70 mmHg, 맥박 100회/분 호흡수 20회/분, 체온은 36.8 C이었다. 우측 대퇴부의 압통이 있었고, 통증으로 인한 운동 장애가 동반되어 있었다. 내원당시 시행한 혈액 검사에서 일반 혈액 검사상 백혈구 3900/mm$^3$, 혈색소 11.2 g/dL, 혈소판 174,000/mm$^3$이었고, 전해질 검사결과는 Na 139 mmol/L, K 4.3 mmol/L, Cl 102 mmol/L이었다. 생화학 검사상 칼슘/인은 7.5/5.7 mg/dL, BUN/Cr 49.5/8.7 mg/dL, 총단백/알부민은 6.9/4.0 g/dL, AST/ALT 30/43 IU/L, 총 빌리루빈 0.4 mg/dL, 부갑상선 호르몬은 115.95 pg/mL, $\beta_2$–microglobulin는 39.2 mg/L 이었다. 내원 당일 시행한 일반 골반 촬영(그림 1)과 대퇴골 전산화 단층 촬영(그림 2) 및 자기 공명

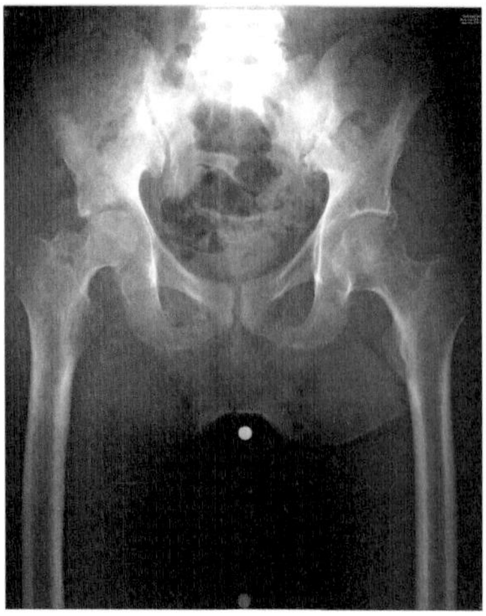

그림 1

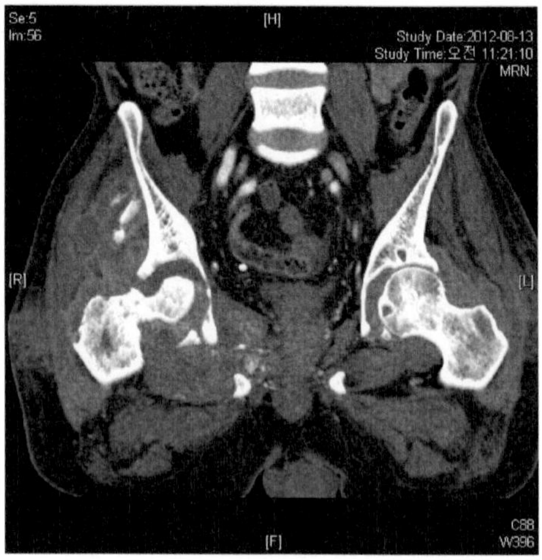


그림 2

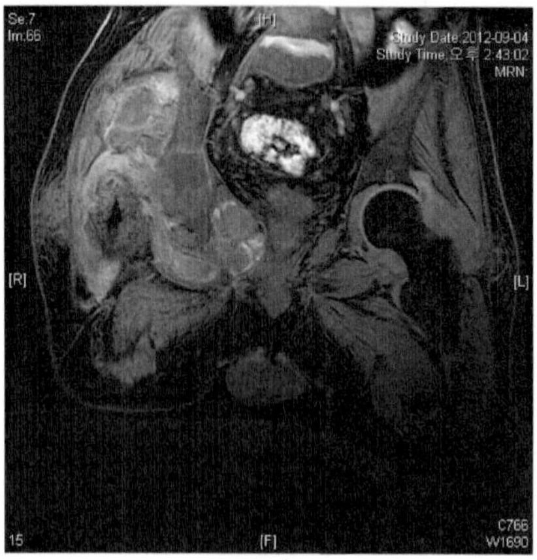


그림 3

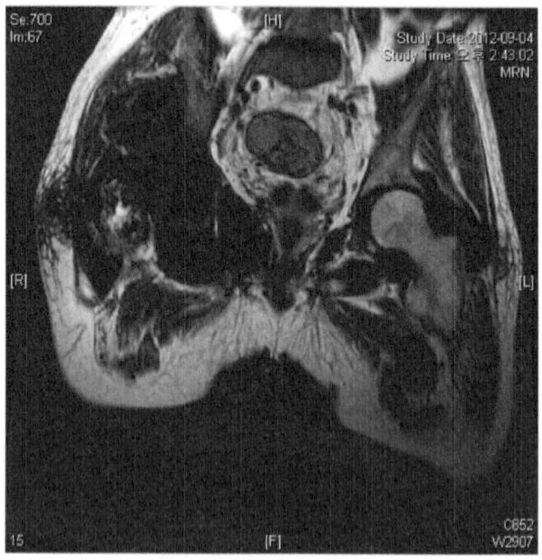


그림 4

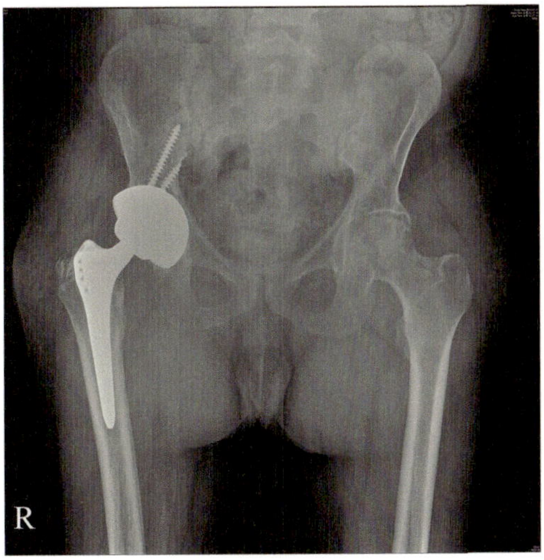

그림 5

영상 소견(그림 3, 4)상 우측 대퇴골의 골괴사 소견과 주위 조직과 골조직의 농양 소견이 확인되었다. 이차성 아밀로이드 침착에 의한 아밀로이드 관절병이 의심되어 대퇴골 치환술을 시행받았고(그림 5), 수술시 채취된 대퇴 관절액과 주위 조직에서 아밀로이드 침착이 확인되었다.

## 고찰

고식적인 혈액 투석은 일반적인 요독의 제거를 위해 확산(diffusion)을 이용한 투석 방법이 주로 이용되고 있으나, 중분자 물질의 제거에 제한적인 단점이 있어, 장기 투석환자에서 $\beta_2$−microglobulin의 침착에 의한 손목 터널 증후군, 아밀로이드 관절병, 아밀로이드 침착에 의한 골낭종등이 발생할 수 있다[1, 2]. 증례의 경우에는 20년 이상 동안 혈액 투석을 유지중인 환자였고, 중분자 물질인

$\beta_2$-microglubulin의 골 및 연부 조직 침착에 따른 장기 합병증의 증례이었고, 향후 장기간 투석을 시행하는 환자에서 중분자 물질의 축적에 의한 합병증을 줄이기 위해, 혈액 여과 치료의 필요성을 시사하는 증례였다.

### (증례 2)

75세 남자 환자로 고혈압과 당뇨 과거력이 있었으며, 당뇨병에 의한 말기신부전으로 3년간 복막 투석을 유지하였고, 이후 혈액 투석으로 전환하여 10년째 혈액 투석으로 유지 중인 환자이다.

환자는 좌측 brachio-cephalic 동정맥루를 이용하여, 1주일에 4시간씩 혈액 투석 치료 중 이었다. 투석막은 poly 170H dialyzer(Gambro)를 이용하여, blood flow 250 ml/min, 건체중 61.2 kg로, 평균 투석간 체중 증가는 2.5 kg 정도 이었다.

정규 혈액 검사에서 혈색소 8.1 g/dl, 혈소판 118,000/mm$^3$, Ca 8.4 mg/dl, P 4.6 mg/dl, fasting glucose 188 mg/dl, BUN/Cr 76.1/8.80 mg/dl, uric acid 6.7 mg/dl, total cholesterol 130 mg/dl, serum albumin 3.3 g/dl, Na/K/Cl/CO2 136/5.1/98/21 mmol/l, serum iron 64 μg/dl, TIBC 171 μg/dl, ferritin 57.0 ng/dl, transferrin saturation 37%, 이었으며, urea reduction ratio 98.2%, $\beta_2$-microglobulin 31.1 mg/l 소견을 보였다. 흉부 방사선촬영에서 심장비대 및 폐부종을 시사하는 소견은 없었으며, 심전도에서 분당 65회의 normal sinus rhythm 소견을 보였다. 혈압 조절을 위하여 losartan 50 mg을 하루 1회, 혈당 조절을 위해 gliclazide 30 mg 및 linagliptin 5 mg을 각각 하루 1회 투여하고 있었다. 추가적으로, 빈혈 교정을 위해 darbepoietin-alpha 120 μg을 주 1회 정맥으로 투여 중이었다.

환자는 평소 비 특이적인 전신 가려움증을 호소하고 있었으나 항히스타민제및 국소 스테로이드 사용등 보존적 치료에 반응하지 않았던 환자로 최근 증상이 악화 되는 양상으로 온라인 혈액투석여과로 변경을 시도해 보기로 하였다. pre−dilution type 혈액투석여과로 투석을 시작하였으며, total convection volume은 40 L에서 시작하여 48 L까지 증량하는 것을 목표로 하였다. 혈액투석여과 전환 1주 후 목표 하였던 total convection volume 48 L에 특이 불편감 없이 도달하여 지속 유지하였으며, 혈액투석여과 전환 2주 후부터 지속적으로 호소하던 불응성 전신 가려움증이 호전되었다. 이후 blood flow 300 ml/min, 건체중 61.2 kg를 목표로 투석 진행하였으며, 평균 투석간 체중증가는 2.0 kg 정도로 감소하였다.

혈액투석여과를 3주 가량 시행 후 시행한 혈액 검사에서 Hb 11.1 g/dl, 혈소판 145,000/mm$^3$, Ca 8.2 mg/dl, P 4.7 mg/dl, fasting glucose 163 mg/dl, BUN/Cr 67.2/8.39 mg/dl, uric acid 6.7 mg/dl, total cholesterol 106 mg/dl, serum albumin 3.4 g/dl, Na/K/Cl/CO2 132/5.6/95/21 mmol/l, serum iron 29 μg/dl, TIBC 204 μg/dl, ferritin 60.4 ng/dl, transferrin saturation 14%이었고, urea reduction ratio 79.5%이었으며, $\beta_2$−microglobulin가 22.0 mg/l로 감소한 소견을 보였다.

## 고찰

보고에 의하면 투석 환자의 40% 정도가 가려움증을 호소하는 것으로 알려져 있다[3]. 투석환자에서 발생하는 가려움증의 원인은 매우 다양하며, 원인을 감별하기가 쉽지 않고 다양한 약물적 치료나 국소적 치료법, 광선 치료등이 이용되지만 충분히 조절되지 않는 경우가 흔하다[4, 5]. 최근의 한 보고에 의하면 투석과 관련된 다양한 증상들(근육경련, 가려움증, 관절통 및 경직 증세)이 혈액투석여과를 시행하였을 때 의미있게 호전되어 투석 환자의 삶의 질과 사회 활동등도 개선시키는 효과를 기대할 수 있어[6], 내과적 치료에 불응성인 투석 환자의 가려움증을 포함한 비특이적 증상의 개선에도 일부 도움이 될 수 있을 것으로 생각된다.

### (증례 3)

67세 여자 환자로 사구체신염에 의한 만성콩팥병으로 치료 받던 중 7년전 말기신부전으로 복막투석을 시작하였으며, 5년전 부터 혈액투석으로 전환하여 현재까지 유지 중인 환자이다. 환자는 최근 3개월 동안 2차례에 걸쳐 허혈성 대장염 및 이로 인한 출혈로 입원 치료하여 보존적 치료를 받은 과거력이 있으며 이외에 다른 특이 과거력은 없었다.

환자는 좌측 brachio-cephalic 동정맥 인조혈관을 이용하여, 1주일에 3회 4시간씩 온라인 혈액투석여과를 유지 중이었으며, 1 session당 평균 total convection volume은 40.6 L였다. FX cordiax 800 dialyzer를 사용하여, blood flow 270 ml/min, 건체중 71.5 kg를 목표로 투석을 시행하였고, 평균 투석간 체중증가는 2.2 kg이었다.

혈액 검사상 혈색소 10.5 g/dl, 혈소판 145,000/mm$^3$, Ca 10.5 mg/dl, P 6.0 mg/dl, fasting glucose 83 mg/dl, BUN/Cr 49.3/9.75 mg/dl, uric acid 7.4 mg/dl, total cholesterol 109 mg/dl, serum albumin 3.7 g/dl, Na/K/Cl/CO2 138/5.4/98/20 mmol/l, serum iron 37 μg/dl, TIBC 201 μg/dl, ferritin 160.1 ng/dl, transferrin saturation 18%, urea reduction ratio 77.5%, $\beta_2$-microglobulin 29.9 mg/l 소견을 보였다. 흉부방사선촬영에서 심장비대

및 폐부종을 시사하는 소견은 없었으며, 심전도에서 분당 88회의 normal sinus rhythm 소견을 보였다. 투석 시 혈압 저하를 이유로 alpha-adrenergic agonists를 투석 30분전 투여하고 있었으며, 인 조절을 위해 calcium acetate 710 mg과 sevelamer 800 mg을 각각 하루 3회 투여하고 있었다. 추가적으로, 빈혈 교정을 위해 darbepoietin-alpha 120 μg을 주 1회 투여 중이었다.

환자는 평소 양 하지의 감각 이상 및 통증을 호소하고 있었으나, gapabentin 및 pregabalin 등 약제 투여에 호전되지 않는 양상이었다. 또한, 다량의 인 결합제 투여에도 불구하고 목표 범위에 도달하지 못하는 상태였다. 현재 이미 온라인 혈액투석여과를 시행하고 있었으나 평균 total convection volume은 40.6 L로 predilution 혈액투석여과의 보충액 양이 부족하다고 판단하여 total convection volume 48 L를 목표로 replacement fluid volume을 증량하였다. 1주 이상 해당 volume으로 혈액투석여과를 유지하였으며, 특이 불편감 호소 없이 지속하였다. 혈액투석여과 volume 증량 1주 후부터 양 하지의 감각 이상 및 통증 호소가 호전되었으며, 보액을 늘리고 2달 가량 시행 후 시행한 혈액 검사에서 혈색소 10.2 g/dl, 혈소판 292,000/$mm^3$, Ca 9.4 mg/dl, P 4.9 mg/dl, fasting glucose 89 mg/dl, BUN/Cr 42.8/9.33 mg/dl, uric acid 6.6 mg/dl, total cholesterol 112 mg/dl, serum albumin 3.6 g/dl, Na/K/Cl/CO2 131/4.5/90/21 mmol/l, serum iron 34 μg/dl, TIBC 167 μg/dl, ferritin 431.4 ng/dl, transferrin saturation 20%, urea reduction ratio 78.5%이었으며, $\beta_2$-microglobulin가 25.8 mg/l로 감소한 소견을 보였다. 현재 필요에 따라 pregabalin을 투여하며 통증 호소는 조절되고 있는 상태이며, calcium acetate 710 mg 단일 제제로 하루 3회 투약을 유지하고 있다.

## 고찰

온라인 혈액투석여과를 시행할 때 충분한 대류의 효과를 기대하고, 환자의 임상적 효과를 증대시키기 위하여 충분한 양의 보액을 보충하는 것이 중요하다. 대규모 전향적 코호트 환자군을 대상으로 수행한 연구와 무작위 대조군 연구에서 혈액투석여과가 혈액 투석 환자에서 환자의 생존율을 개선시키지만, 충분한 대류양을 충족시키기 위해 predilution과 postdilution 보두 충분한 보액을 보충하는 경우에만 생존율의 개선을 기대할 수 있음이 알려져 있고[7)-9)], 본 환자는 충분한 양의 대류양을 충족시키는 것이 임상적 효과를 기대할 수 있음을 시사하는 증례이다.

## (증례 4)

47세 여자 환자로 루푸스 신염에 의한 만성콩팥병으로 치료 받던 중 26년전 말기신부전으로 복막투석을 시작하였으며, 15년전 부터 혈액투석으로 전환하여 현재까지 유지 중인 환자이다. 환자는 수개월 전부터 관절통 및 근육통을 호소하였다. 과거력상 12년전 양측 무혈성 대퇴골 괴사로 양측 대퇴골 치환술을 시행하였고, 5년전 손목 터널 증후군으로 손목 터널 개선 수술을 시행받았다.

환자는 좌측 brachio-cephalic 동정맥루를 이용하여, 1주일에 3회 4시간씩 혈액 투석을 유지 중이었으며, blood flow 250 ml/min, 건체중 45.5kg를 목표로 투석을 시행하였고, 평균 투석간 체중증가는 1.9 kg이었다.

혈액 검사상 혈색소 9.2 g/dl, 혈소판 264,000/mm3, Ca 9.2 mg/dl, P 4.9 mg/dl, fasting glucose 92 mg/dl, BUN/Cr 50.4/7.8 mg/dl, total cholesterol 168 mg/dl, serum albumin 4.0 g/dl, Na/K/Cl/CO2 141/5.5/104/21 mmol/l, urea reduction ratio 85.5%, $\beta_2$-microglobulin

35.9 mg/l 소견을 보였다. 흉부방사선촬영에서 심장비대 및 폐부종을 시사하는 소견은 없었으며, 심전도에서 분당 92회의 normal sinus rhythm 소견을 보였다.

환자는 평소 양측 상지 및 하지의 통증을 호소하고 있었으나, 진통제등 약제 투여에 호전되지 않는 양상이었다. 온라인 혈액투석여과를 시작하였고, total convection volume은 42.4 L로 predilution 혈액투석여과의 보충액으로 시작하였다. 혈액투석여과 시작 2주째 부터 관절통이 감소하였고, 혈액투석여과 2달 가량 시행 후 시행한 혈액 검사에서 혈색소 9.4 g/dl, 혈소판 147,000/$mm^3$, Ca 9.5 mg/dl, P 4.3 mg/dl, BUN/Cr 43.8/7.3 mg/dl, total cholesterol 95 mg/dl, serum albumin 4.5 g/dl, Na/K/Cl/CO2 139/5.6/103/25 mmol/l, urea reduction ratio 86.0%이었으며, $\beta_2$-microglobulin가 31.2 mg/l로 감소한 소견을 보였다. 현재 통증 호소는 조절되고 있는 상태이며, 관절통은 개선된 상태이다.

## 참고 문헌


1) L. M. Dember, B. L. Jaber, Dialysis-related amyloidosis: late finding or hidden epidemic? Seminars in dialysis 19, 105-109 (2006).
2) A. Saito, F. Gejyo, Current clinical aspects of dialysis-related amyloidosis in chronic dialysis patients. Therapeutic apheresis and dialysis : official peer-reviewed journal of the International Society for Apheresis, the Japanese Society for Apheresis, the Japanese Society for Dialysis Therapy 10, 316-320 (2006).
3) R. L. Pisoni et al., Pruritus in haemodialysis patients: International results from the Dialysis Outcomes and Practice Patterns Study (DOPPS). Nephrology, dialysis, transplantation : official publication of the European Dialysis and Transplant Association - European Renal Association 21, 3495-3505 (2006).
4) J. K. Tan, H. F. Haberman, A. J. Coldman, Identifying effective treatments for uremic

pruritus. Journal of the American Academy of Dermatology 25, 811–818 (1991).

5) S. A. Combs, J. P. Teixeira, M. J. Germain, Pruritus in Kidney Disease. Seminars in nephrology 35, 383–391 (2015).

6) A. Karkar, M. Abdelrahman, F. Locatelli, A Randomized Trial on Health–Related Patient Satisfaction Level with High–Efficiency Online Hemodiafiltration versus High–Flux Dialysis. Blood purification 40, 84–91 (2015).

7) B. Canaud et al., Optimal convection volume for improving patient outcomes in an international incident dialysis cohort treated with online hemodiafiltration. Kidney international 88, 1108–1116 (2015).

8) E. Ok et al., Mortality and cardiovascular events in online haemodiafiltration (OL–HDF) compared with high–flux dialysis: results from the Turkish OL–HDF Study. Nephrology, dialysis, transplantation : official publication of the European Dialysis and Transplant Association – European Renal Association 28, 192–202 (2013).

9) M. P. Grooteman et al., Effect of online hemodiafiltration on all–cause mortality and cardiovascular outcomes. Journal of the American Society of Nephrology : JASN 23, 1087–1096 (2012).

# 찾아보기

## I



## J · K



## L



## M



## N · O



## P



## R

## S



## T



## U



## V · W